肘关节置换手术技术

Elbow Arthroplasty

主　编　（意）菲利波·卡斯托尔迪（Filippo Castoldi）

　　　　（意）朱塞佩·詹尼科拉（Giuseppe Giannicola）

　　　　（意）罗伯托·罗蒂尼（Roberto Rotini）

主　译　范存义

副主译　欧阳元明　刘　珅　阮洪江

北方联合出版传媒（集团）股份有限公司

辽宁科学技术出版社

沈阳

First published in English under the title

Elbow Arthroplasty: Current Techniques and Complications

edited by Filippo Castoldi, Giuseppe Giannicola and Roberto Rotini

Copyright © Springer Nature Switzerland AG, 2020

This edition has been translated and published under licence from

Springer Nature Switzerland AG

图书在版编目（CIP）数据

肘关节置换手术技术 /（意）菲利波·卡斯托尔迪（Filippo Castoldi），（意）朱塞佩·詹尼科拉（Giuseppe Giannicola），（意）罗伯托·罗蒂尼（Roberto Rotini）主编；范存义主译.—沈阳：辽宁科学技术出版社，2024.9

ISBN 978-7-5591-2302-2

Ⅰ.①肘… Ⅱ.①菲…②朱…③罗…④范… Ⅲ.①关节—人工关节—移植术（医学）Ⅳ.① R687.4

中国版本图书馆 CIP 数据核字（2021）第 202879 号

出版发行：辽宁科学技术出版社
　　　　　（地址：沈阳市和平区十一纬路 25 号　邮编：110003）
印 刷 者：辽宁新华印务有限公司
经 销 者：各地新华书店
幅面尺寸：210mm×285mm
印　　张：21.5
插　　页：4
字　　数：560 千字
出版时间：2024 年 9 月第 1 版
印刷时间：2024 年 9 月第 1 次印刷
责任编辑：凌　敏
封面设计：刘　彬
责任校对：李　霞

书　　号：ISBN 978-7-5591-2302-2
定　　价：348.00 元

联系电话：024-23284356
邮购热线：024-23284502
E-mail:lingmin19@163.com

致　谢

感谢意大利肩肘外科学会创始人 Randelli 教授和 Perugia 教授。

感谢我们心爱的家人！尽管我们一直无法陪伴在他们身边，但他们对我们的爱、耐心和支持从未动摇。

前　言

两年前，在我担任意大利肩关节外科学会主席之初，我决定与执行委员会一起，通过出版两部专著，切实地展示其传播肩肘关节外科知识的使命：一部是关于反肩关节置换假体的，另一部是关于肘关节置换术的。

该项目似乎很庞大，但也切实可行，因为学会将任用最有经验的意大利肩肘关节外科医生。最终，我们完成了这两部专著的出版。

这部关于肘关节的专著在国际上是绝无仅有的，因为它不是由一个作者或隶属于同一团队的几个作者所写，而是由来自全意大利的不同背景的外科医生所完成；因此，这部作品所传播的不是由个人文化背景、商业关系或个人见解所决定的单一思想，而是整个国家在一个极具挑战的主题上的经验总结。

生物力学、病理生理学和手术技术等在各种大会上引起激烈辩论的内容，已在本书的各章节中得以阐述。

我希望这项工作在国际上取得成功，我坚信本书对那些想要开展此项手术的人，乃至对所有外科专家是一座里程碑，因为他们可以从本书中找到有用的信息来进行比较和思考。

Stefano Gumina
骨科创伤外科
罗马大学
意大利，罗马

序 言

这些年来，肘关节置换手术经历了长足的发展：假体材料早已更新换代，手术入路的选择也不断优化，从而保留更多软组织。随着对肘关节的解剖和生物力学，以及肘关节整体的认识加深，骨科医生开始有能力治疗日益增多的严重病例和肘关节假体的复杂后遗症。本书致力于从各个方面来阐释肘关节假体，并为肘关节外科医生提供最前沿的知识概要。

作者们的专业知识水平和广泛认可度，使得本书可以作为肘关节外科医生专业成长道路上的重要指南。

Filippo Castoldi
意大利都灵

Giuseppe Giannicola
意大利罗马

Roberto Rotini
意大利博洛尼亚

主编简介

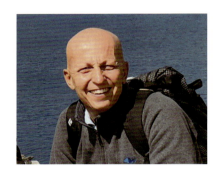

（意）菲利波·卡斯托尔迪（Filippo Castoldi，医学博士）

意大利都灵大学骨科创伤学系主任，现任 San Luigi 大学附属医院骨科创伤诊疗中心主任。在欧洲及美国接受了长期系统的训练和学习，擅长肩关节、肘关节、膝关节的病理学及临床诊疗。以第一作者身份发表一系列聚焦临床及基础科研新进展、新技术的论文。曾获得多项国际奖项，且在意大利本国会议及国际会议、培训课程机构等任职。

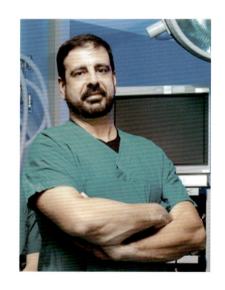

（意）朱塞佩·詹尼科拉（Giuseppe Giannicola，医学博士，哲学博士）

骨科及创伤临床中心外科医生，在意大利 Rome-Policlinico Umberto Ⅰ大学解剖学系、组织学系、法医学系、骨科创伤学系任职。研究方向为肘关节创伤、肘关节创伤后的状态及肘关节置换。詹尼科拉医生也在骨科及康复医学科研究生院讲解肘关节手术，同时在罗马智慧大学环境及职业预防学院和护理学院担任教师。他是意大利肩肘外科学会（SICSeG）理事、欧洲肩肘外科学会（ESSSE/SECEC）会员，并在多个学术会议及培训课程中任教。

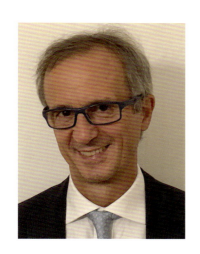

（意）罗伯托·罗蒂尼（Roberto Rotini）

意大利博洛尼亚 Rizzoli 骨科研究所肩肘关节组负责人，负责"骨科临床病理学"研究项目。2002 年起任博洛尼亚大学研究生院骨科通讯教授，负责肩肘外科事务。2002 年起任欧洲肩肘外科学会（ESSSE/SECEC）会员；2005 年起任意大利肩肘外科学会（SICSeG）理事，2013—2014 年任意大利肩肘外科学会主席。为肌肉骨骼系统外科学会委员。

主译简介

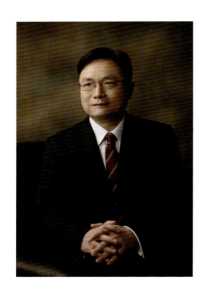

范存义

医学博士，上海交通大学二级教授，博士生导师，上海交通大学附属第六人民医院副院长，上海骨科新材料与修复再生工程技术研究中心主任。担任中国医师协会手外科分会副会长，上海医学会手外科分会主任委员等学术职务。享受国务院政府特殊津贴，获全国抗震救灾模范等荣誉。

在肢体创伤与修复、骨软骨退变等领域，特别是在肘关节功能障碍（PTES）的诊疗方面形成独特的理论与实践方案，成果多次写入《坎贝尔骨科手术学》等国际经典教科书和专著，并被纳入国际指南和共识。

主持包括科技部重点研发计划在内的省部级以上课题项目 20 项。发表 SCI 论文 185 篇，10 分以上 16 篇，IF 达 753 分。荣获国家科技进步二等奖、上海市科技进步一等奖等。

译者名单

主　译

范存义　上海交通大学附属第六人民医院

副　主　译

欧阳元明　上海交通大学附属第六人民医院　　刘　珅　上海交通大学附属第六人民医院

阮洪江　上海交通大学附属第六人民医院

参译人员（以姓氏拼音排序）

陈　帅　上海交通大学附属第六人民医院　　　阮洪江　上海交通大学附属第六人民医院

程　嫄　上海交通大学附属第六人民医院　　　阮基浩　上海交通大学附属第六人民医院

崔昊旻　上海交通大学附属第六人民医院　　　宋家林　上海交通大学附属第六人民医院

范存义　上海交通大学附属第六人民医院　　　孙子洋　上海交通大学附属第六人民医院

范大鹏　上海交通大学附属第六人民医院　　　王　博　上海交通大学附属第六人民医院

何　劲　上海交通大学附属第六人民医院　　　王　伟　上海交通大学附属第六人民医院

何　宁　上海交通大学附属第六人民医院　　　王　祥　上海交通大学附属第六人民医院

何运惟　上海交通大学附属第六人民医院　　　王飞燕　上海交通大学附属第六人民医院

黎逢峰　上海交通大学附属第六人民医院　　　王建广　上海交通大学附属第六人民医院

刘　珅　上海交通大学附属第六人民医院　　　熊　浩　上海交通大学附属第六人民医院

刘家志　上海交通大学附属第六人民医院　　　闫合德　上海交通大学附属第六人民医院

刘俊建　上海交通大学附属第六人民医院　　　严至文　上海交通大学附属第六人民医院

刘生和　上海交通大学附属第六人民医院　　　姚之肖　上海交通大学附属第六人民医院

刘文军　上海交通大学附属第六人民医院　　　郁诗阳　上海交通大学附属第六人民医院

娄腾飞　上海交通大学附属第六人民医院　　　张麒云　上海交通大学附属第六人民医院

欧阳元明　上海交通大学附属第六人民医院　　郑　玮　上海交通大学附属第六人民医院

钱　运　上海交通大学附属第六人民医院　　　周　易　上海交通大学附属第六人民医院

目　录

第三部分　肱骨远端半关节置换术

第一部分
基础科学

肘关节置换术的历史与进展

Luigi Murena, Gianluca Canton, Antonio Moretti,
Guido Maritan, Pasquale Punzetto

第 1 章

1.1 简介

人工肘关节置换术主要应用于退行性疾病或炎症性疾病。原发性和创伤后继发性骨关节炎，以及类风湿关节炎历来是最常见的适应证。近年来，急性骨折也被当作一种推荐适应证，在过去已经有人提出过。

肘关节手术的发展与类风湿关节炎和结核性关节炎的治疗密切相关。在19世纪末和20世纪初，主要病因是肺结核。在第二次世界大战末，由于有效抗生素的应用，结核性关节病的发生率大大降低。如今，肘关节骨关节炎的主要病因在所有肘关节炎病例中占比不到2%。因此，目前肘关节炎的主要病因是类风湿关节炎或创伤后关节炎。在类风湿关节炎的患者中，肘关节受累很常见，有20%~60%的患者受到影响。肘关节受累通常在疾病发作的5年内出现。

近年来，肘关节置换术的适应证有所改变。根据挪威人工关节置换术登记处、苏格兰全国性人工关节置换术登记处和纽约州卫生部的SPARCS数据库的数据显示，因类风湿关节炎行全肘关节置换术的病例呈减少趋势，而创伤患者的肘关节置换术随之增多。当然，疾病修饰性抗风湿药物（DMARD）的使用在这一变化中已起到了一定作用。此外，在过去的几十年里，肘关节置换术在治疗急性创伤病例中得到了广泛的应用，早在20世纪中期它就被引入。在肘关节置换术应用之前，很多治疗肘关节疾病的方法被提出。肘关节置换术的发展主要是为了应对这些方法的高失败率。然而，这些干预措施中有些仍在使用，在一些特定病例中可以作为替代关节置换术的选择。严重的肘关节疾病的非假体干预治疗包括关节切除成形术（切除尺骨和肱骨的关节面）、关节置入成形术（在尺骨和肱

L. Murena · G. Canton · A. Moretti · G. Maritan (✉)
Orthopaedics and Traumatology Unit,
Cattinara Hospital—ASUITS, Trieste, Italy
P. Punzetto
Orthopaedics and Traumatology Unit,
Fondazione Macchi—Circolo Hospital,
Varese, Italy

© Springer Nature Switzerland AG 2020
F. Castoldi et al. (eds.), Elbow Arthroplasty, https://doi.org/10.1007/978-3-030-14455-5_1

骨的关节面之间放置软组织移植物）、肘关节融合术等。

第一个记录在案的肘关节外科手术由Ambroise Paré在16世纪实施。它代表了第一例有记载的关节切除成形术。他切除了感染肘关节的肱骨和部分尺骨及受累的软组织以防止截肢。随着该技术的演进，Park和Moreau在18世纪后期进行了肘关节骨膜外切除术的尝试，然而该方法常导致严重的不稳定性。1个世纪后，Ollier描述了一种骨膜下、关节囊下的关节切除术，他成功地在106例患者中使用了这一方法，其中主要是结核性关节炎患者。19世纪，随着先进的外科手术和术后护理的发展，单纯肱骨远端切除术被提出。19世纪末，Wolff提出了更保守的治疗方法，他建议去除所有的活性组织来治疗肘关节僵硬，但很少获得成功。

同一时期，关节置入成形术被发明出来。1893年，Schüller首次为一名类风湿关节炎患者实施了该疗法。1921年，MacAusland提出用筋膜作为置入材料，并在20世纪上半期得到普及，这要归功于博洛尼亚Rizzoli骨科研究所所长Vittorio Putti。在1923年的《骨与关节外科杂志》中，可以找到1例Rizzoli使用筋膜片进行肘关节置入成形术的描述。

根据多年的关节置入成形术文献报道的结果，该方法有利于缓解疼痛，但在改善关节活动度和稳定性方面效果一般。

如今，虽然肘关节置换术被认为是治疗严重肘关节疾病的金标准，关节置入成形术对特定的患者仍然有效，尤其是对于有严重关节损伤的活动期年轻患者。这种方法可以保留骨储备和活动；因此，当患者达到高龄或功能需求较小时，可以将其转换为全肘关节置换术。

1.2 全肘关节置换术

第一例人工肘关节置换术由Robineau在1925年完成。他在一个切除肱骨远端的20岁患者中置入了非限制型肘关节假体。该假体由金属和硫化橡胶组成。在随后的几年里，不同类型的材料制成的假体被应用于临床。1941年，Boerema使用了一种金属材质的铰链式肘关节假体。在1947年，Mellen与Phalen针对肱骨远端骨不连和畸形愈合的病例采用了半关节置换术。

20世纪50年代，Venable和MacAusland率先使用半肘关节置换术治疗急性骨折病例。Venable为一名摔倒后肱骨远端骨折的男性置入了钴铬钼合金的半肘关节假体。几年后，MacAusland报道了4例急性骨折中使用相同材料的半肘关节置换术。在缓解疼痛和功能方面取得了良好的效果，但是其中1例因假体断裂需要更换。

1965年，Barr和Eaton设计并采用带假体柄的半肘关节置换术治疗1例创伤后关节炎的30岁男性患者，该患者3年前患有右侧肱骨开放性粉碎性髁上T型骨折。4年后该患者屈曲挛缩30°，主动屈曲至125°，旋前和旋后正常，肘关节没有不稳定或不适。

在20世纪70年代以前，假体设计的主要问题包括经常松动和不稳定。Street与Stevens在1967年采用不锈钢或钛制成的再涂层无柄假体代替滑车和肱骨小头，则是一个例外。他们在炎症性关节炎和血友病患者中获得的效果较差，而在大多数创伤后病变的患者中，他们获得了无痛、稳定并具有功能活动范围的肘关节。

为了解决假体柄固定相关并发症，Dee开始使用骨水泥固定。骨水泥在骨科手术中的应用尚未得到广泛普及，因此假体的固定是一个严重的问题。这项技术实际是由John Charnley爵士在近期（1959年）引入的，目的是将股骨头假体锚定在股骨轴上。20世纪70年代，美国食品药品监督管理局（FDA）批准了使用骨水泥用于假体固定。在之前的年代里，大多数有柄肘关节假体是通过贯穿螺钉固定在骨干上。

20世纪70年代初，Dee的假体标志着人工肘关节置换"现代"时代的开始。Dee设计并生产了一种全限制型铰链式假体，并使用了甲基丙烯酸骨水泥。1972年，他报道了首批12例人工关节置换术的结果，平均随访时间为14个月。从活动范围和疼痛缓解情况来看，10名患者的结果非常好。根据他的样本，不同种类的全约束肘关节假体被设计出来，如1971年开始使用的GSB（Gschwend，Scheier，Baehler）Ⅰ系统。1972年，Albert B.Swanson设计了一种用甲基丙烯酸酯固定的钴铬钼合金的肱骨和尺骨部分的假体。2年后，Schlein使用了光滑的骨水泥柄。这些置入物最初由金属对金属耦合组成。然而，许多研究者，如1970年的Weiss、1973年的Souter以及1975年的Gschwend和Nederpelt，报道了全关节置换术的不良结果。虽然大部分假体都能缓解疼痛，但骨和骨水泥交界面的一个或两个柄部的松动率以及假体的失败率仍然很高。由于完全限制型的设计，这种失效方式被认为主要与骨–假体界面应力过高有关。针对这些失败情况，多年来人们发展出了3种设计理念：链接型或半限制型、非链接型，以及可转换假体。

Dee和Swanson都改变了他们的设计，发明了半限制型假体。因此，半限制型耦合假体在20世纪70年代中期被开发出来。聚乙烯–金属松动铰链装置的目的是提供固有稳定性和降低松动率。

Roland Pritchard是最早提出采用"松动铰链"和聚乙烯袖套以降低无菌性松动发生率的外科医生之一。这种设计的稳定性依赖于天然软组织。然而，当时的外科技术还不足以保证韧带的保留。因此，术后不稳定性的发生率相对较高。

考虑到不同并发症的高发率，我们的目的是创造一个能够保证关节稳定的设计，确保用丙烯酸水泥牢固固定，摩擦力小，可置换所有肘关节（包括肱尺关节和肱桡关节），并尽可能少地牺牲骨质。

Mayo假体和Coonrad假体试图遵循这些考量。初代Mayo假体首先用于1973年，由肱骨、尺骨和部分桡骨头组成，全部采用甲基丙烯酸酯进行骨的固定。不锈钢肱骨部件的位置向前成角，与解剖旋转轴的轨迹相对应。尺骨和桡骨头部件都是由高密度聚乙烯制成的。这是一种低摩擦的、稳定的设计，在整个屈伸运动范围内只有轻微的内外翻运动。同样，在1971年设计的Coonrad假体，由肱骨上的聚乙烯袖套和尺骨上的聚乙烯嵌件组成，但没有提供桡骨头的置换。

然而，我们的目标仍然触不可及。事实上，从1973年至1977年，在Mayo诊所进行的80例Mayo或Coonrad全肘关节置换术中，有19例假体（24%）需要翻修，其中11例是由于松动，并发症发生率为55%。松动的高发生率被认为与对关节设计的基本特征理解不足、手术技术的缺陷、肘关节生物力学知识不足以及患者的错误选择有关。

在生物力学研究与临床经验的基础上，假体设计修改为允许7°~8°的内翻–外翻松弛度以及8°的内旋–外旋角度（CoonradⅡ）。

1981年，为了进一步降低松动的发生率，抵抗肱骨干的后移和轴向旋转应力，研究者再次将假体

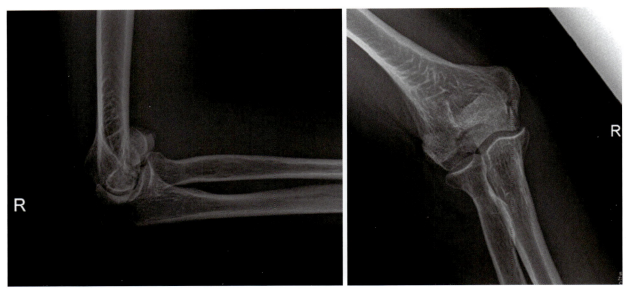

图1.1 72岁女性，右肘肱骨远端粉碎性冠状位剪切型骨折。术前X线片：侧位片和前后位片

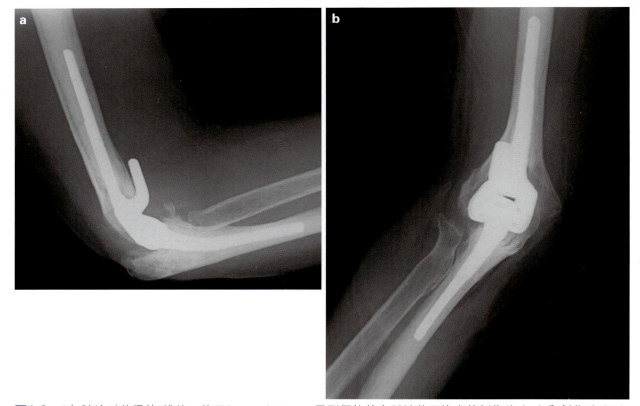

图1.2 1年随访时获得的X线片：使用Coonrad-MorreyⅢ型假体的全肘关节置换术的侧位片（a）和斜位片（b）

改为Coonrad-MorreyⅢ型（图1.1、图1.2），其主要的创新特点是：长的肱骨干、与自体骨移植连接的肱骨前凸缘，以及将多孔涂层用于干骺端结合的部件。

在半限制型假体中，GSB系统也是从1971年最初的设计演变而来的。GSBⅢ半限制型假体最终于1978年诞生，并且至此基本保持不变。该假体的肱骨部件具有较大的肱骨髁支撑面和宽大的柄，用于传递旋转应力。其独特之处在于在肱骨和尺骨之间有椭圆形的松动连接，可允许5°的外展、内收和旋转运动。耦合关节表面有聚乙烯涂层，金属部件是由Protasul合金制成。据大多数研究报道，该假体在疼痛缓解和活动度改善方面的中期随访结果良好，尽管由于松动的原因随访结果随时间进展而恶化，这仍然是主要的关注点。

除了半限制型假体，20世纪70年代起，非链接型假体也被开发出来，包括Kudo、Souter-Strathclyde、IBP和肱骨小头髁假体。这些设计的共同优势包括保留骨存量，减少聚乙烯的磨损，并保留正常的肘关节动力学。由于肱骨和尺骨部件之间没有机械链接，置入物的稳定性在于周围软组织（关节囊和韧带）的完整性，因此所有非链接型假体主要关注的是术后不稳定性。

Kudo假体自1972年问世以来，经历了几次变化。Ⅰ型由不锈钢无柄肱骨部件和用于髓内固定的涂有聚乙烯的短柄尺骨部件组成。对于Ⅱ型，肱骨部件的表面从圆柱形表面更改为鞍形表面。这些设计的主要问题是肱骨部件的近端下沉。为了解决这一并发症，肱骨部件重新设计成了有柄部件，材料则改为聚乙烯涂层表面的钛合金。Ⅲ型假体从1980年至1987年得到使用。然后在1988年的Kudo Ⅳ型假体，则将肱骨和尺骨的柄修改为多孔涂层的柄，其目的是为了获得稳定的非骨水泥型置入物。然而，钛合金对高密度聚乙烯的接触在许多病例中导致金属中毒和尺骨聚乙烯磨损的高发率。因此，研究者在1990年对肱骨组件进行了改良，用等离子喷涂钛覆盖钴铬合金以实现置入物整合。最终产生的Kudo Ⅴ型假体目前仍在使用，并具有良好的长期随访效果。

Souter-Strathclyde假体在1977年由Souter置入。其肱骨部分由钴铬钼合金制成，尺骨部分由聚乙烯制成。该假体理论上的优势在于置入短柄肱骨部件所需去除的骨量较少。但由于松动率较高，长柄肱骨部件被较多地使用，削弱了这种短柄肱骨部件置入物的优势。

肱骨小头髁全肘关节假体是一种非限制型的骨水泥假体，自1974年问世以来，至今仍被广泛使用。该假体的肱骨部分由钴铬合金制成，而尺骨部分由聚乙烯制成。1974—1987年报道的202例假体置入的临床经验表明，主要的并发症是术后置入物的脱位。作者注意到，为矫正屈曲畸形而进行的前关节囊切开术可能是造成术后不稳定的部分原因。

现在，许多研究报道了链接型和非链接型的全肘关节置换术都有良好的结果，尤其是低需求的类风湿关节炎患者。然而，尽管不同的肘关节假体设计有所发展，但长期随访时的松动问题以及关节置换术在年轻、高需求患者群体中的使用问题仍然存在。肘关节假体的最新技术进展试图通过置入物模块化、器械化和外科技术发展来解决这些问题，研究者发明出了可转换的肘关节假体，包括Latitude、Acclaim和K-NOW全肘系统。通过这些设计，可以根据患者肘关节的情况选择进行半肘关节置换术（图1.3）和非链接型或链接型（图1.4、图1.5）肘关节置换。可以在任何时候从一个设计转换到另一个设计，而不需要强制拆除稳定的组件。

1.3 桡骨头置换术

桡骨头假体目前被推荐用于治疗粉碎性桡骨头骨折，并伴有韧带损伤或其他相关的肘关节骨折。

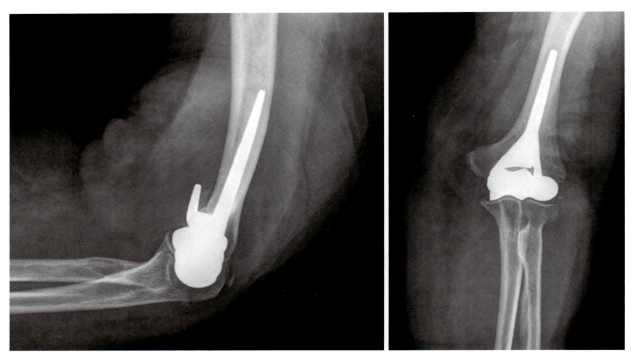

图1.3　80岁女性，左侧肱骨远端骨折，采用可转换假体进行半肘关节置换术。患者1个月随访的X线片：侧位片和前后位片

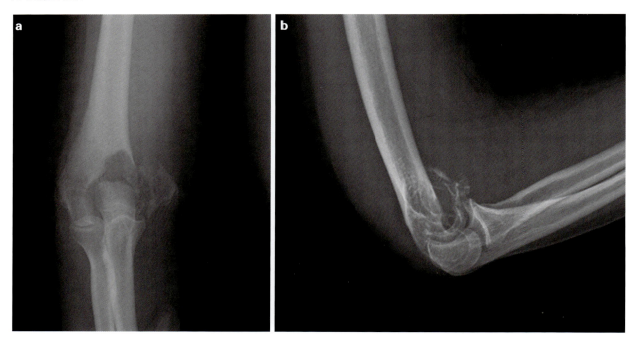

图1.4　69岁女性，右侧肱骨远端粉碎性骨折。术前X线片：（a）前后位片和（b）侧位片

　　桡骨头置换术最早出现在20世纪40年代。前几年，桡骨头切除术是首选的治疗方法，但切除后新骨形成、桡骨近端移位、肘部或腕部疼痛、肘关节不稳定是常见的并发症。在文献中，对于无法行内固定而无肘关节不稳定的粉碎性骨折的治疗仍然是一个值得讨论的问题。桡骨头切除对有完整韧带的肘关节稳定性的影响确实存在争议。生物力学研究表明，桡骨头切除改变了肘关节的运动学，即使在

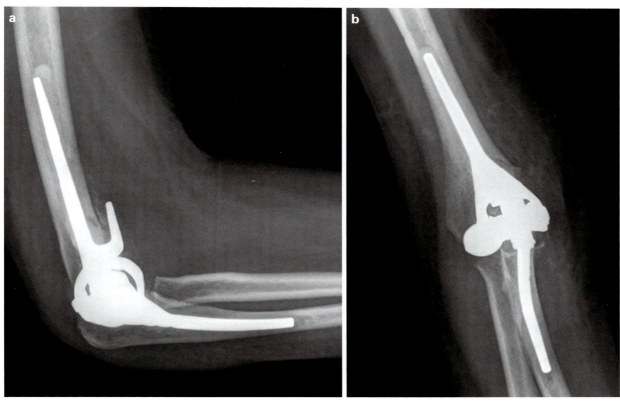

图1.5　随访1个月时获得的X线片：使用Latitude可转换假体的全肘关节置换术的侧位片（a）和前后位片（b）

韧带完整的情况下也会增加内翻–外翻的不稳定性，导致出现一些长期并发症，如桡骨近端移位、持续疼痛、力量下降和退行性骨关节炎。但有文献发表了长期研究显示，部分患者对桡骨头切除术效果满意。尽管如此，文献中还是证明了桡骨头置换在桡骨头骨折伴有肘关节不稳定及前臂不稳定时的作用。因此，在过去的几十年里，桡骨头假体在不断发展，并且仍在观察之中。

1941年，Speed描述了第一个桡骨头置入物，用来防止桡骨头切除术后异位骨的形成。他用套圈帽覆盖住桡骨颈。1951年，Carr率先使用了桡骨头假体来恢复肘关节的稳定性。1954年研究者提出的桡骨头骨折Mason分型对于确认更多可重复的手术指征具有重要作用。在最初的几十年里，包括丙烯酸（Cherry）、钴铬钼合金（Carr和Howard）和硅橡胶（Swanson等）在内的多种材料被用于人工桡骨头假体。

20世纪60年代，对以前置入的桡骨头假体进行的不同研究显示，其改善了关节活动和疼痛，并强调与肱骨小头切除术相比，其在防止桡骨近端移位方面发挥了作用。

1969年，Swanson Silastic桡骨头假体问世。尽管该假体一开始很受欢迎，但在1979年首次出现了结构性并发症的报道。有学者注意到它在治疗Essex-Lopresti骨折时出现疲劳失败、颗粒碎片继发的巨细胞滑膜炎和髓内慢性炎症变化。因此，在20世纪80年代早期，金属置入物再次被提出，正如Harrington和Tountas在1981年发表的论文和Pribyl在1986年发表的论文中所描述的那样。1993年，Knight等描述了一种新的钴铬钼合金假体，并报道了临床试验的结果。他们认为金属假体能恢复轴向刚度，对伴有脱位或尺骨骨折的桡骨头严重移位骨折的急性治疗有一定作用。

直到20世纪80年代末，所有描述和使用的桡骨头置入物都是单极的。然而，在柄的固定上可以发现差异，并应加以注意。大多数的置入物头部对称、柄部光滑，且不用骨水泥固定（松散柄）。在这些置入物中，头部不对称的缺失应该通过桡骨颈内柄部的微小运动来补偿。这也可以提高置入物的关节面与肱骨小头和尺骨近端的一致性。有一些研究者报道，这些假体提供的金属间隔器的作用达到令人满意的结果，并在治疗创伤性肘关节不稳定中发挥了作用。另外，固定柄置入物的目的是桡骨头的解剖重建，因此设计和置入技术同样重要。尤其对于那些年使用的单体单极假体，更是如此。Yian等研究表明，单极置入物的错位可导致肱桡关节接触面积减少，并且由于应力集中导致软骨磨损的增加。生物力学与解剖学研究表明，准确重建桡骨头的大小和方向对恢复肘关节复杂运动具有重要意义。此外，肱桡关节轴向装填不足或装填过度超过2.5mm确实会改变肘关节的运动学和负荷转移。其结果是活动度减少和疼痛，接着是肱骨小头的侵蚀，在某些情况下则需要切除假体。

为了克服这些并发症并且最大限度地提高肱桡关节的一致性和接触力，Judet等在1988年推出了双极假体。"浮动性"桡骨头假体由钴铬合金制成，有一个颈干角为15°的拱形柄，由一个球形关节连接的两个部分组成，允许在所有平面上伸缩或旋转。桡骨头是对称的，由金属或高温石墨组成，在头颈部连接处用一个可移动的聚乙烯铬轴承连接到桡骨颈部。理论上，这种设计的目的是为了减少置入物–骨界面的应力，增加肱桡关节的接触面积，并允许在肘关节运动时与肱骨表面充分接触。然而，由于运动增加，肱桡关节间隙发生骨溶解、颗粒性疾病和骨关节炎的可能性更大。1996年，Judet等报道了他们使用浮动桡骨头假体的可喜结果。在肘关节屈曲/伸展和旋后/旋前过程中，置入物的浮动关节及凹面允许与凸形肱骨髁保持连续的完全接触。同期，Judet等推出了一种由高温石墨组成的新型桡骨头假体。这是一种生物相容性材料，于1969年被引入医学领域，用于人工心脏瓣膜。高

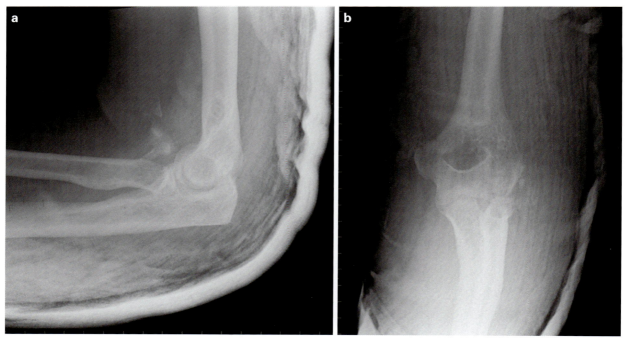

图1.6　一名左肘关节脱位伴桡骨头粉碎性骨折的43岁男性。在脱位复位和石膏固定后拍摄的术前X线片：侧位片（a）和前后位片（b）

温石墨除了具有非常高的生物相容性和与骨骼相似的机械性能外，还具有高耐磨性和优于其他材料的抛光性，可以将磨损降到最低。

然而，2009年O'Driscoll报道了Judet双极假体的一些缺点：在不平衡的偏心负荷下，桡骨头发生倾斜，以及头部可能与柄分离。

桡骨头假体设计的最新发展是模块化置入物（图1.6、图1.7），能够恢复解剖结构和桡骨头运动学。2012年，Sarris等提出了模块化高温石墨（MoPyC）桡骨头假体。它是一个由高温石墨制成的桡骨头和一个成角为15°的解剖颈以及一个固定柄组成，均由钛合金制成。

如今，桡骨头假体可根据材料（硅橡胶、聚乙烯、高温石墨、金属）、模块化（单体式与模块化）、极性（单极或单极与双极）或固定方式（骨水泥、非骨水泥压合、松散压配或可膨胀柄固定）进行分类。

尽管现代桡骨头置换术在设计和材料上有了很大的改进，但并发症仍然存在。虽然假体失败的情况很少，但也有假体松动和脱位的报道。主要的问题是假体与自体桡骨头的尺寸不匹配，除非使用简单的垫片，否则难以精确再现桡骨头的功能解剖。因此，哪种假体设计更有优势仍有待确定，尤其是解剖型假体和松散压配间隔器的比较。

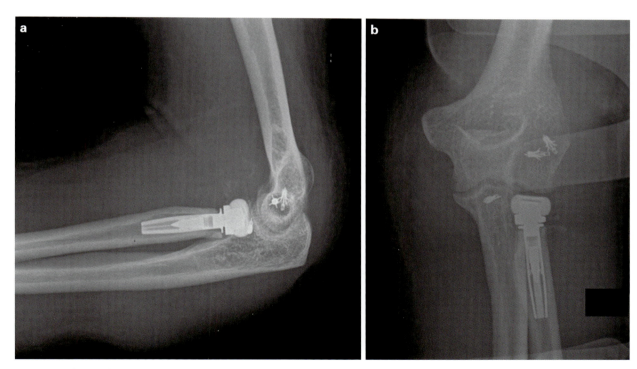

图1.7 采用模块化置入物进行了桡骨头置换，并对关节囊及韧带进行了重建。随访1个月时获得的X线片：（a）侧位片和（b）前后位片

参考文献

[1] Fevang BT, Lie SA, Havelin LI, Skredderstuen A, Furnes O. Results after 562 total elbow replacements: a report from the Norwegian Arthroplasty register. J Shoulder Elbow Surg. 2009;18(3):449–456.

[2] Jenkins PJ, Watts AC, Norwood T, Duckworth AD, Rymaszewski LA, McEachan JE. Total elbow replacement: outcome of 1,146 arthroplasties from the Scottish Arthroplasty project. Acta Orthop. 2013;84(2):119–123.

[3] Gay DM, Lyman S, Do H, Hotchkiss RN, Marx RG, Daluiski A. Indications and reoperation rates for total elbow arthroplasty: an analysis of trends in New York state. J Bone Joint Surg Am. 2012;94(2):110–117.

[4] Sanchez-Sotelo J. Elbow rheumatoid elbow: surgical treatment options. Curr Rev Musculoskelet Med. 2016;9:224–231.

[5] Prkic A, van CJA B, The B, Eygendaal D. Total elbow arthroplasty is moving forward: review on past, present and future. World J Orthop. 2016;7(1):44–49.

[6] Dee R. Elbow Arthroplasty. Proc R Soc Med. 1969;62:1031.

[7] MacAusland WR. Ankylosis of the elbow, with report of four cases treated by arthroplasty. JAMA. 1915;64:312–318.

[8] Fajardo M, Kwon YW. The rise of the metal elbow. Bull Hosp Jt Dis. 2013;71(1):24–31.

[9] MacAusland WR. Mobilization of the elbow by fascia transplantation with report of thirty-one cases. Surg Gynecol Obstet. 1921;33:223–45.

[10] Nicoli Aldini N, Angelini A, Pagani S, Bevoni R, Girolami M, Fini M. Past and present of interposition arthroplasties for joint repair with special tribute to the contribution by Vittorio putti. Knee Surg Sports Traumatol Arthrosc. 2016;24(12):4005–4011.

[11] Mellen RH, Phalen GS. Arthroplasty of the elbow by replacement of the distal portion of the humerus with an acrylic prosthesis. J Bone Joint Surg. 1947;29:348.

[12] Venable CS. An elbow and an elbow prosthesis. Am J Surg. 1952;5(I):1590.

[13] MacAusland WR. Replacement of the lower end of the humerus with a prosthesis: a report of four cases. Western J Surg Gynec Obstet. 1954;62:557.

[14] Barr JS, Eaton RG. Elbow reconstruction with new prosthesis to replace the distal end of the humerus: a case report. J Bone Joint Surg. 1965;47A:1408.

[15] Street DM, Stevens PS. A humeral replacement prosthesis for the elbow: results of ten elbows. J Bone Joint Surg. 1974;56A:1147.

[16] Dee R. Total replacement arthroplasty of the elbow for rheumatoid arthritis. J Bone Joint Surg Br. 1972;54:88–95.

[17] Qureshi F, Draviaraj KP, Stanley D. The Kudo 5 total elbow replacement in the treatment of the rheumatoid elbow. Results at a minimum of ten years. J Bone Joint Surg Br. 2010;92:1416–1421.

[18] Gschwend N, Scheier NH, Baehler AR. Long-term results of the GSB III elbow arthroplasty. J Bone Joint Surg Br. 1999;81:1005–1012.

[19] Swanson A, de Groot Swanson G, Masada K, Makino M, Pires PR, Gannon DM, Sattel AB. Constrained total elbow arthroplasty. J Arthroplast. 1991;6:203–212.

[20] Schlein A. Prosthesis for total arthroplasty of the elbow joint. US Patent 3816854A, 1974.

[21] Soni RK, Cavendish ME. A review of the Liverpool elbow prosthesis from 1974 to 1982. J Bone Joint Surg Br. 1984;66:248–253.

[22] Pritchard R, Walker P. Elbow joint prosthesis. US Patent 3990117A, 1976.

[23] Ramsey M, Neale PG, Morrey BF, O'Driscoll SW, An KN. Kinematics and functional characteristics of the Pritchard ERS unlinked total elbow arthroplasty. J Shoulder Elbow Surg. 2003;12(4):385–390.

[24] Morrey BF, Bryan RS, Dobyns JH, Linscheid RL. Total elbow arthroplasty. A five-year experience at the Mayo Clinic. J Bone Joint Surg Am. 1981;63-A:1050–1063.

[25] Morrey BF, Adams RA. Semiconstrained arthroplasty for the treatment of rheumatoid arthritis of the elbow. J Bone Joint Surg Am. 1992;74-A:479–490.

[26] Cesar M, Roussanne Y, Bonnel F, Canovas F. GSB III total elbow replacement in rheumatoid arthritis. J Bone Joint Surg Br. 2007;89:330–334.

[27] Kudo H, Iwano K, Nishino J. Total elbow arthroplasty with use of a nonconstrained humeral component inserted without cement in patients who have rheu-matoid arthritis. J Bone Joint Surg Am. 1999;81: 1268–1280.

[28] van der Lugt JC, Rozing PM. Systematic review of primary total elbow prostheses used for the rheumatoid elbow. Clin Rheumatol. 2004;23:291–298.

[29] Ewald FC, Simmons ED Jr, Sullivan JA, Thomas WH, Scott RD, Poss R, Thornhill TS, Sledge CB. Capitellocondylar total elbow replacement in rheumatoid arthritis. Long-term results. J Bone Joint Surg Am. 1993;75A:498–507.

[30] Jensen CH, Jacobsen S, Ratchke M, Sonne-Holm S. The GSB III elbow prosthesis in rheumatoid arthritis: a 2- to 9-year follow-up. Acta Orthop. 2006;77:143–148.

[31] Aldridge JM III, Lightdale NR, Mallon WJ, Coonrad RW. Total elbow arthroplasty with the Coonrad/ Coonrad-Morrey prosthesis; a 10- to 31-year survival analysis. J Bone Joint Surg Br. 2006; 88-B:509–514.

[32] López Y, González A, García-Fernández C, García-Coiradas J, Marco F. Comminuted fractures of the radial head: resection or prosthesis? Injury. 2016;47(Suppl 3):S29–S34.

[33] Yu SY, Yan HD, Ruan HJ, Wang W, Fan CY. Comparative study of radial head resection and prosthetic replacement in surgical release of stiff elbows. Int Orthop. 2015;39(1):73–79.

[34] Van Riet RP, van Glabbeek F. History of radial head prosthesis in traumatology. Acta Orthop Belg. 2007;73(1):12–20.

[35] Judet T, Garreau de Loubresse C, Piriou P, Charnley G. A floating prosthesis for radial-head fractures. J Bone Joint Surg Br. 1996;78(2):244–249.

[36] Mackay I, Fitzgerald B, Miller JH. Silastic replacement of the head of the radius in trauma. J Bone Joint Surg Br. 1979;61-B(4):494–497.

[37] Doornberg JN, Parisien R, van Duijn PJ, Ring D. Radial head Arthroplasty with a modular metal spacer to treat acute traumatic elbow instability. J Bone Joint Surg Am. 2007;89(5):1075–1080.

[38] Yian E, Steens W, Lingenfelter E, Schneeberger AG. Malpositioning of radial head prostheses: an in vitro study. J Shoulder Elbow Surg. 2008;17:663–670.

[39] O'Driscoll SW, Herald JA. Forearm pain associated with loose radial head prostheses. J Shoulder Elbow Surg. 2012;21(1):92–97.

[40] Petscavage JM, Ha AS, Chew FS. Radiologic review of total elbow, radial head, and capitellar resurfacing arthroplasty. Radiographics. 2012;32(1):129–149.

[41] Sarris IK, Kyrkos MJ, Galanis NN, Papavasiliou KA, Sayegh FE, Kapetanos GA. Radial head replacement with the MoPyC pyrocarbon prosthesis. J Shoulder Elbow Surg. 2012;21(9):1222–1228.

肘关节置换术的流行病学和人口学研究

第 2 章

L. Tarallo

2.1 肘关节置换术的历史

全肘关节置换术是针对肘关节炎开发的。以往治疗肘关节炎的疗法包括关节切除成形术和关节间置成形术。关节切除成形术最初用于治疗肘部感染（如结核）。Schüller于1893年首次报道了使用各种自体组织（如脂肪、肌肉、肌腱或筋膜）的关节间置成形术。这项技术在20世纪初由Putti等推广使用。但是这两种技术的副作用均不可控。

从20世纪40年代末至20世纪60年代，外科医生开始置入定制的金属铰链装置。这种置入物经由皮肤进行髓内固定，效果很差，发生松动和不稳定的比例很高。在发现这些不良后果后，外科医生们开发了肱骨远端和尺骨近端表面半关节置换置入物。其中包括Venable式设计，以及后来的Barr和Eaton式设计。然而，这些早期的肘关节假体也因不稳定、松动、反复疼痛等副作用和整体功能恢复不佳而被弃用。

全肘关节置换术的"新时代"始于20世纪70年代初。Dee假体由半关节置换装置改进而来，它使用了聚乙烯轴承表面和甲基丙烯酸酯骨水泥，并增加了适当的约束性。医生们发现，用链接型假体替换肘关节可以显著缓解关节炎患者的疼痛。然而，不可活动的铰链式设计将应力直接传递到骨-假体界面，容易导致无菌性松动和假体置入失败。

为了解决无菌性松动的问题，无约束假体应运而生。Roland Pritchard是首批认可无约束假体价值的外科医生之一。这种置入物依靠患者的软组织来维持稳定，并降低了骨水泥界面上的应力。但是由于在手术过程中难以保证软组织包覆良好，所以在某些报道中，该置换术后的关节不稳定性发生率相对较高。

L. Tarallo (✉)
Department of Orthopaedic and Traumatology,
University of Modena and Reggio Emilia, Policlinico
di Modena, Modena, Italy
e-mail: tarallo.luigi@policlinico.mo.it

© Springer Nature Switzerland AG 2020
F. Castoldi et al. (eds.), Elbow Arthroplasty, https://doi.org/10.1007/978-3-030-14455-5_2

在1971年，Ralph Coonrad博士开发了一套针对冠状面的全肘关节置换系统。该系统使用了一种聚乙烯衬套，且使用该系统进行全肘关节置换术只需切除少量骨组织。Bernard Morrey博士对这一设计进行了改进，发明了Coonrad-Morrey假体（Zimmer，Warsaw，IN），这是一种有7°~10°活动度的半约束假体。此外，假体肱骨端上新增了一个铰链结构，以提高假体前后活动和旋转运动的稳定性。Coonrad-Morrey假体显著降低了全肘关节置换术后不良并发症的发生率，时至今日，它仍是使用最广泛的肘关节假体。

2.2 不同国家间肘关节置换术的统计

在20世纪末期，由于一些国家建立了关节置换登记系统，所以有机会分析假体置入物的人口统计学和流行病学规律。初期建立的关节置换登记系统只登记膝关节和髋关节的置入物，但受到髋关节和膝关节置换登记的启发，肩关节和肘关节置换术在21世纪初期被收录到现有的关节置换登记系统内。

虽然目前对全肘关节置换术的外科应用知之甚少，但我们可以对一些国家的数据进行统计学分析，这些国家的关节置换数据库是可供免费查阅的。

根据挪威关节置换术登记系统的数据，从1994年至2016年，该国每年的关节置换术施行量逐年减少。2000年，挪威全国进行的全肘关节置换术是36例，而在2015年减少到26例（图2.1）。

然而在澳大利亚和英国，这一趋势则完全不同：根据澳大利亚和英国关节置换登记系统的数据，手术数量正在逐年增加。

实际上，在英国，尽管外侧表面置换的数字几乎没有，全肘关节置换术施行量从2012年的243例增加到2015年的439例。

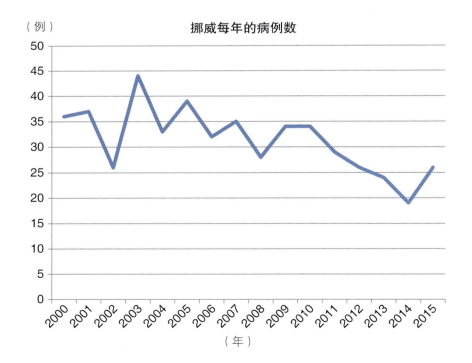

图2.1 2000—2015年，挪威肘关节置换术发展趋势

澳大利亚关节置换术登记系统可以检索该国每个州的手术数量。在维多利亚州施行的全肘关节置换术最多，同时该州也是澳大利亚城市化程度最高的州。可能是由于手术费用昂贵，在澳大利亚最贫穷的州，全肘关节置换术的施行量较少。

根据意大利关节置换术登记系统RIAP的数据，该国初次全肘关节置换术的施行量也有所增加，从2001年的361例增加到2014年的499例。

Day等报道，1993—2007年的全肘关节置换术施行量以每年6.4%~7.6%的增长率在增长（图2.2）。

近年来，全肘关节置换术施行量的增加似乎归因于其适应证的改变：过去全肘关节置换术主要用于治疗患有严重类风湿关节炎，且伴有双肘疼痛和僵硬的患者，但实际上用全肘关节置换术治疗肘部骨折患者，特别是伴发骨质疏松症的，也可获得良好的效果。

同时，在过去的数年中，由于药物治疗的巨大进步及其显著疗效，特别是免疫抑制药物和免疫调节药物的应用，需要行肘关节置换术的炎性关节炎患者的数量正在减少。

另外，对于老年人和对功能要求不高的年轻患者，更换几乎不会被创伤破坏的肘关节似乎是一种很好的解决方案，可以提高患者的生活质量。

然而，与其他关节置换术相比，全肘关节置换术仍然是一种不常见的手术，因此数据和信息的可用性有限。例如，尽管美国呼吁设立联邦全肘置换术登记系统已久，但至今仍未建立。对美国全肘关节置换术施行率的分析数据来源于区域或国家关节置换登记系统，这些数据库可供查阅的信息非常有限。

然而，即使在美国，最近的趋势也表明，相较于治疗炎性关节炎引起的疼痛和僵硬，每年因治疗创伤而施行的全肘关节置换术数量有所增加。

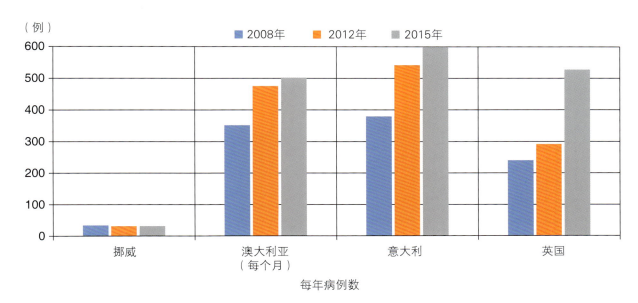

图2.2 挪威、澳大利亚、意大利和英国3年肘关节置换术的发展趋势

2.3 肘关节置换术的病因学分析

从病因学角度分析，直到2001年，大多数全肘关节置换术都是用来治疗类风湿肘关节炎的。在过去的20余年里，炎性肘关节病的治疗方式发生了变化。疾病修饰性抗风湿药物（DMARD）的推广使用改变了类风湿关节炎的治疗方式。Jacob J.Triplet进行的一项研究证实了这一数据，他回顾了2005—2012年医保人群中全肘关节置换的数据，并比较了最常见的适应证，包括急性肱骨远端骨折、骨关节炎、创伤后关节炎、类风湿关节炎和肱骨远端骨不连。这项分析显示，治疗类风湿关节炎的全肘关节置换术施行量显著下降。令人惊讶的是，用于治疗肱骨远端骨不连的全肘关节置换术施行量也有所下降。这些结果可能是由于疾病修饰性抗风湿药物（DMARD）的大量使用，以及外科医生在处理肱骨远端骨不连时使用改良的骨折固定术式。全肘关节置换术在治疗炎性关节炎患者和老年肱骨远端骨折患者时效果最好，而在治疗年轻急性创伤患者时满意度较差。这可能是因为前一组的患者对功能的需求较低。Jenkins等分析苏格兰关节置换术登记系统发现，在骨关节炎和创伤病例中全肘关节置换术施行率略有增加，但总体数字很低（图2.3）。

挪威关节置换登记系统在15年里记录的562个全肘关节置换病例也呈现出类似趋势。类风湿关节炎是施行全肘关节置换术最常见的原因，但是施行量在逐年减少（图2.4）。

（例）

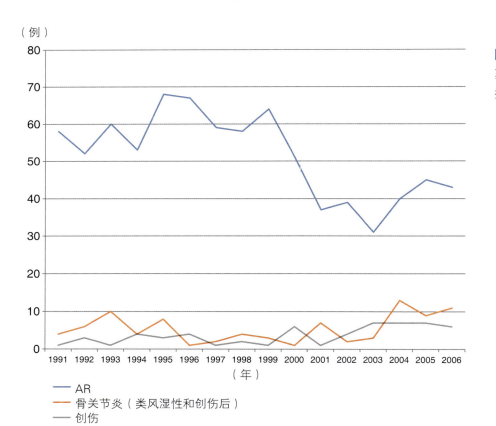

图2.3 1991—2006年，苏格兰人工关节置换术病因学趋势

—— AR
—— 骨关节炎（类风湿性和创伤后）
—— 创伤

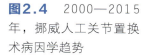

图2.4　2000—2015 年，挪威人工关节置换术病因学趋势

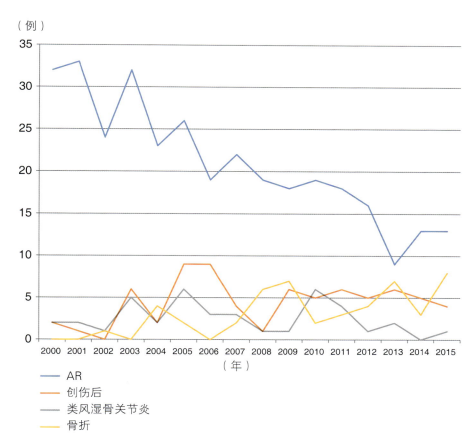

（例）

- AR
- 创伤后
- 类风湿骨关节炎
- 骨折

（年）

2.4 肘关节置换术的性别差异

全肘关节置换术的施行率也与性别有关。1993—2007年，美国女性进行全肘关节置换术的比率高于男性（图2.5）。

Jasvinder等的研究显示，全肘关节置换术后女性的死亡率较低，这与最近发表的关节置换术后死亡率系统回顾的结果一致。一项前期研究显示，根据宾夕法尼亚州数据库的数据，膝关节置换术后，男性的死亡率高于女性。Jasvinder等将这项发现延伸至全肘置换术，并采用了全美的样本。与男性相比，虽然女性平均年龄较大，但是女性的平均住院时间较短。值得一提的是，女性通常比男性进行的工作量更少，从而影响全肘关节置换术的效果。相反，与男性相比，女性获得的社会支持率较低。社会支持率对出院时间有影响，社会支持率低的女性需要更早出院回归工作或家庭。对家庭成员的依赖性增加了患者提早出院的比例。

另外，无论是女性还是男性，全肘关节置换术后的并发症似乎都不随时间的推移而恶化。这表明，仔细的术前和术后管理、实施有效的关节置换术后出院计划和护理协调，可能有助于防止接受全肘关节置换术的患者因复杂的病情而产生高额的经济负担。

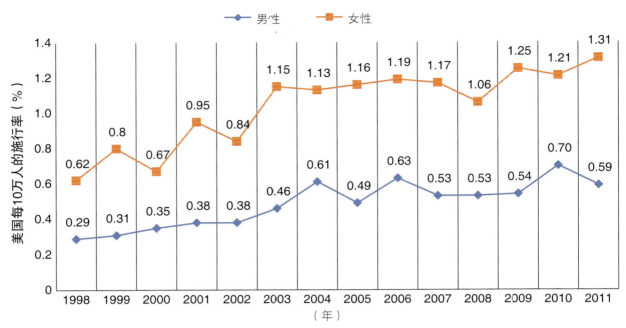

图2.5　按性别分类的全肘关节置换术施行率趋势

2.5 肘关节置换术的种族趋势

根据美国住院患者数据，可分析种族特征对全肘关节置换术结果的影响。Zhou等发现，在美国人群中，接受全肘关节置换术的患者主要是白人女性，这与之前的流行病学研究一致（图2.6）。此结

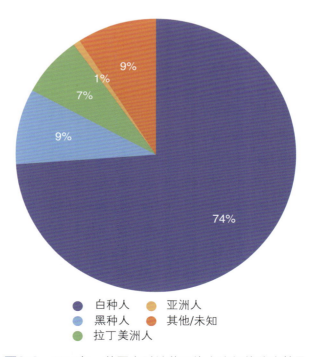

图2.6　2016年，美国全肘关节置换术施行的种族差异

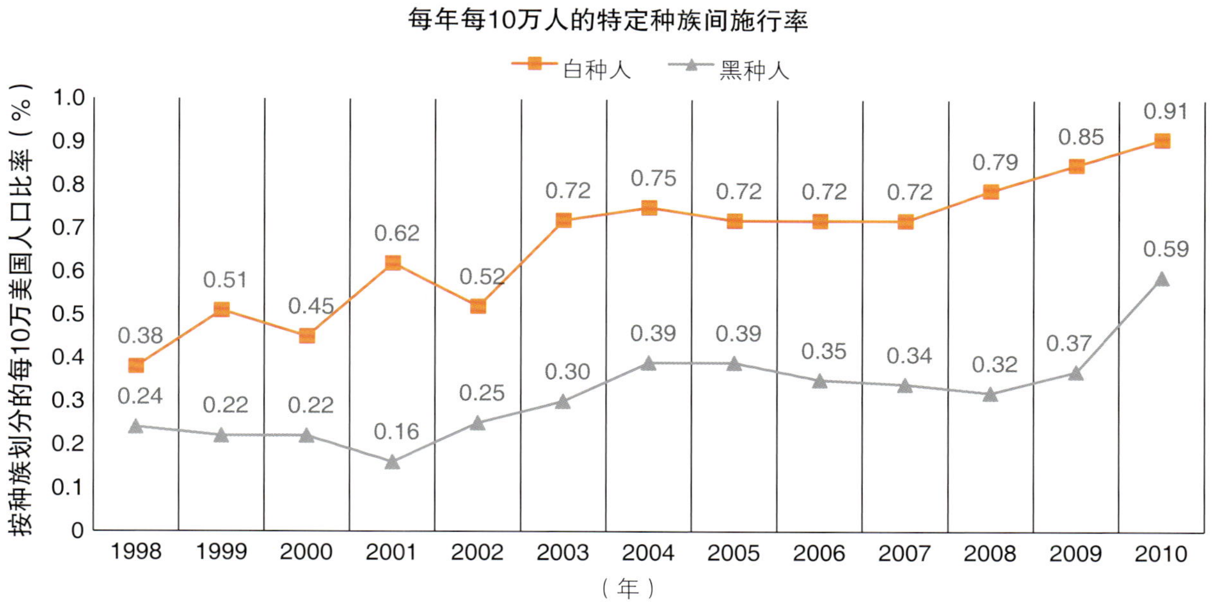

每年每10万人的特定种族间施行率

图2.7 1998—2010年，美国种族间全肘关节置换术施行率的差异

果可能归因于该患者群体骨质疏松性、创伤性肘部骨折易发。

Singh 等在最近的一项研究中评估了初次全肘关节置换术的施行率和手术结果的种族差异。从1998年至2010年，在美国住院患者样本中，有3471名白种人和308名黑种人接受了首次全肘关节置换术（图2.7）。与白种人患者相比，接受全肘关节置换术的黑种人患者更年轻，男性占比更多，更有可能患类风湿关节炎。这两个人群的死亡率都很低。根据工作差异进行调整后分析可得，白种人比黑种人住院率更高，但在根据年龄、性别和Deyo-Charlson指数进行调整后的分析研究中，两组的住院率是相同的。最后，31.2%的黑种人患者和29.8%的白种人患者住院时间比平均住院时间长。除了出院时间上的微小差异外，全肘关节置换术的结果没有发现种族差异。

参考文献

[1] Ricci PL, Venturi R. Resection-Arthroplasty of the elbow in surgical treatment of post-traumatic rigidity. (Clini- cal and medico-legal considerations). Chir Organi Mov. 1964;52:379–411.

[2] Schuller M. Chirungische mittheilungen uber die chron- ish rheumatischen gelenkentzundungen. Arch Klin Chir. 1893;45:153.

[3] Putti V. Arthroplasty. Am J Orthop Surg. 1921; 3:421.

[4] Trigg S. Total elbow arthroplasty: current concepts. North-East Florida Med. 2006;57(3):37–40.

[5] Hurri L, Pulkki T, Vainio K. Arthroplasty of the elbow in rheumatoid arthritis. Acta Chir Scand. 1964;127:459–465.

[6] Mellen RH, Phalen GS. Arthroplasty of the elbow by replacement of the distal portion of the humerus with an acrylic prosthesis. J Bone Joint Surg Am. 1947;29(2):348–353.

[7] Venable CS. An elbow and an elbow prosthesis; case of complete loss of the lower third of the humerus. Am J Surg. 1952;83(3):271–275.

[8] Barr JS, Eaton RG. Elbow reconstruction with a new pros- thesis to replace the distal end of the humerus. A case report. J Bone Joint Surg Am. 1965;47(7):1408–1413.

[9] McAusland W. Replacement of the lower end of the humerus with a prosthesis: a report of four cases. West J Surg Obstet Gynecol. 1954;62(11):557–566.

[10] Street DM, Stevens PS. A humeral replacement prosthesis for the elbow: results in ten elbows. J Bone Joint Surg Am. 1974;56(6):1147–1158.

[11] Dee R. Total replacement of the elbow joint. Mod Trends Orthop. 1972;6:250–265.

[12] Dee R. Elbow replacement with the R. Dee prosthesis. Acta Orthop Belg. 1975;41(4):477–483.

[13] Dee R. Total replacement of the elbow joint. Orthop Clin North Am. 1973;4(2):415–433.

[14] Dee R. Reconstructive surgery following total elbow endo- prosthesis. Clin Orthop Relat Res. 1982;170:196–203.

[15] Pritchard RW. Anatomic surface elbow arthroplasty. A prelimi- nary report. Clin Orthop Relat Res. 1983;179:223–230.

[16] Van Riet RP, Morrey BF, O'Driscoll SW. The Pritchard ERS total elbow prosthesis: lessons to be learned from failure. J Shoulder Elb Surg. 2009;18(5): 791–795.

[17] Ramsey M, Neale PG, Morrey BF, et al. Kinematics and functional characteristics of the Pritchard ERS unlinked total elbow arthroplasty. J Shoulder Elb Surg. 2003;12(4):385–390.

[18] Morrey BF, Bryan RS, Dobyns JH, Linscheid RL. Total elbow arthroplasty. A five-year experience at the Mayo Clinic. J Bone Joint Surg Am. 1981;63(7):1050–1063.

[19] Schneeberger AG, Adams R, Morrey BF. Semiconstrained total elbow replacement for the treatment of post-traumatic osteoarthrosis. J Bone Joint Surg Am. 1997;79(8):1211–1222.

[20] Morrey BF, Adams RA, Bryan RS. Total replacement for post-traumatic arthritis of the elbow. J Bone Joint Surg Br. 1991;73(4):607–612.

[21] Serra-Sutton V, Allepuz A, Espallargues M, Labek G, Pons JM. Arthroplasty registers: a review of international experiences. Int J Technol Assess Health Care. 2009;25:63–72. https://doi.org/10.1017/ S0266462309090096.

[22] Rasmussen JV, et al. A review of national shoulder and elbow joint replacement registries. J Shoulder Elbow Surg. 2012;21(10):1328–1335.

[23] National Joint Registry 2017.

[24] https://aoanjrr.sahmri.com/elbows.

[25] Provincial Victoria—About Archived 26 April 2010 at the Wayback Machine.

[26] Day JS, Lau E, Ong KL, et al. Prevalence and projections of total shoulder and elbowarthroplasty in the United States to 2015. J Shoulder Elbow Surg. 2010;19:1115–1120.

[27] Gay DM, Lyman S, Do H, et al. Indications and reoperation rates for total elbow arthroplasty: an analysis of trends in New York state. J Bone Joint Surg Am. 2012;94:110–117.

[28] Zhou H, et al. Total elbow arthroplasty in the United States: evaluation of cost, patient demographics, and complication rates. Orthop Rev (Pavia). 2016;8(1):6113.

[29] Cook C, Hawkins R, Aldridge JM 3rd, et al. Comparison of perioperative complications in patients with and without rheumatoid arthritis who receive total elbow replacement. J Shoulder Elbow Surg. 2009;18:21–26.

[30] Singh JA, Ramachandran R. Are there racial disparities in utilization and outcomes after total elbow arthroplasty? Rheumatol Int. 2015;35(9):1479–1487.

[31] Jenkins PJ, Watts AC, Norwood T, Duckworth AD, Rymaszewski LA, McEachan JE. Total elbow replacement: outcome of 1146 arthroplasties from the Scottish Arthroplasty project. Acta Orthop. 2013;84:119–123.

[32] Triplet JJ, Kurowicki J, Momoh E, Law TY, Niedzielak T, Levy JC. Trends in total elbow arthroplasty in the Medicare population: a nationwide study of records from 2005 to 2012. J Shoulder Elbow Surg. 2016;25(11):1848–1853.

[33] Sanchez-Sotelo J. Total elbow arthroplasty. Open Orthop J. 2011;5:115–123.

[34] Fevang BT, Lie SA, Havelin LI, Skredderstuen A, Furnes O. Results after 562 total elbow replacements: a report from the Norwegian Arthroplasty register. J Shoulder Elbow Surg. 2009;18(3):449–456.

[35] Ehrlich GE. Incidence of elbow involvement in rheumatoid arthritis. J Rheumatol. 2001;28(7):1739.

[36] Skyttä ET, Eskelinen A, Paavolainen P, Ikävalko M, Remes V. Total elbow arthroplasty in rheumatoid arthritis: a population-based study from the Finnish Arthroplasty register. Acta Orthop. 2009;80:472–477.

[37] Day JS, Lau E, Ong KL, Williams GR, Ramsey ML, Kurtz SM. Prevalence and projections of total shoulder and elbow arthroplasty in the United States to 2015. J Shoulder Elbow Surg. 2010;19(8):1115–1120.

[38] Singh JA, Kundukulam J, Riddle DL, Strand V, Tugwell P. Early postoperative mortality following joint arthroplasty: a system- atic review. J Rheumatol. 2011;38(7):1507–1513.

[39] Singh JA, Kwoh CK, Richardson D, Chen W, Ibrahim SA. Sex and surgical outcomes and mortality after primary total knee arthroplasty: a risk-adjusted analysis. Arthritis Care Res (Hoboken). 2013;65(7):1095–1102.

[40] Cram P, Lu X, Kates SL, Singh JA, Li Y, Wolf BR. Total knee arthroplasty volume, utilization, and outcomes among Medicare ben- eficiaries, 1991– 2010. JAMA. 2012;308(12):1227–1236.

[41] Berges IM, Kuo YF, Ostir GV, Granger CV, Graham JE, Ottenbacher KJ. Gender and ethnic differences in rehabilitation outcomes after hip-replacement surgery. Am J Phys Med Rehabil. 2008;87(7):567–572.

[42] Berard DM, Vandenkerkhof EG, Harrison M, Tranmer JE. Gender differences in the influence of social support on one-year changes in functional status in older patients with heart failure. Cardiol Res Pract. 2012;2012:616372.

[43] Farrell RT, Bennett BK, Gamelli RL. An analysis of social support and insurance on discharge disposition and functional outcomes in patients with acute burns. J Burn Care Res. 2010;31(3):385–392.

[44] Peng TR, Navaie-Waliser M, Feldman PH. Social support, home health service use, and outcomes among four racial-ethnic groups. Gerontologist. 2003;43(4):503–513.

[45] Gunn TR, Thompson JM, Jackson H, McKnight S, Buckthought G, Gunn AJ. Does early hospital discharge with home support of families with preterm infants affect breastfeeding success? A randomized trial. Acta Paediatr. 2000;89(11):1358–1363.

[46] Perry MA, Hudson S, Ardis K. "If I didn't have anybody, what would I have done?": experiences of older adults and their discharge home after lower limb orthopaedic surgery. J Rehabil Med. 2011;43(10):916–922.

[47] Morrey BF, Schneeberger AG. Total elbow arthroplasty for posttraumatic arthrosis. Instr Course Lect. 2009;58:495–504.

肘关节解剖及其对内置物设计的影响

第 3 章

D. Polimanti, G. Giannicola

3.1 肱骨远端

肱骨远端呈三角形，关节面形成了它的基底部，外侧柱和内侧柱分别形成了它的两边。肱骨远端关节面被一个突出的嵴分成了两个部分，分别是外侧的肱骨小头和内侧的肱骨滑车（图3.1）。

3.1.1 肱骨小头

虽然肱骨小头内置物近年来取得了商业上的可行性，但是肱骨小头的形态学特征还没有完全被阐述清楚。很少有文献报道这方面的问题。当需要进行一侧或者双侧肱桡关节置换时，肱骨小头关节面的形态学特征显得尤为重要。

肱骨小头一直被学界认为是一个近似球形的形状。但是，McDonald等认为，肱骨小头的形状远比我们认识的复杂。Sabo等为了给肱骨小头内置物提供可靠的形态学数据，用CT扫描了50具成人肘关节的尸体标本。他们报道了肱骨小头的高度平均为23.2mm（范围18.3~29.5mm），宽度平均为13.9mm（范围9~19mm），横断面上弧形半径平均为14mm（范围9.6~20.9mm），矢状面上弧形半径平均为11.6mm（范围8.7~14.8mm）（图3.2）。

Sabo等明确提出肱骨小头不是球形的而是椭圆形的，在由内向外方向上有个较长的弧形半径。因此，虽然在概念上易于理解和制造，但是一个球形的肱骨小头内置物无法像原生的肱骨小头一样匹配桡骨头。没有把横断面弧形半径计算进去的圆形表面，可能会改变桡骨盘中心和肱骨小头顶部的接触

D. Polimanti (✉)
Department of Orthopaedics and Traumatology,
Ospedale Sandro Pertini, Rome, Italy

G. Giannicola
Department of Anatomical, Histological,
Forensic Medicine and Orthopaedics Sciences,
"Sapienza" University of Rome, Rome, Italy

© Springer Nature Switzerland AG 2020
F. Castoldi et al. (eds.), Elbow Arthroplasty, https://doi.org/10.1007/978-3-030-14455-5_3

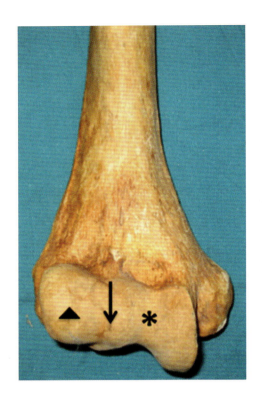

图3.1　肱骨远端前面部分。星号：肱骨滑车；三角形：肱骨小头；箭头：肱骨滑车小头间沟

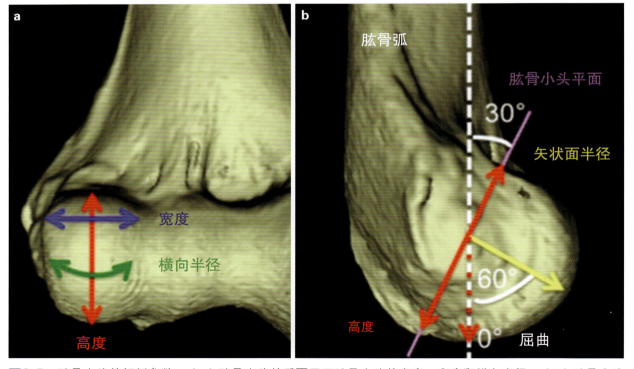

图3.2　肱骨小头的解剖参数。（a）肱骨小头前后面显示肱骨小头的高度、宽度和横向半径。（b）肱骨小头侧面显示肱骨小头的方向以及和肱骨干的关系、平均高度和矢状面半径（引自Sabo等发表在Elserier上的文章）

应力。另外，该学者报道了高度和宽度有适度相关性，横断面和矢状面弧形半径有强相关性，表明有可能开发出一种适合大多数患者的商业上可行的即用的肱骨小头内置物。

将来，在这些内置物设计应用于患者之前，需要基于运动学实验、原生和置换的桡骨头的接触面评估，进一步评定其可行性。

3.1.2 肱骨滑车

肱骨滑车形成了肱骨远端关节面的内侧部分。它包括了一个叫作滑车沟的凹陷，位于两个明显的边界（内外侧嵴）之间，与尺骨的乙状切迹相匹配，形成肱尺关节。全面了解肱骨滑车关节面对于肱骨远端半关节置换术的发展至关重要，因为接触模式的改变会导致桡骨和尺骨关节面的过早磨损，引起疼痛和功能障碍，进而导致全肘关节置换。

然而，很少有文献研究肱骨滑车关节面的解剖学特征。Goldfarb等通过178例标准肘关节正位片、侧位片样本研究了肘关节的骨质形态，他们人为地分析了关节轮廓，将关节形态归纳为3种类型：Ⅰ型为平坦型（占20.8%）；Ⅱ型为低嵴型，含有一个浅沟（占61.2%）；Ⅲ型为高嵴型，含有一个深沟（占18%）（图3.3）。

Giannicola等随后采用MRI扫描了78例健康人的肘关节，研究了骨和软骨的滑车切迹角（TNA）的

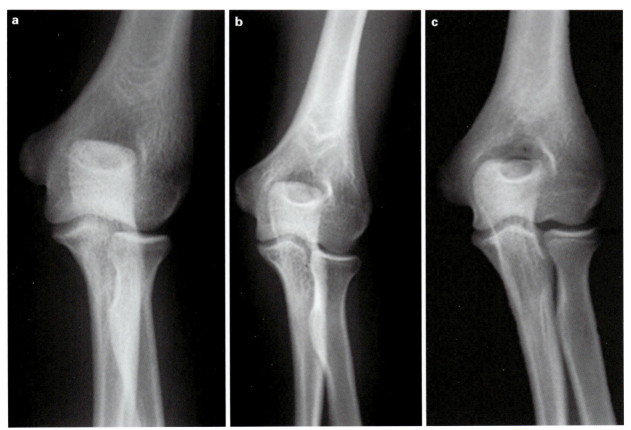

图3.3　（a）Ⅰ型肱骨远端轮廓。（b）Ⅱ型肱骨远端轮廓。（c）Ⅲ型肱骨远端轮廓（引自Goldfarb等发表在Elsevier上的文章）

差异性。TNA平均角度约为142°，但人与人之间存在明显差异（范围124°~156°）。这个明显的差异导致肱骨滑车形态上凹陷程度的差别，且与受试者的性别和骨骼大小无关（图3.4）。而且，软骨层不会影响滑车切迹角的大小。这些发现将有助于肱骨远端假体内置物的设计。

在另一项研究中，Giannicola等报道了软骨的厚度会改变肱骨远端关节面的形态和直径。他们发现关节面软骨厚度差异性十分显著（范围0.4~1.8mm）。内侧及外侧关节面边缘比较薄，在滑车小头、滑车沟、肱骨小头中心及外侧滑车嵴的关节面比较厚。

最近有两项关于肘关节接触面和解剖型肱骨远端半肘关节假体关系的生物力学研究，提示了软骨层差异的显著影响。两项研究都发现在上尺桡关节处有接触模式的改变。他们总结了造成这种改变的原因，主要是假体设计是建立在肱骨远端骨质结构的基础之上，没有考虑软骨厚度的影响。

Willing等比较了两种反向肱骨远端假体模型的不同点。一种有关节软骨层，一种没有关节软骨层。他们发现，没有关节软骨层的模型有更大的接触面积和更低的接触压力。

综上所述，肱骨滑车形状和尺寸大小的差异取决于软骨的厚度及骨质的轮廓；解剖型假体装置的设计不仅需要考虑肱骨轴线的尺寸差别，还需要考虑这种假体组件的形态差别。

3.1.3 肱骨远端形态学

有报道称，肱骨远端关节面上的外侧平面方向基于肱骨长轴有大约30°的向前旋转（图3.5a）；在冠状面，大约有6°的外翻倾斜（图3.5b）；在横断面，关节面和旋转轴会向内旋转大约5°（图3.5c）。

Brownhill等确定了肱骨远端髓腔轴与肘关节屈伸轴线间的关系，它们之间的关系和全肘关节

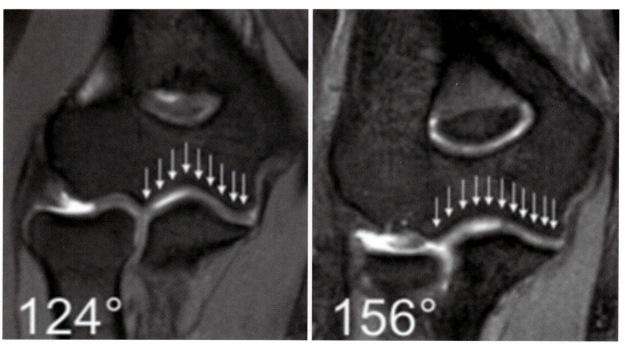

图3.4　两种极端形状下的肱骨滑车角（引自Giannicola等发表于Springer上的文章）

置换术内置物的设计及旋转有关（图3.6）。他用计算机成像软件扫描分析了40具新鲜冰冻尸体标本，计算了肱骨远端髓腔的前偏距、角度以及前后弧度。结果发现前偏距差别十分显著（范围6.6~11.1mm），高数值主要出现在男性中，与肱骨髓腔的长度成正比。另外，它与关节面的大小无

图3.5 （a）肱骨远端矢状面。（b）肱骨远端冠状面。（c）肱骨远端轴面

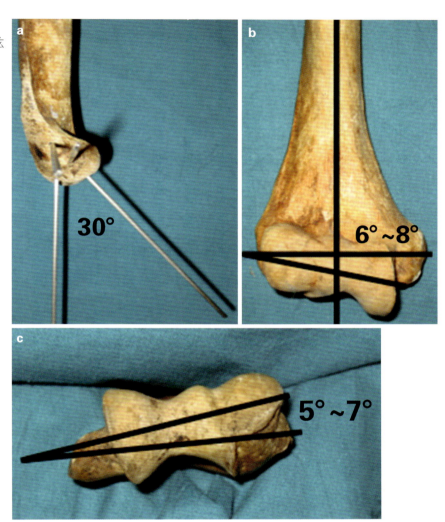

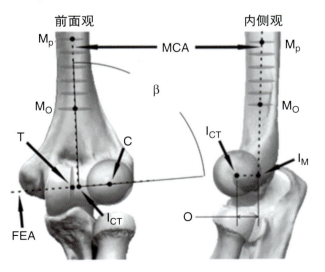

图3.6 屈伸轴（FEA）前移定义为在矢状面上滑车的起点（O）至髓腔轴（MCA）的距离。肘关节角（β）为冠状面上MCA和FEA的夹角（引自Brownhill在Elsevier上发表的文章）

关，平均肘关节角为87.3°±2.8°，男女之间无差别，肱骨髓腔桡侧弧度（解剖弓）呈现典型的向后突起，突起程度在近端部分逐渐增加。Brownhill等建议设计全肘关节置换肱骨组件的时候，前偏距应该与假体柄长度成正比，男性比女性更大，也需要考虑关节假体组件的宽度。肱骨远端前后弧度会造成前偏距不断增加，譬如解剖弓，会引起向后成角。为了设计远端带有后弧、近端为直线形的假体柄，内置物最好位于髓腔中心，因此可以设计贴合的非骨水泥柄或者完全被骨水泥覆盖的骨水泥柄。

Lenoir等在一个叫作"Discovery Elbow System"的联盟中（Biomet，Warsaw，Indiana）（图3.7）进行了一项CT扫描研究，针对肘关节形态特征差异性，研究了21例患者的22个肘关节。

在这个系统中关节假体的设计，理论上考虑了肘关节的解剖学特征；肱骨干往往有向前成角的弧形。除了这些，学者还发现解剖弓的差异也会影响到前偏距和肱骨的解剖结构。解剖弓与前偏距和肱骨的解剖组件呈相反关系，假体柄的尖端与骨皮质的内表面相互影响比较大，尤其在有畸形的骨骼

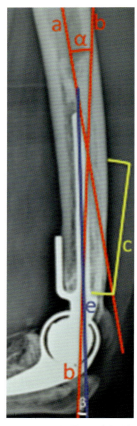

图3.7 肱骨远端矢状面。a.矢状面，肱骨近端骨干轴线。b.矢状面，肱骨远端骨干轴线。α.肱骨前夹角。c.肱骨远端部分到肱骨前夹角的距离。e.矢状面上肱骨内置物的轴线。β.肱骨内置物外观

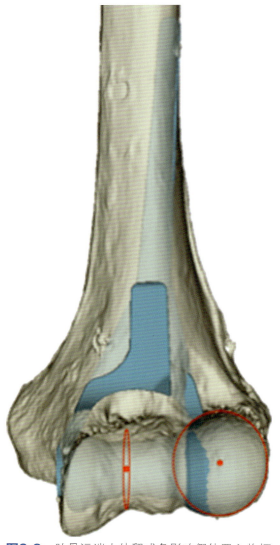

图3.8 肱骨远端内外翻成角影响假体置入物柄的对准（引自McDonald等发表在Elsevier上的文章）

中，畸形比较严重或者靠近关节的地方。学者建议使用可变角度的假体柄，以适应肱骨远端的解剖差异。使用短柄的假体或许是一种可以选择的方案，尽管这种方案不太可行，因为会减少内置物的稳定性。

McDonald等对13具尸体的肱骨进行了CT扫描研究，以获取肱骨的几何学数据，并且促进计算机辅助下含肘关节置换假体的内置物对准（Latitude，Tornier，Stafford，TX），他们的研究结果显示，肱骨远端内外翻角度的解剖学差异，会显著影响内置物对准（图3.8）。然而前后偏距很少引起内置物对准的误差。

肱骨远端内外侧的偏距与内置物内外侧的对准影响不大。该学者总结认为，如果不牺牲屈伸轴的对准，带有固定外翻角度的肱骨假体很难准确安放。他们研究认为，通过尝试改变3种带有0°、4°和8°外翻角的肱骨假体的模块性，可以使内置物安放的精确度得到提升。

目前，根据我们的了解，还没有研究报道肱骨远端内旋的解剖学差异是如何影响内置物设计的。

3.2 尺骨近端

尺骨近端包含有两个弧形突起，分别是鹰嘴和冠突，两者构成了乙状大切迹（图3.9），乙状大

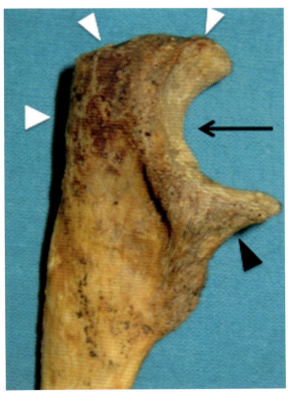

图3.9　白三角形：尺骨鹰嘴；箭头：尺骨冠突；黑三角形：乙状大切迹

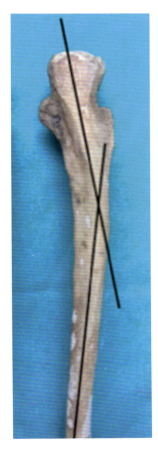

图3.10　尺骨近端内翻角，后面观（引自来源于Giannicola等《肘关节：Bergman人体解剖百科全书》）

切迹与肱骨滑车形成肘关节中的主要关节形态。肱尺关节提供了肘关节的内在稳定，尺骨假体组件的设计应该更贴合。尺骨近端自然的形态，可以精确地安放假体，这已经越来越多地得到共识。但是目前很少有文献报道尺骨解剖形态是如何影响内置物的，现在的研究主要集中在尺骨近端的大小差异。

　　内置物的设计和安放主要与一些尺骨形态学参数有关（图3.10）。特别是尺骨近端内翻角和尺骨近端背侧角（PUDA）（图3.11）。Grechenig等测量了PUDA平均值为4.5°（范围1°~14°）。尺骨近端内翻角平均值为17.5°（范围11°~23°）。Rouleau等的一项影像学研究发现，PUDA的平均值为5.7°（范围0°~14°），它的成角点到尺骨鹰嘴顶点的距离为47mm（范围34~78mm）。

　　Lenoir等分析了全肘关节置换术中尺骨假体组件对准差异与尺骨近端形态的关系（图3.12）。前偏距和尺骨假体组件的型号与PUDA呈负相关；而且从尺骨鹰嘴顶部到成角点的距离也会影响到这些参数：向前成角点越靠近关节，尺骨前偏距和尺骨假体组件的型号就越小，当置入假体柄时，柄的顶端会与有畸形的骨皮质内表面产生阻挡。这种现象可以解释这种结果：形状变化越大或者越靠近关节，阻挡越明显。

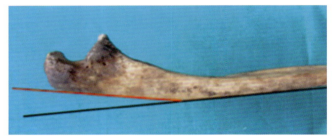

图3.11　尺骨近端背侧角（PUDA）侧面观（引自Giannicola等《肘关节：Bergman人体解剖百科全书》）

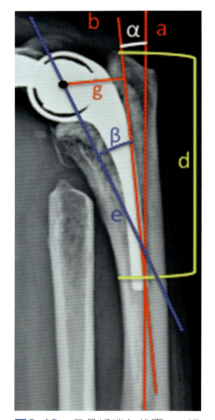

图3.12　尺骨近端矢状面。a.远端尺骨干轴线；b.近端尺骨干轴线；α.尺骨前角；d.尺骨鹰嘴顶点到尺骨前角顶点的距离；e.尺骨假体的轴线经过系统化矫正，约为23°；β.尺骨内置物型号大小；g.尺骨假体前偏移

Brownhill等采用CT扫描评估了31具尺骨近端髓腔的形态，尺骨髓腔的大小和弧度，冠状面及矢状面成角的情况与乙状大切迹的中心点有关。该学者报道了尺骨髓腔差异性十分显著，越远离关节面中心，前后偏距越明显（图3.13）。在距离关节面50mm的地方，后偏距就一直保持在一个平台，所以远侧部分到成角为0°的地方适合于大多数病例。与后偏距不一样，外侧偏距无法达到一个0°的平台（图3.13）。在这些数据基础上，该学者建议40~60mm的假体短柄外翻角约为8°，向后成角约为5.5°。对于长柄来说，尤其在翻修手术中，需要考虑从近端部分过渡到低弧度的远端部分。在长轴的远端部分大约需要与乙状大切迹有5°的外翻角，没有前后成角。而且，假体柄应该从过渡点开始（距离乙状大切迹中心点60mm）逐渐变窄，从8~12mm到4~6mm。假体柄直径应该一直在过渡点的远端。

综上所述，设计尺骨近端假体时需要考虑多种因素，最主要考虑的因素应该是尺骨屈伸轴和髓腔中假体柄中心位置是否呈线性相关性。正是由于尺骨解剖自然的差异性，假体组件和配件的设计需要达到上述标准。

3.3 桡骨近端

桡骨近端主要包含两个部分：桡骨头和桡骨颈。桡骨头呈圆柱形，中间部分有一个桡骨头凹陷，肱骨小头形成关节。桡骨近端有一圆周关节面与尺骨乙状切迹形成关节。桡骨头远端延续为桡骨颈，桡骨颈的范围为头颈交接处至肱二头肌粗隆的近端边缘处（图3.14）。

由于桡骨头形状不规则导致桡骨头的解剖形态复杂。在近几十年里，有些学者已经通过桡骨近端大小和尺寸的测量不断改善桡骨头假体的设计。然而，桡骨近端的准确的几何学大小和尺寸仍有争论，桡骨头的解剖仍然没有完全定义。

在这一点上，一些学者进行了尸体研究发现，桡骨头接近圆形，两端的直径差别很小。Capitier

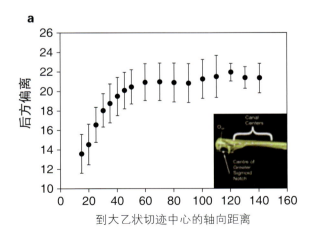
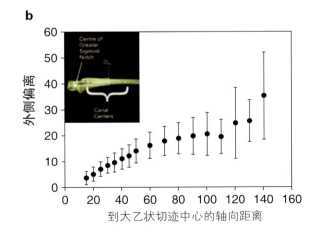

图3.13 （a）髓腔中心的后方偏移轴线至乙状大切迹中心的平均距离。（b）髓腔中心的外侧偏移轴线至乙状大切迹中心的平均距离。该图显示两种轴线的比例是不一样的（引自Brownhill等发表在Elsevier上的文章）

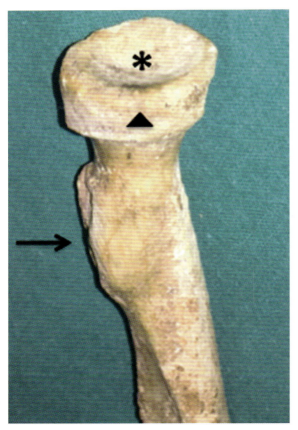

图3.14　桡骨近端3D CT扫描。三角形：桡骨头；星号：桡骨窝；箭头：粗隆。桡骨颈是在头颈交界处延伸到肱二头肌粗隆近端

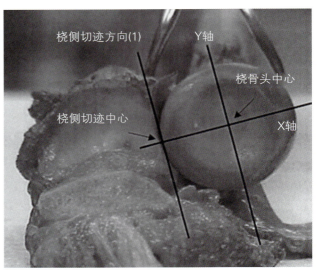

图3.15　桡骨头X轴和Y轴，在前臂中立位，桡骨头的X轴和Y轴与尺骨的桡侧切迹相关

等报道了57%的样本是椭圆形的，43%的样本是圆形的。另外，Van Riet等报道了在27个肘关节尸体标本中，桡骨头不是圆形的；他们发现，平均最大直径（X轴）为25.1mm（范围22.1~29.7mm），平均最大直径（Y轴）为23.4mm（范围19.9~27.8mm），两轴线具有明显线性相关性（图3.15）。其他多数学者也都支持桡骨近端不是圆形的观点。Koslowsky等明确表示桡骨头不是圆形的。该学者研究了18对被福尔马林处理过的肘关节尸体标本，主要研究了桡骨头的解剖结构和表面的软骨。他们将桡骨近端切成许多3mm的切片（图3.16），测量每片6种不同旋转位置，范围从完全旋后位到60°旋前位以骨间缘作为参照点。该学者认为桡骨头形态很复杂，它的大小从肱桡关节面到上尺桡关节面逐渐增加。最大桡骨头直径出现在30°旋后位（平均24.13mm，范围21.18~27.31mm），最小桡骨头直径出现在60°旋前位（平均22.67mm，范围20.00~25.97mm）。在所有切片中最大和最小直径存在显著性差异（$P<0.001$），该学者还发现，桡骨头的高度尺侧比桡侧非关节面侧明显增高，尺侧的平均高度为11.04mm（范围8.41~14.76mm），桡侧非关节面侧平均高度为10.02mm（范围7.89~12.95mm）（图3.17）。他们也报道了桡骨头关节凹的深度为1.95mm（范围1.18~2.97mm），平均直径为16.7mm（范围13.63~21.02mm）。其他针对桡骨头关节凹直径的研究得出了同样的结果，平均值约为15.56mm和2.17mm。

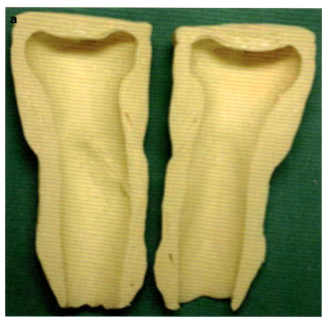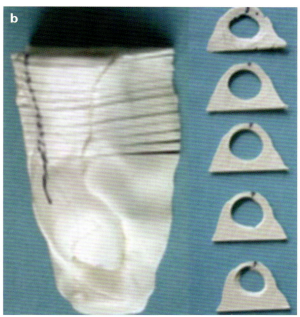

图3.16 （a）桡骨头的视盘印。完整的骨块被打开，桡骨的剩余部分被切除。（b）视盘印被切成很多3mm的切片，左侧的图片显示视盘印切成3mm的水平面切片。右侧的图片显示肱桡关节开始的0~12mm切片的视盘。骨间缘的位置被标记在切片上，一方面确定不同的旋转位置（引自Koslowsky等发表在Springer上的文章）

然而，还没有明确证明桡骨头的形态是圆形的还是椭圆形的证据。Captier等证实桡骨头关节凹并非在桡骨头周围的中心位置。在完全旋后位，关节凹的轴线向中心轴线后方偏移，在完全旋前位，关节凹的轴线向中心轴线前方偏移。模仿正常桡骨弧度和关节盘最大深度的假体置入物很可能确保了肱桡关节的稳定性。

Giannicola等近期研究了桡骨近端有多少软骨面覆盖，并且研究了它们是如何影响桡骨头的形态。该研究采用MRI扫描了78个健康肘关节。他们计算了有软骨覆盖及没有软骨覆盖的桡骨头的最大直径和最小直径（图3.18）。没有软骨覆盖的最大和最小直径分别为22mm和21.5mm。有软骨覆盖的最大和最小直径分别为24.0mm和23.2mm。所有直径有显著性差异。他们的研究显示，软骨面明显增加桡骨头的最大直径和最小直径，并且改变了它的形状；而且，在不同的标本中软骨厚度不同，与桡骨的大小无相关性，所以无论在干燥的尸体标本上还是在影像学上桡骨头的直径无法间接测量到准确的数值。上述发现将有助于对解剖型置入物的使用提供参考。

Yeung等也分析了桡骨头软骨面厚度的差异性，他研究了27具尸体的桡骨标本，他们使用CT扫描肘关节中立位，借助计算机成像获得软骨和软骨下骨的模型。在整个桡骨头周围边缘，在后内侧1/4周围（0°~90°）的软骨明显比其他区域的软骨厚。软骨厚度会从这个区域逐渐减少，包括关节盘在内的厚度数值［（0.96±0.18）mm］到边缘处会逐渐增加（图3.19）。该学者总结了围绕在桡骨头周围的软骨厚度会影响到关节盘的深度。最后会影响到肱桡关节的一致性和稳定性。

很少有文献报道桡骨颈的形态学参数。但是假体的设计必须考虑桡骨近端的大小和形状。Koslowsky等研究了40具尸体的桡骨近端标本，他们报道了桡骨颈平均长度为13.4mm（范围8~20mm）；相反，桡骨颈的近端髓腔直径为11.6mm（范围6.6~18.6mm），中间髓腔直径为10.5mm

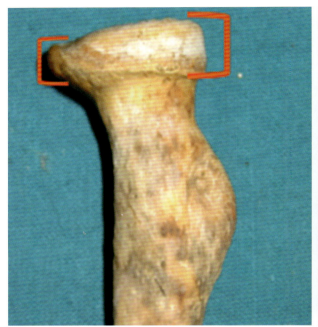

图3.17　尺侧桡骨头的边缘高度比桡侧边缘高

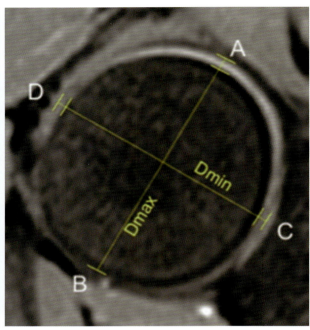

图3.18　在4个不同的位置测量最大直径（Dmax）和最小直径（Dmin）以及软骨厚度的方法：A.有关节软骨覆盖的最大直径的点；B.没有关节面的最大直径的点；C.最小直径的内侧点；D.最小直径的外侧点（引自Giannicola等发表在Elsevier上的文章）

（范围5.5~16.3mm），远端髓腔直径为9.8mm（范围6.0~16.9mm）；该学者还报道了在旋后角度为58.6°时（范围50°~70°），桡骨颈轴线与桡骨干轴线的成角约167.8°（范围160.5°~178°）（图3.20），在另外一项Van Riet的研究中，平均夹角约为163°（范围152°~174°）。Captier的研究中，平均夹角约为168°（范围160°~175°），他们得出的数据与Koslowsky的数据差不多。这些数据证明了桡骨颈的长度和直径有显著性差异，为假体的标准化设计提供参考。

只有一项研究分析了桡骨头和桡骨颈的夹角，这个形态学的研究使用了协调测量仪，在新鲜的桡骨标本上测得头颈角的平均度数为7.5°（0.41° SD），边缘面上平均度数为9.5°（0.52° SD）。

总结一下，桡骨近端的形态差异十分显著，最重要的为以下几点：

桡骨头不是圆形的，最大和最小直径会有差别，有没有软骨的覆盖对它的数值影响很大，软骨的厚度不取决于桡骨的骨质。

桡骨头的高度是一直变化的，在尺桡关节面比在桡骨非关节面更高。

桡骨头关节凹的深度和大小也有差异性，它不在桡骨头圆周的中心。

为了使桡骨头和假体关节完全贴合，头颈角和颈干角必须通过测量确定。

大多数桡骨头假体不遵照这些解剖参数。确实，生物力学发现，目前商业上推广使用的假体导致了运动学上和肱尺、肱桡接触面积上的改变。相比于解剖型假体，这些问题在圆形的假体上更显著。虽然双极桡骨头假体的设计旨在弥补这些问题，但是在肱桡关节的稳定性上假体还存在一些不足。

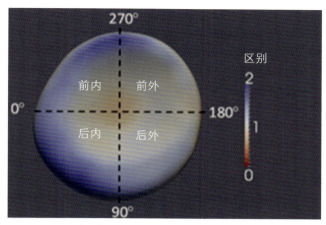

图3.19 分布模式图显示后内侧（蓝色）的软骨较厚，在桡骨头边缘处逐渐变薄（红色）（引自Yeung等发表在Elsevier上的文章）

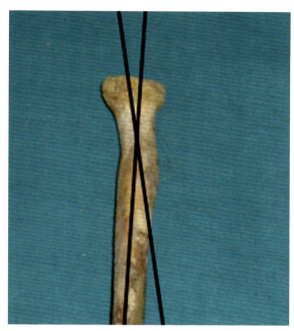

图3.20 桡骨颈轴线与桡骨干轴线的夹角

参考文献

[1] McDonald CP, Brownhill J, King GJ, Peters TM, Johnson JA. Surface morphology of the capitellum: implications for computer-assisted surgery. In: 52nd annual meeting of the Orthopaedic Research Society 2006; paper no. Rosemont: Orthopaedic Research Society; 1936.

[2] Sabo MT, Mcdonald CP, Ng J, Ferreira LM, Johnson JA, King GJ. A morphological analysis of the humeral capitellum with an interest in prosthesis design. J Shoulder Elbow Surg. 2011;20(6):880–4. https://doi. org/10.1016/j.jse.2011.01.007.

[3] Adolfsson L, Nestorson J. The Kudo humeral component as primary hemiarthroplasty in distal humeral fractures. J Shoulder Elbow Surg. 2012;21(4):451–5. https://doi.org/10.1016/j.jse.2011.07.011.

[4] Dunn J, Kusnezov N, Pirela-Cruz M. Distal humeral Hemiarthroplasty: indications, results, and complications. A systematic review. Hand. 2014;9(4):406–412. https://doi.org/10.1007/ s11552-014-9681-3.

[5] Phadnis J, Watts AC, Bain GI. Elbow hemiarthroplasty for the management of distal humeral fractures: current technique, indications and results. Shoulder Elbow. 2016;8(3):171–183. https://doi. org/10.1177/1758573216640210.

[6] Goldfarb CA, Patterson JMM, Sutter M, Krauss M, Steffen JA, Galatz L. Elbow radiographic anatomy: measurement techniques and normative data. J Shoulder Elbow Surg. 2012;21(9):1236–46. https:// doi.org/10.1016/j.jse.2011.10.026.

[7] Giannicola G, Scacchi M, Sedati P, Gumina S. Anatomical variations of the trochlear notch angle: MRI analysis of 78 elbows. Musculoskelet Surg. 2016;100(S1):89–95. https://doi.org/10.1007/ s12306-016-0407-2.

[8] Giannicola G, Spinello P, Scacchi M, Gumina S. Cartilage thickness of distal humerus and its relationships with bone dimensions: magnetic resonance imaging bilateral study in healthy elbows. J Shoulder Elbow Surg. 2017;26(5):e128–e136. https:// doi.org/10.1016/ j.jse.2016.10.012.

[9] Lapner M, Willing R, Johnson JA, King GJ. The effect of distal humeral hemiarthroplasty on articular contact of the elbow. Clin Biomech (Bristol, Avon). 2014;29(5):537–544. https://doi.org/10.1016/j. clinbiomech.2014.03.010.

[10] Willing R, Lapner M, King GJ, Johnson JA. In vitro assessment of the contact mechanics of reverse-engineered distal humeral hemiarthroplasty prostheses. Clin Biomech. 2014;29(9):990–996. https://doi. org/10.1016/j.clinbiomech.2014.08.015.

[11] Willing R, King GJ, Johnson JA. Contact mechanics of reverse engineered distal humeral hemiarthroplasty implants. J Biomech. 2015;48(15):4037–4042. https:// doi.org/10.1016/j.jbiomech.2015.09.047.

[12] Morrey BF. Anatomy of the elbow joint. In: Morreys the elbow and its disorders. 4th ed. Philadelphia: Saunders; 2008. p. 11–38.

[13] Brownhill JR, King GJ, Johnson JA. Morphologic analysis of the distal humerus with special interest in elbow implant sizing and alignment. J Shoulder Elbow Surg. 2007;16(3):S126–S132. https://doi.org/10.1016/j. jse.2006.01.018.

[14] Kudo H, Iwano K, Nishino J. Total elbow Arthroplasty with use of a nonconstrained humeral component inserted without cement in patients who have rheumatoid arthritis. J Bone Joint Surg Am. 1999;81(9):1268–1280.

[15] Lenoir H, Chammas M, Micallef JP, Lazerges C, Waitzenegger T, Coulet B. The effect of the anatomy of the distal humerus and proximal ulna on the positioning of the components in total elbow arthroplasty. Bone Joint J. 2015;97-B(11):1539–1545. https://doi. org/10.1302/0301-620x.97b11.36071.

[16] Mcdonald CP, Peters TM, Johnson JA, King GJ. Stem abutment affects alignment of the humeral component in computer-assisted elbow arthroplasty. J Shoulder Elbow Surg. 2011;20(6):891–898. https://doi. org/10.1016/j.jse.2010.12.012.

[17] Cowal LS, Pastor RF. Dimensional variation in the proximal ulna: evaluation of a metric method for sex assessment. Am J Phys Anthropol.

2008;135(4):469–478. https://doi.org/10.1002/ajpa.20771.

[18] Purkait R. Measurements of ulna—a new method for determination of sex. J Forensic Sci. 2001;46(4):924– 7. https://doi.org/10.1520/jfs15071j.

[19] Grechenig W, Clement H, Pichler W, Tesch NP, Windisch G. The influence of lateral and anterior angulation of the proximal ulna on the treatment of a Monteggia fracture: an anatomical cadaver study. J Bone Joint Surg Br. 2007;89(6):836–838. https://doi. org/10.1302/0301-620x.89b6.18975.

[20] Rouleau DM, Faber KJ, Athwal GS. The proximal ulna dorsal angulation: a radiographic study. J Shoulder Elbow Surg. 2010;19(1):26–30. https://doi. org/10.1016/j.jse.2009.07.005.

[21] Brownhill JR, Mozzon JB, Ferreira LM, Johnson JA, King GJ. Morphologic analysis of the proximal ulna with special interest in elbow implant sizing and alignment. J Shoulder Elbow Surg. 2009;18(1):27– 32. https://doi.org/10.1016/j.jse.2008.03.008.

[22] Święszkowski W, Skalski K, Pomianowski S, Kędzior K. The anatomic features of the radial head and their implication for prosthesis design. Clin Biomech (Bristol, Avon). 2001;16(10):880–7. https://doi. org/10.1016/s0268-0033(01)00075-4.

[23] Mahaisavariya B, Saekee B, Sitthiseripratip K, Oris P, Tongdee T, Bohez EL, et al. Morphology of the radial head: a reverse engineering based evaluation using three-dimensional anatomical data of radial bone. Proc Inst Mech Eng H. 2004;218(1):79–84. https:// doi.org/10.1243/095441104322807785.

[24] Captier G, Canovas F, Mercier N, Thomas E, Bonnel F. Biometry of the radial head: biomechanical implications in pronation and supination. Surg Radiol Anat. 2002;24:295–301. https://doi.org/10.1007/ s00276-002-0059-9.

[25] Riet RPV, Glabbeek FV, Neale PG, Bortier H, An K-N, O'Driscoll SW. The noncircular shape of the radial head. J Hand Surg Am. 2003;28(6):972–978. https://doi.org/10.1016/s0363-5023(03)00426-x.

[26] Kuhn S, Burkhart KJ, Schneider J, Muelbert BK, Hartmann F, Mueller LP, et al. The anatomy of the proximal radius: implications on fracture implant design. J Shoulder Elbow Surg. 2012;21(9):1247–1254. https://doi.org/10.1016/j.jse.2011.11.008.

[27] King GJ, Zarzour ZD, Patterson SD, Johnson JA. An anthropometric study of the radial head. J Arthroplast. 2001;16(1):112–116. https://doi.org/10.1054/ arth.2001.16499.

[28] Koslowsky TC, Beyer F, Germund I, Mader K, Jergas M, Koebke J. Morphometric parameters of the radial neck: an anatomical study. Surg Radiol Anat. 2007;29(4):279–284. https://doi.org/10.1007/ s00276-007-0206-4.

[29] Chanlalit C, Shukla DR, Fitzsimmons JS, An K-N, O'Driscoll SW. Influence of prosthetic design on radiocapitellar concavity-compression stability. J Shoulder Elbow Surg. 2011;20(6):885–890. https://doi.org/10.1016/j.jse.2011.03.009.

[30] Giannicola G, Sedati P, Polimanti D, Cinotti G, Bullitta G. Contribution of cartilage to size and shape of radial head circumference: magnetic resonance imaging analysis of 78 elbows. J Shoulder Elbow Surg. 2016;25(1):120–126. https://doi.org/10.1016/j.jse.2015.07.003.

[31] Yeung C, Deluce S, Willing R, Johnson M, King GJ, Athwal GS. Regional variations in cartilage thickness of the radial head: implications for prosthesis design. J Hand Surg Am. 2015;40(12):2364–2371. https://doi. org/10.1016/j.jhsa.2015.09.005.

[32] Bachman DR, Thaveepunsan S, Park S, Fitzsimmons JS, An K-N, Odriscoll SW. The effect of prosthetic radial head geometry on the distribution and magnitude of Radiocapitellar joint contact pressures. J Hand Surg Am. 2015;40(2):281–288. https://doi. org/10.1016/j.jhsa.2014.11.005.

[33] Wegmann K, Hain MK, Ries C, Neiss WF, Müller LP, Burkhart KJ. Do the radial head prosthesis components fit with the anatomical structures of the proximal radioulnar joint? Surg Radiol Anat. 2014;37(7):743–747. https://doi.org/10.1007/ s00276-014-1407-2.

正常肘关节与肘关节置换术的运动学和生物力学

第 4 章

Marco Paoloni, Francesco Agostini,
Alessandra Bettinelli, Nicolò Scappatura,
Rossella Scatozza

 肘关节在上肢功能中发挥重要作用，它作为手臂和前臂之间的连接点，有助于协调各部分的位置关系，从而让手部进行3D运动。

 由于肘关节在连接手臂和前臂中的特殊角色及调控手部在日常工作中的作用，充分理解肘关节的运动学是非常重要的。最近，Sardelli及其团队已经计算出日常生活所需的肘关节活动范围。在用立体摄影测量设备评估的25名受试者中，肘关节运动范围在屈曲27°±7°和伸直149°±5°之间，前臂旋转范围在旋前20.0°±18°和旋后104°±10°之间。内翻和外翻的角度范围分别为2°±5°和9°±5°。

 在日常功能测试中，最大弯曲弧度为130°±7°，最小值记录为23°±6°，最大值记录为142°±3°。日常生活中需要最大屈曲范围的活动是打电话。

 旋前–旋后的运动范围平均为103°±34°，这也是使用叉子所需的活动范围。在键盘上打字需要前臂的最大旋前（65°±8°），而打开门时需要最大旋后（77°±13°）。

 内翻–外翻运动范围平均为11°±4°。用刀切割时需要最小外翻（0°±6°），而打开门则需要最大外翻（13°±6°）。

 由于当今医学中对于恢复病前的生活质量的需求巨大，在肘关节重建手术领域中，必须考虑上述运动功能范围以及实现这些功能所需的基本生物力学。

M. Paoloni (✉) · F. Agostini · A. Bettinelli
N. Scappatura · R. Scatozza
Physical Medicine and Rehabilitation,
"Sapienza" University of Rome, Rome, Italy
e-mail: marco.paoloni@uniroma1.it

© Springer Nature Switzerland AG 2020
F. Castoldi et al. (eds.), Elbow Arthroplasty, https://doi.org/10.1007/978-3-030-14455-5_4

4.1 肱尺关节和肱桡关节

肘具有两个自由活动度，允许其在矢状面（即屈曲/伸展）和横断面（即旋后/旋前）执行运动。通常将肘关节视为单关节，但其是通过单个关节囊和单个关节腔所包含的3个不同关节：

（1）肱桡关节：位于肱骨外髁与桡骨头之间，允许旋前、旋后运动。

（2）肱尺关节：位于肱骨内髁与尺骨的滑车切迹之间，允许屈伸运动。

（3）近端尺桡关节：位于桡骨头和尺骨的桡切迹之间，允许手的旋前、旋后运动。

肘关节的结构稳定性主要由肱骨滑车和尺骨关节面间的关系提供。肱尺关节有时被归类为"屈戌关节"或"铰接关节"，这是由于其主要特征是屈伸运动。最近，术语"改良型铰链"似乎更为合适，因为屈伸过程中尺骨的运动是以围绕其轴线的旋转和平移为特征的。这是假体置入的一个非常重要的特征。

4.1.1 肘关节的正常"外翻角"

从额状面看，肘关节属于不对称关节。这种不对称部分是由于滑车内侧唇向远侧延伸，有助于形成与肱骨有关的尺骨的外侧偏斜。这种角度称为"正常肘外翻"或"提携角"（图4.1）。

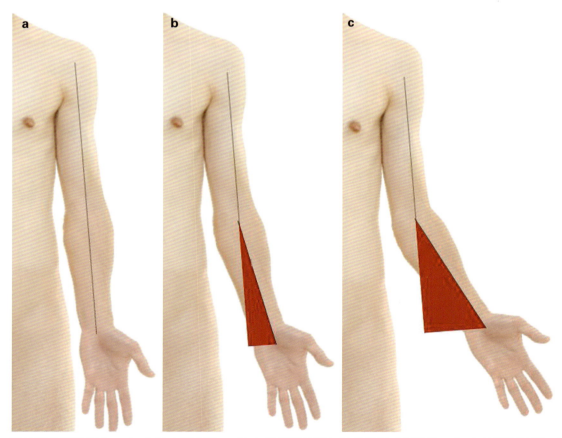

图4.1 肘外翻角度的变化。（a）肘内翻±5°。（b）正常肘外翻与肱骨纵轴成15°角。（c）外翻肘过度±30°

4.1.2 关节周围结缔组织

肘关节囊包绕着肱尺关节、肱桡关节、近端尺桡关节。它由薄层的纤维组织在前方增强，在内侧和外侧由侧副韧带增强，为肘关节的稳定性做出了重要贡献。

内侧副韧带由前束、后束和横束组成。其中前束强度最高，是对抗外翻的主要力量。内侧副韧带的前束部分起于肱骨内上髁前方，止于尺骨冠突的中间部，其在矢状面运动时在旋转轴的两侧延伸，因此有助于在运动范围内提供稳定性。内侧副韧带的后束纤维常被认为是关节囊增厚，起于内上髁后部，止于鹰嘴的内侧缘，提供对抗肘关节外翻和屈曲的作用。内侧副韧带的横束起于尺骨鹰嘴，止于尺骨冠突，因其起止点均位于尺骨，故其不被认为可以提供关节稳定性。目前，除内侧副韧带之外，腕屈肌群和旋前肌群的近端纤维束均无法提供肘关节的动态稳定作用。

外侧副韧带复合体是确保内翻稳定的主要结构，其他起于外上髁，后分为两束，第一束为桡侧副韧带，与桡骨头的环状韧带合并；第二束为尺侧副韧带，在旋后肌远端止于尺骨。这些纤维在完全屈曲运动时拉伸。尺侧副韧带由于其完全插入尺骨，提供了内翻-外翻稳定性。

4.1.3 旋转中心

关于肘关节旋转中心位移的研究显示了或多或少差异较大的数据。关节旋转中心的测量误差很小，不同研究报道的变化可能是由于其实验设计的局限性导致。因此，就重要性而言，可以说肱尺关节在除了极限屈伸状态下是单轴的，旋转轴通过尺骨滑车和肱骨小头的共同轴心。既往研究证明，在空间的4个方向上最多5mm的改变对肘部运动学的影响很小，从生物力学的角度可以忽略不计。

4.1.4 肱尺关节运动学

肱尺关节有肱骨滑车和尺骨滑车切迹组成。关节伸直时，内侧副韧带前束被拉直。屈曲时，滑车切迹沿着滑车滚动，内侧副韧带后束被拉紧（图4.2）。

4.1.5 肱桡关节运动学

肱桡关节位于桡骨头和肱骨外髁之间。肘关节屈伸运动时，桡骨头沿着肱骨外髁凸面滑动。肘关节主动弯曲时，桡骨头被肌肉牵拉远离肱骨髁。肱桡关节提供约50%的力量对抗外翻。

4.1.6 骨间膜

骨间膜在尺骨、桡骨间伸展，由许多纤维组成，其中最粗的是起于桡骨头，止于尺骨中部的中间束，其代表了骨间膜中最大的生物力学性能，力学强度与髌腱相当。

骨间膜有许多功能。第一，骨间膜将尺骨和桡骨连接，为手部多处肌肉提供附着点。第二，骨

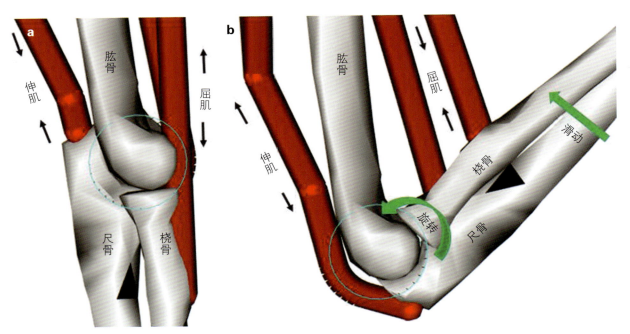

图4.2　肱尺关节（矢状面）（a）完全伸直和（b）完全屈曲

间膜平衡上臂的力传递，骨间膜中间束的纤维方向可将一部分力从桡腕及尺腕关节传递至肱尺关节，从而与肘部相对应，使力可以均匀地分布。第三，骨间膜能够减轻桡骨向尺骨的压缩力，从而使肱桡关节免受过度应力。

　　然而，骨间膜中间束的纤维方向不允许其抵抗向远端至桡骨的力（图4.3）。在这种情况下，力几乎全部通过桡骨传导，而其他结构（例如斜韧带和环状韧带）有助于关节的稳定性，肱桡肌的收缩作为动力稳定器，使得桡骨头与肱骨髁保持对位。

4.2 近端和远端尺桡关节

　　除骨间膜外，尺桡骨近端和尺桡骨远端也有助于维持前臂的稳定性，其不仅可以连接尺桡骨，还能允许内旋（掌心向下）和外旋（掌心向上）。旋前、旋后运动主要由桡骨和腕骨的旋转引起。旋转轴位于桡骨头和尺骨头之间，连接两端的尺桡关节。中立位时，尺桡骨平行且掌侧向上。内旋时，尺骨固定不动，桡骨远端和腕骨围绕尺骨旋转。

4.2.1 近端尺桡关节

　　近端尺桡韧带主要由环状韧带构成的纤维环组成。环状韧带是起止于尺骨的、薄的、圆形的韧带，包绕桡骨头并将其限制于尺骨桡切迹内，从而维持关节稳定性。环状韧带表面具有软骨，以最大限度地减少旋前、旋后运动时的摩擦。外侧韧带是关节囊的插入部分，桡侧副韧带和旋后肌肌束。下

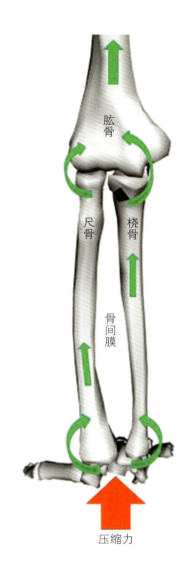

图4.3　通过手部的压缩力传导。力主要通过腕部在桡腕关节处传递，并通过拉动骨间膜绷紧的半径传递，因此压缩力的大部分在肱骨关节处分布到尺骨和肘部

方是一条纤细的、方形的纤维韧带，将尺骨和桡骨头相连，维持内旋时的关节稳定性。

4.2.2 远端尺桡关节

远端尺桡关节由尺骨远端和桡骨远端构成。尺骨与桡骨的尺骨切迹相连，但仅通过复杂结缔组织才能保证关节的稳定性。三角纤维软骨填充于关节之间，是远端尺桡关节的主要稳定结构，其占据尺骨和腕骨之间，由关节盘、关节囊韧带以及尺侧副韧带组成。此外，尺侧伸腕肌、骨间膜和旋前方肌都可以作为关节动态稳定器。

4.2.3 旋前和旋后

旋后时，近端尺桡关节的桡骨头在纤维骨环内旋转，该骨环极具强约束力，不允许"滚动和滑动"的运动方式。相反，在远端尺桡关节，尺骨头可以在桡骨的尺切迹进行"滚动和滑动"的运动方式。

旋前运动与旋后运动相似又相反。手掌向下旋转会给后关节囊带来张力而放松前纤维束。因此，在旋前运动过程中，尺骨头暴露于前方，可以在表皮触及。

在旋前和旋后过程中，通常将肱尺骨关节视为固定点，桡骨头的运动发生在近端尺桡关节和肱桡关节水平，沿着肱骨髁旋转。这种运动主要由旋前肌引起，其在旋前时将与其他肌肉一起沿着桡骨收缩。这是由于旋前时桡骨向近端移位且骨间膜的静止所引起的肱桡关节方向的压缩力。这种机制被称为肘关节的"拧紧"。在肘关节和前臂水平的任何运动都会影响到肱桡关节。当然，除了运动本身的复杂程度之外，这还证明了外侧间室与内侧间室相比具有更大的磨损和退化的趋势。

4.2.4 桡骨和手部固定情况下的旋前、旋后

当描述旋前、旋后运动时，意味着上肢远端（手）是可自由运动的。但如果上肢远端无法运动怎么办？这种情况下，前臂的内旋通过肱骨的外旋来实现，该外旋传导至尺骨后导致旋转；相反，旋后运动通过肱骨的内旋实现，该内旋传递至尺骨后使尺骨围绕桡骨旋转。在近端尺桡关节，环状韧带和尺骨桡切迹围绕固定的桡骨头旋转；相反，在远端尺桡关节处，尺骨头围绕着固定的桡骨尺切迹旋转。

4.3 肘关节肌肉的生物力学

肘关节附件的肌肉可以分为4个部分：前侧、外侧、内侧和后侧。这些肌肉具有不同的功能，包括屈曲、伸展、旋前和旋后。

肱二头肌、肱肌和肱桡肌是屈肌群。肱三头肌和肘肌是伸肌群。肱二头肌和旋后肌是旋后肌群。旋前圆肌、桡侧腕屈肌、掌长肌、尺侧腕屈肌、指浅屈肌形成屈肌总腱和屈-旋前肌群。桡侧腕长伸肌、桡侧腕短伸肌、指伸肌、尺侧腕伸肌形成伸肌总腱和伸-旋后肌群。

4.3.1 肱二头肌

肱二头肌属于跨关节肌，由两个头组成，跨过肩、肘充当肘关节的强大屈肌和旋后肌。

肱二头肌的长头起于关节盂上盂唇和盂上结节，而二头肌的短头起于肩胛骨喙突。短头、长头分别平行于尺骨侧和桡骨侧。二头肌长头穿过喙肱韧带下方，穿过冈上肌和肩胛下肌进入二头肌间沟。肩胛下肌、冈上肌和喙肱韧带部分纤维束形成横韧带于肱骨大小结节之间，从而将二头肌腱长头固定在适当位置。长短头在三角肌粗隆处汇合为肌腹，很难分清每个肌肉-肌腱连接处。

二头肌腱向远侧嵌入桡骨的二头肌粗隆，形成所谓的"Footprint"。由短头形成的远端肌腱前内侧纤维束在远端插入二头肌粗隆处，在肘关节屈曲中起重要作用。来自长头的后外侧纤维束充当强力的旋后肌。二头肌远端是一个平坦的滑膜外结构，覆盖有腹膜，没有腱鞘。

尸体研究表明，在桡骨粗隆的止点处两个肌头呈明显分离或交错汇合。

当前臂处于中立位或60°的内旋时，短头具有更大的旋后作用，因为短头插入粗隆顶点导致其距肘关节旋转中心最远，旋后60°时，长头变得更有效。如果屈肘90°且前臂旋后（屈曲时最常见位置），则短头会产生更大的屈肌强度。

源于二头肌的腱膜与前臂筋膜可以防止断裂的二头肌腱向近侧回缩。

位于肌腱和桡骨粗隆之间的肱二头肌桡骨囊，可在旋前、旋后时减少肌腱和桡骨粗隆间的摩擦。

由肌皮神经支配。

4.3.2 肱肌

肱肌位于二头肌深处，由浅头和深头组成。

浅头最大，起于三角肌粗隆，部分环绕三角肌远端并从外侧肌间隔到肱骨中部1/3的前外侧。

深头起于肱骨前方远端的1/3和内侧肌间隔，多数纤维汇聚成腱膜后插入尺骨粗隆。

浅头向远端插入尺骨粗隆并呈厚肌腱结构，深头向近端插入并呈宽肌腱结构。尽管如此，两个头最终作为单个结构附着于尺骨粗隆上。

无论前臂处于旋前位还是旋后位，肱肌都是肘关节的重要屈肌。

在肘部完全伸展的情况下，肱肌具有最差的机械优势，并且屈曲力矩最小。当肘部弯曲至90°且尺骨垂直于肱肌肌纤维时，其可达到最佳的生物力学位置。考虑到它们各自在尺骨上的位置，深头对于从完全伸展开始的屈曲起着更重要的作用，并且屈肘时浅头会提供更大的力量。由肌皮神经支配。

4.3.3 肱三头肌

肱三头肌由3个头组成：长头、外侧头和内侧头。长头起于肩胛骨的盂下结节。外侧头起于肱骨的后表面的桡神经沟上方、肱骨的外侧边以及外侧肌间隔。内侧头起于肱骨的后表面的桡神经沟下方。内侧头的肌腱深处与长头和外侧头分开。肌腱的3个头均止于尺骨鹰嘴。肱三头肌是前臂的主要伸肌，可对抗肱二头肌和肱肌。由桡神经支配。

4.3.4 肘肌

肘肌是一块小的三角肌。起于肱骨外上髁，向后下走行止于尺骨鹰嘴的外侧面。其可贡献多达15%的伸直力量，可与肱三头肌协同在伸展过程中稳定肘关节。由桡神经支配。

4.3.5 旋前圆肌

旋前圆肌由肱侧头和尺侧头组成。尺侧头较深、较小，始于冠突的内侧边和肱肌腱的内侧。较大的浅表的肱侧头起于内上髁的近端和前方、前臂内侧肌间隔、内侧屈肌腱、腕屈肌腱与上述肌腱间的筋膜以及臂前筋膜。两个头向远端融合形成一肌腱，止于桡骨外侧面的中下1/3。其起着前臂旋前的作用，在较小程度上起着屈肘的作用。通过其尺侧头，旋前圆肌在肘关节外翻应力中起到内侧稳定作用。

旋前圆肌的作用可以通过增加桡骨弓增强。由正中神经支配。

4.3.6 掌长肌

掌长肌起于肱骨内上髁和前臂筋膜，止于掌腱膜中央表面。它是人体高度变异性的肌肉：可能是遗传性的、双重的、肌腱的、分裂的、不完全的，二腹肌的或表现为异常止点的。它的主要作用是伸展手掌腱膜，但也可弯曲手腕，并且可以帮助屈肘。由正中神经支配。

4.3.7 桡侧腕屈肌

桡侧腕屈肌起始于肱骨内上髁和前臂筋膜，插入第二掌骨基底部。它可使前臂内旋和屈肘。由正中神经支配。

4.3.8 尺侧腕屈肌

尺侧腕屈肌由两个头组成：肱侧头和尺侧头。肱侧头起源于肱骨内上髁和前臂筋膜，而尺骨头起源于鹰嘴内侧缘和尺骨后缘近端的2/3。它以长腱插入到豌豆骨，并穿过韧带插入到钩状骨和第五掌骨。它可以屈肘，由尺神经支配。

4.3.9 指浅屈肌

指浅屈肌由两个头组成：肱骨头和桡骨头。肱骨头起于肱骨内上髁和尺骨冠突，而桡骨头则起于桡骨近端的前面。它通过4根肌腱插入2~5指的中间指骨的侧面。由正中神经支配。

4.3.10 肱桡肌

肱桡肌起于外侧髁上嵴、外侧肱骨骨干和外侧肌间隔，止于桡骨茎突外侧。无论前臂的位置如何变化，肱桡肌始终是肘关节的屈曲装置。然而，肌电图研究表明，肱桡肌在旋前时比旋后时更活跃。由桡神经支配。

4.3.11 桡侧腕长伸肌

桡侧腕长伸肌起于肱骨外侧髁上嵴和外侧肌间隔的远端1/3，并止于第二掌骨的桡侧。它可以帮助肘部屈曲，由桡神经支配。

4.3.12 桡侧腕短伸肌

桡侧腕短伸肌起于肱骨外上髁和前臂筋膜，止于第三掌骨基底部。由桡神经支配。

4.3.13 尺侧腕伸肌

尺侧腕伸肌起于肱骨外上髁、尺骨后缘和前臂筋膜，止于第五掌骨底尺侧。由桡神经支配。

4.3.14 指伸肌

指伸肌起于肱骨外上髁和前臂筋膜，止于1~4指并分为4根肌腱。每根肌腱在指上分别止于以下3个部位：中心束止于近节与中节指骨底；两条侧束在远节指骨底相汇合。由桡神经支配。

4.3.15 旋后肌

旋后肌起于肱骨外上髁、桡侧副韧带、环状韧带和尺骨旋后肌嵴，止于桡骨上端的前外侧表面。旋后肌主要负责前臂旋后功能，由桡神经支配。

4.4 动态稳定

骨性结构、韧带复合体、关节囊和肌肉群有助于肘关节的稳定。肘关节在伸展时由骨骼稳定，而在屈曲时，很少有骨接触，软组织在提供肘关节稳定性方面变得更加重要。交叉肘关节的肌肉为关节提供动态稳定并保护静态稳定。肌肉收缩挤压肘关节，增加稳定性。三头肌、二头肌和肱肌提供肘部最大的压力，但不能提供很大的内翻稳定性。最大的压缩力存在于接近完全伸展时和屈曲时的等轴屈肘。

4.4.1 外翻稳定

在屈肘时，尺侧副韧带特别是前斜韧带是外翻应力的主要静态稳定装置，对外翻负荷的抵抗作用占54%。然而，肘部稳定装置和肘部肌肉的作用对于减少压力是必要的。屈曲–旋前肌群的动态稳定性在旋前状态下更强，因为在这种位置上，由于肌肉的延长性，肌肉具有更高的被动张力。而且，据推测，这种对肘部稳定性的影响在主动肌肉张力下会更大。由于它们的方向和来源，屈曲–旋前肌群为外翻应力提供了动态支持。特别是尺侧腕屈肌和部分指浅屈肌直接位于尺骨内侧副韧带的前束上。尺侧腕屈肌（由于位置合适）和指浅屈肌（由于相对体积合适）是肘关节对抗外翻应力最有效的主动稳定装置。旋前圆肌提供了最小的动态稳定性。旋前圆肌、桡侧腕屈肌、掌长肌和指浅屈肌汇聚在近端形成一个总腱（前总腱），与内上髁和关节囊相吻合，与前斜韧带平行；前斜韧带和前总肌腱在组织学上非常相似。该肌腱的位置和形态可能有助于尺侧副韧带在肘关节上的动态稳定。指浅屈肌和尺侧腕屈肌之间的肌间筋膜也形成后总腱，它附着在内上髁和内侧关节囊的下端，在前斜韧带后方。

4.4.2 内翻稳定

通过伸直–旋后肌群，肘关节外侧可以得到静态和动态的稳定。指总伸肌、桡侧腕短伸肌、桡侧腕长伸肌、肘肌和尺侧腕伸肌可产生外翻力矩，使肘关节内翻稳定。An等研究发现，相较于旋前位或旋后位，肘关节在中立位的稳定性最佳。但根据Kenneth等的研究，肘关节的动态稳定性在伸直–旋后的状态下要优于前臂旋前位，因为在这个位置的肌肉被动张力更高。这对肘关节稳定性的影响将比主动肌张力状态更大。外侧副韧带是确保肘关节后外侧旋转稳定最重要的因素。肘肌附着于肱骨外侧和尺骨鹰嘴面，这使其成为尺侧副韧带后束的主要强化装置。肘肌在旋前和旋后都是活跃的，这有助于稳定肘关节而非产生扭矩。此外，在手指和肩膀的运动中，以及在需要肘关节有限扭矩的动作中，肘肌是活跃的。肘肌提供了保持关节完整性所需的向心力，这一点可以从肌肉活动随角速度的增加而增加这一事实中得到证明。因此，肘肌可能有助于防止肘关节后外侧脱位。

4.5 肘关节受力

在动态或静态条件下，在考虑或不考虑肌肉活动的情况下，针对作用于肘部力的评估可以通过2D或3D方式进行研究。所有这些条件都需要建立生物力学模型，以便在分析中始终包含一定程度的近似。在2D的研究中，肘部被认为是一个铰链关节，在这个关节中，由于手部的负荷而产生的力矩和力与肌肉、肌腱及韧带所产生的力相对应。分别考虑前臂和手，如Morrey所述，可以得到计算作用在肘关节上的力的平衡方程：

$$\sum |F_i| f_{xi} + R_x + P_x = 0$$

$$\sum |F_i| f_{yi} + R_y + P_y = 0$$

$$\sum |F_i| * r_i + P^* r_p = 0$$

其中，$|F_i|$表示第i块肌肉的张力大小；f_{xi}、f_{yi}表示运动肌线的单位向量在x和y方向上的分量；R_x、R_y表示关节处接触力在x、y方向上的分量；P、P_x、P_y表示施加在前臂上的力的大小以及与x和y相关的分量；r_i、r_p表示肌肉力的力臂和施加在关节中心的力。在矢状面，对屈伸运动贡献最大的肌肉是肱

二头肌、肱桡肌、桡侧腕长伸肌、肱三头肌和肘肌，其相对贡献根据肘关节屈曲角度的不同而不同，如上所述。腕部和手部的其他肌肉对肘部屈伸有限制作用。在2D模型中，关节限制力矢量被认为垂直于关节面圆弧，并穿过同一圆弧的曲率中心。事实上，即使是一个简单的运动，也涉及几块肌肉，因此很难计算肘部的实际力，同时考虑到如果肌肉力矩臂发生变化，肘部的合力也会随之改变。与外力相对的关节力和肌肉力的大小随着外力力臂的减小而减弱。在这种情况下，当弯矩臂减小时，关节处的合成节段弯矩减小。相反，肌肉的大小和关节力随着外力大小的增大而增大。当手腕处的力的方向由垂直改变为水平时，力的作用就改变了，因此改变了所产生的节段力矩。最后，肘部力的大小与方向取决于上臂和前臂肌肉，因为，施加在关节处的外部负荷改变了力矩臂及肌肉线的方向。另外，3D模型可以计算出几块肌肉的附加效应以及不同骨骼在空间中的位置。例如，通过使用3D模型，我们可以很容易地论证，任何给定肌肉的动作都随着关节位置的变化而变化，这是肌肉纤维的长度和运动线的函数（图4.4）。

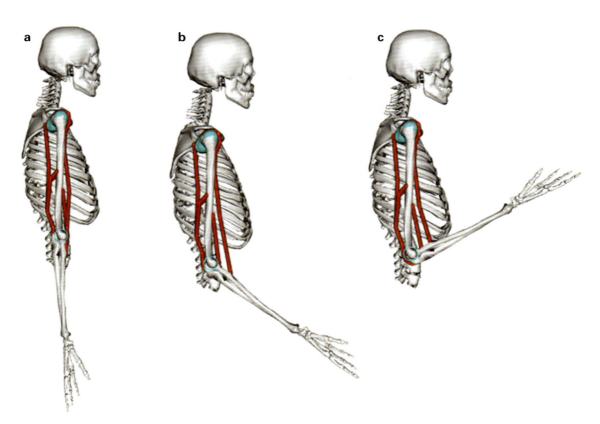

图4.4　肘关节屈曲0°（a）、70°（b）、110°（c）时，肱三头肌、肱二头肌和肱肌的3D模型。图中可见每块肌肉的不同长度，以及它们在3种姿势中不同的动作线

4.5.1 肘部的力量和病理

在创伤事件中，作用在肘部结构上的力的研究是有意义的。已经证明，肘关节后方骨折脱位发生在伸展15°到屈曲30°之间，前方或后方骨折脱位发生在60°，仅前位骨折脱位发生在90°。肘关节损伤多集中于前后结构。随着位置由伸直到屈曲，应力集中区域由冠突向鹰嘴转移。桡骨头或颈部并发骨折和脱位的频率很高，提示桡骨头在前支撑系统中也可以起到稳定作用。

4.6 肘关节假体的生物力学研究

新的解剖学和生物力学知识对肘关节假体的制作产生影响，使之尽可能与肘关节的生理模型相似。肘关节假体在半关节置换和全肘关节假体中有广泛的区别。以下将讨论不同类型肘关节成形术的生物力学特点。

4.6.1 桡骨头假体

桡骨头保证轴向和外翻的稳定性，以及肘关节足够的负荷转移。由于这些原因，桡骨头切除会对肘关节的生物力学造成重大改变，并增加松弛概率。金属桡骨头置换术系统的临床结果表明，对于粉碎性桡骨头骨折和复杂肘关节创伤患者，桡骨头置换术是一种合理的选择。桡骨头置换术可改善外翻的稳定性。半径的精确长度对于保持正常的肘关节运动是很重要的，事实上，长度的延长或缩短以及桡骨冠突间隙都可能改变肘关节运动。桡骨颈延长2.5mm或更多，即使施加外翻应力，也会使尺骨内翻和外旋；将桡骨半径缩短2.5mm或更多，会产生相反的效果，使尺骨处于外翻和内旋的位置，还会导致肘部完全松弛。与平均长度相比时，延长和缩短导致尺骨的运动路径显著不同。改变肘部运动或由于桡骨颈长度变化导致的肱尺关节活动异常，可以诱导软骨退行性疾病，这一改变可能是由于异常高压力所导致。肱骨小头是尺骨–肱骨关节的外翻和外旋稳定装置。肱骨小头置换术是治疗孤立性小头缺损的一种选择，但其对肘关节生物力学影响的资料有限。尸体研究表明，当肱骨小头切除后，外翻主动屈曲和垂直体位可显著增加尺侧外旋度（最大增加1.2°~1.8°），前臂旋前而非旋后。在主动屈肘和被动屈肘时，采用最佳的肱骨小头置换术可以恢复正常的肘关节运动，使之保持正常的外翻松弛。肱骨小头半置换术可以减轻在小头缺失的肘关节中观察到的尺侧旋转改变，并可在屈曲肘关节时创造一个正常的运动环境。

4.6.2 半关节置换术

在只有部分肘关节受影响的临床情况下（如肱骨远端骨折），半人工关节置换术是一种侵袭性较小的手术方法，可以替代全肘关节置换术。肱骨远端半人工关节置换术置入物的大小对内翻和外翻的关节运动及稳定性都有影响。在一项体外研究中，将尸体标本安装在运动模拟器上，在外翻和内翻部位，尺寸过小的置入物始终比尺寸过大的置入物更松弛。因此，较大的种植体可能减少术后的不稳定性，并提供更有利的接触机制，这表明，当选择大小存在不确定性时，外科医生应该选择较大的种植体；然而，这对关节软骨接触面积、负荷和磨损的影响尚不清楚。对于冠突，它对维持肘关节稳定也有重要作用。在复杂的肘关节损伤中，冠突可能发生骨折，伴有一根或多根侧副韧带断裂，伴或不伴桡骨头骨折。冠突置换可恢复冠突缺损导致肘关节的稳定性受损；在韧带修复或重建之后，无论肘关节的位置如何，冠突假体在被动转动或主动转动或外翻运动方面都没有观察到差异。运动学复位必须归因于假体的形态，重建了肱骨和尺骨之间的协调关节。冠突置入物在修复或重建侧支韧带时可恢复冠突缺损肘关节的稳定性。在侧副韧带功能不全的情况下，延长假体可以防止肘关节脱位，减少肘关节相对于原始冠突和解剖假体的松弛，但不足以恢复与完整肘关节相似的完全稳定性；因此，即使替换冠突，仍建议进行侧副韧带修复或重建。

4.6.3 全肘关节置换术

目前使用的假体模型一般有两种类型：①铰链松动（连接）；②表面置换（未连接）。这些置入物在体内的主要生物力学特征尚未被充分认识；但事实上，人们主要关注的是不稳定性，这与假体设计、韧带完整性、假体位置等不同因素有关。假体的矢状面曲率半径、冠状面肱骨尺骨关节轮廓等不同部位的假体设计可能存在显著性差异。这些是定义内在稳定性的重要特征，以及清晰度所赋予的限制量。事实上，关节限制是关节几何形状与周围韧带和肌肉一致的函数。在模拟轴向伸展位移的模型分析中，如果关节几何结构受到高度限制，应力要么转移到抵抗轴向伸展的软组织中，要么转移到假体–骨界面中。从临床的角度来看，这种动态稳定机制是很重要的，它可能会对假体的功能长期生存产生影响。假体的设计也因携带角度的不同而有所不同，特别是这个角度通过肱骨或尺骨侧置入假体设计的方式。此外，一些假体可以使用桡骨头假体部件，这是一个重要的附加变量。当更换桡骨头时，可以观察到外翻和内翻松弛程度的减少，这对应力分布和关节反力的传递是重要的。准确定位肱骨和尺骨部分成分及其大小是至关重要的，因为定位对肘关节的活动程度、松弛程度、磨损和松脱都有显著影响。连接型和非连接型假体在生存率上没有显著性差异，两种类型翻修的主要原因都是松动。生物力学研究观察到相关类型存在异常骨应力，这与松动风险有关。2011年，Completo等表明，非限制型假体也可改变生物力学行为及肘部在日常活动的范围，包括干骺端区域超负荷（特别是尺骨）引起的肱骨、尺骨骨疲劳失效的风险和干骺端由于剪切应力出现的骨吸收。

4.6.4 假体置换后的肘关节本体感觉

关节病变对本体感觉有负面影响。肘部的准确定位对于手部的最佳定位是必要的，因为精确定位的关节可以使肌肉收缩产生角关节力，以实现活动和精细操作。这反过来又部分地依赖于本体感受功能，它被定义为一种基于复杂系统的关节位置感，该系统依赖于各种传入和传出组件的集中集成。外周本体感受信息从位于皮肤、肌肉和关节的机械感受器通过感觉神经传递到中枢神经系统。肌肉纺锤体为中枢产生的运动动作提供反馈，并触发运动调整来应对意外的负荷或障碍，这在肢体主动、被动控制时尤为重要。对于被动运动，本体感觉的其他组成部分可能有重要作用。肌腱被认为是提供紧张感。本体感受的准确性可以通过一系列本体感受测量方法进行测试，如力的再现、被动运动的检测阈值（TDPM）和关节位置感，这取决于被判断为最重要的模态。通常，全肘关节置换术的外科手术需要相当激进的操作，影响许多韧带和肌腱附着，并造成明显的关节周围软组织损伤。这反过来会导致健康关节中代理本体感受的结构松动。在全肘关节置换术后48个月和72个月对患者进行肘关节本体感觉测试时，他们在TDPM上显示出差异，与对侧相比，假体置换后的肘关节运动感知潜伏期较高。TDPM本体感受缺失的原因可能是全肘关节置换对本体感受信息的主要来源，如被膜和韧带等组织的清除或损伤。韧带中的Patten小体和关节中的羽状器官在关节本体感觉中起着重要的作用。因此，传入输入受损可能会对TDPM测试的术后本体感觉性能产生不利影响。此外，由于纤维化和假体半限制型铰链的机械负荷吸收而引起的整个关节的软组织张力模式的改变，也可能损害剩余结构的正常功能。因此，TDPM作为手术和康复后的功能结果衡量指标，值得临床医生考虑。

4.7 全肘关节置换术后的体内动力学

运用运动分析系统可以分析肘关节手术后人体内的日常生活活动。使用立体摄影测量系统

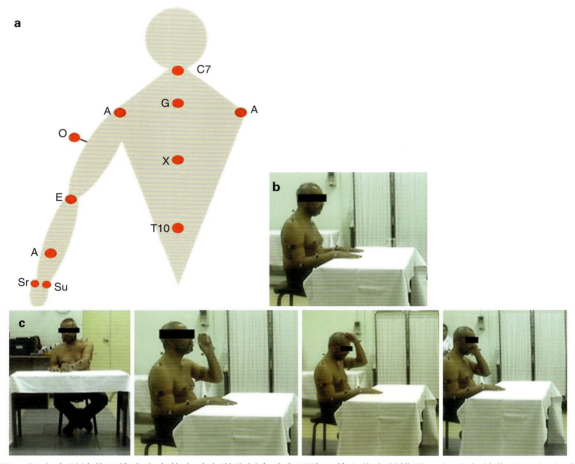

图4.5 （a）全肘关节置换术患者体内动力学分析实验室环境下的生物力学模型。（b）起始位置。（c）功能任务的执行

（ELITE，BTS，Milan，Italy），我们分析了8名受试者［男性；平均年龄62.8岁（范围47~84岁）］；全肘关节置换术在运动分析实验室的平均手术时间为24.6个月（范围11~57个月）（图4.5）。在以下任务中进行了分析：浏览一本书、用玻璃杯喝水、用叉子吃饭、从瓶子里倒水、梳头、使用手机。在我们的样本中，在所有分析的任务中，受累侧（即全肘关节置换术）和健侧的肘关节屈曲–伸直活动范围非常相似，这证实了在一些现代任务中，如使用手机，需要进行大量的关节

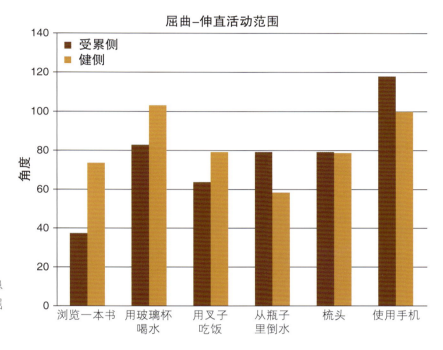

图4.6　分析全肘关节置换术患者在功能任务期间肘关节的屈曲–伸直活动范围

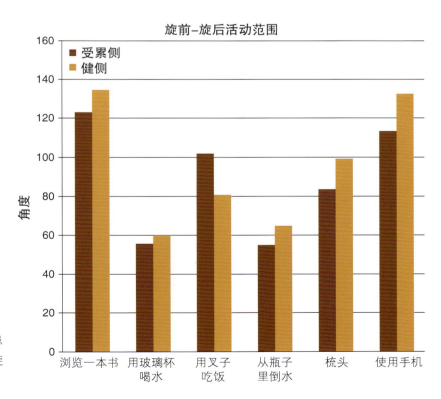

图4.7　分析全肘关节置换术患者在功能任务期间肘关节的旋前–旋后活动范围

活动（图4.6）。但是，全肘关节置换术在几乎所有的分析任务中都能提供更大的旋前–旋后活动范围（图4.7）。这可能与置入假体的内在特征有关，也可能与患者需要在不同的运动平面上补偿改变的运动有关。这些数据并不是详尽无遗的，它们表明在全肘关节置换术患者身上进行体内分析是可能的。对选定的患者进行运动分析不仅在实验中，甚至在临床环境中都是有用的，以便确定特定的康复方案是否适合该患者。

参考文献

[1] Sardelli M, Tashjian RZ, MacWilliams BA. Functional elbow range of motion for contemporary tasks. J Bone Joint Surg Am. 2011;93(5):471–477.

[2] Miyasaka KC. Anatomy of the elbow. Orthop Clin North Am. 1999;30(1):1–13.

[3] Morrey BF, Chao EY. Passive motion of the elbow joint. J Bone Joint Surg Am. 1976;58(4):501–508.

[4] Stokdijk M, Meskers CG, Veeger HE, de Boer YA, Rozing PM. Determination of the optimal elbow axis for evaluation of placement of prostheses. Clin Biomech (Bristol, Avon). 1999;14(3):177–184.

[5] Paraskevas G, Papadopoulos A, Papaziogas B, Spanidou S, Argiriadou H, Gigis J. Study of the carrying angle of the human elbow joint in full extension: a morphometric analysis. Surg Radiol Anat. 2004;26(1):19–23.

[6] Regan WD, Korinek SL, Morrey BF, An KN. Biomechanical study of ligaments around the elbow joint. Clin Orthop Relat Res. 1991;271:170–179.

[7] Morrey BF, Askew LJ, Chao EY. A biomechanical study of normal functional elbow motion. J Bone Joint Surg Am. 1981;63(6):872–877.

[8] Morrey BF, An KN, Stormont TJ. Force transmission through the radial head. J Bone Joint Surg Am. 1988;70(2):250–266.

[9] Farr LD, Werner FW, McGrattan ML, Zwerling SR, Harley BJ. Anatomy and biomechanics of the forearm interosseous membrane. J Hand Surg Am. 2015;40(6):1145–51. e2

[10] McGinley JC, Kozin SH. Interosseous membrane anatomy and functional mechanics. Clin Orthop Relat Res. 2001;383:108–122.

[11] Pfaeffle HJ, Tomaino MM, Grewal R, Xu J, Boardman ND, Woo SL, et al. Tensile properties of the interosseous membrane of the human forearm. J Orthop Res. 1996;14(5):842–845.

[12] Pfaeffle HJ, Fischer KJ, Manson TT, Tomaino MM, Woo SL, Herndon JH. Role of the forearm interosseous ligament: is it more than just longitudinal load transfer? J Hand Surg Am. 2000;25(4):683–868.

[13] DeFrate LE, Li G, Zayontz SJ, Herndon JH. A minimally invasive method for the determination of force in the interosseous ligament. Clin Biomech (Bristol, Avon). 2001;16(10):895–900.

[14] Bozkurt M, Acar HI, Apaydin N, Leblebicioglu G, Elhan A, Tekdemir I, et al. The annular ligament: an anatomical study. Am J Sports Med. 2005;33(1):114–118.

[15] Watanabe H, Berger RA, An KN, Berglund LJ, Zobitz ME. Stability of the distal radioulnar joint contributed by the joint capsule. J Hand Surg Am. 2004;29(6):1114–1120.

[16] Ishii S, Palmer AK, Werner FW, Short WH, Fortino MD. An anatomic study of the ligamentous structure of the triangular fibrocartilage complex. J Hand Surg Am. 1998;23(6):977–985.

[17] Baeyens JP, Van Glabbeek F, Goossens M, Gielen J, Van Roy P, Clarys JP. In vivo 3D arthrokinematics of the proximal and distal radioulnar joints during active pronation and supination. Clin Biomech (Bristol, Avon). 2006;21(Suppl 1):S9–S12.

[18] Schuind F, An KN, Berglund L, Rey R, Cooney WP 3rd, Linscheid RL, et al. The distal radioulnar ligaments: a biomechanical study. J Hand Surg Am. 1991;16(6):1106–1114.

[19] DiTano O, Trumble TE, Tencer AF. Biomechanical function of the distal radioulnar and ulnocarpal wrist ligaments. J Hand Surg Am. 2003;28(4):622–627.

[20] Ahrens PM, Redfern DR, Forester AJ. Patterns of articular wear in the cadaveric elbow joint. J Shoulder Elbow Surg. 2001;10(1):52–56.

[21] Martin S, Sanchez E. Anatomy and biomechanics of the elbow joint. Semin Musculoskelet Radiol. 2013;17(5):429–436.

[22] van den Bekerom MP, Kodde IF, Aster A, Bleys RL, Eygendaal D. Clinical relevance of distal biceps insertional and footprint anatomy. Knee Surg Sports Traumatol Arthrosc. 2016;24(7):2300–2307.

[23] Brigido MK, De Maeseneer M, Morag Y. Distal biceps brachii. Semin Musculoskelet Radiol. 2013;17(1):20–27.

[24] Yamamoto M, Kojyo U, Yanagisawa N, Mitomo K, Takayama T, Sakiyama K, et al. Morphology and relationships of the biceps brachii and brachialis with the musculocutaneous nerve. Surg Radiol Anat. 2018;40(3):303–311.

[25] Lazaro-Amoros A, Tomas-Batlle X, Ballesteros-Betancourt J, Guillermo JR, Gomez-Bonsfills X, de la Vall XC, et al. Bicipital tuberosity bone characteristics in surgical reattachment of the distal biceps: anatomical and radiological study. Surg Radiol Anat. 2017;39(2):135–140.

[26] Stevens K, Kwak A, Poplawski S. The biceps muscle from shoulder to elbow. Semin Musculoskelet Radiol. 2012;16(4):296–315.

[27] Jarrett CD, Weir DM, Stuffmann ES, Jain S, Miller MC, Schmidt CC. Anatomic and biomechanical analysis of the short and long head components of the distal biceps tendon. J Shoulder Elbow Surg. 2012;21(7):942–948.

[28] Leonello DT, Galley IJ, Bain GI, Carter CD. Brachialis muscle anatomy. A study in cadavers. J Bone Joint Surg Am. 2007;89(6):1293–1297.

[29] Kamineni S, Bachoura A, Behrens W, Kamineni E, Deane A. Distal Insertional footprint of the brachialis muscle: 3D morphometric study. Anat Res Int. 2015;2015:786508.

[30] Belentani C, Pastore D, Wangwinyuvirat M, Dirim B, Trudell DJ, Haghighi P, et al. Triceps brachii tendon: anatomic-MR imaging study in cadavers with histologic correlation. Skelet Radiol. 2009;38(2):171–175.

[31] Landin D, Thompson M. The shoulder extension function of the triceps brachii. J Electromyogr Kinesiol. 2011;21(1):161–165.

[32] Molinier F, Laffosse JM, Bouali O, Tricoire JL, Moscovici J. The anconeus, an active lateral ligament of the elbow: new anatomical arguments. Surg Radiol Anat. 2011;33(7):617–621.

[33] Creteur V, Madani A, Sattari A, Bianchi S. Sonography of the pronator Teres: Normal and pathologic appearances. J Ultrasound Med. 2017;36(12):2585–2597.

[34] Pai MM, Prabhu LV, Nayak SR, Madhyastha S, Vadgaonkar R, Krishnamurthy A, et al. The palmaris longus muscle: its anatomic variations and functional morphology. Rom J Morphol Embryol. 2008;49(2):215–217.

[35] Ye JF, Lee JH, An XC, Lin CH, Yue B, Han SH. Anatomic localization of motor entry points and accurate regions for botulinum toxin injection in the flexor digitorum superficialis. Surg Radiol Anat. 2011;33(7):601–607.

[36] Boland MR, Spigelman T, Uhl TL. The function of brachioradialis. J Hand Surg Am. 2008;33(10):1853–1859. https://doi.org/10.5603/FM.a2017.0047.

[37] West CT, Ricketts D, Brassett C. An anatomical study of additional radial wrist extensors including a unique extensor carpi radialis accessorius. Folia Morphol (Warsz). 2017; https://doi.org/10.5603/ FM.a2017.0047. [Epub ahead of print].

[38] Bryce CD, Armstrong AD. Anatomy and biomechanics of the elbow. Orthop Clin North Am. 2008;39(2):141–154.

[39] Safran MR, Baillargeon D. Soft-tissue stabilizers of the elbow. J Shoulder Elbow Surg. 2005;14(1 Suppl S):179S–185S.

[40] Otoshi K, Kikuchi S, Shishido H, Konno S. The proximal origins of the flexor-pronator muscles and their role in the dynamic stabilization of the elbow joint: an anatomical study. Surg Radiol Anat. 2014;36(3):289–294.

[41] Udall JH, Fitzpatrick MJ, McGarry MH, Leba TB, Lee TQ. Effects of flexor-pronator muscle loading on valgus stability of the elbow with an intact, stretched, and resected medial ulnar collateral ligament. J Shoulder Elbow Surg. 2009;18(5):773–778.

[42] Hamilton CD, Glousman RE, Jobe FW, Brault J, Pink M, Perry J. Dynamic stability of the elbow: electromyographic analysis of the flexor pronator group and the extensor group in pitchers with valgus instability. J Shoulder Elbow Surg. 1996;5(5):347–354.

[43] Park MC, Ahmad CS. Dynamic contributions of the flexor-pronator mass to elbow valgus stability. J Bone Joint Surg Am. 2004;86(10):2268–2274.

[44] An KN, Hui FC, Morrey BF, Linscheid RL, Chao EY. Muscles across the elbow joint: a biomechanical analysis. J Biomech. 1981;14(10):659–669.

[45] An KN, Kaufman KR, Chao EY. Physiological considerations of muscle force through the elbow joint. J Biomech. 1989;22(11–12):1249–1256.

[46] Seiber K, Gupta R, McGarry MH, Safran MR, Lee TQ. The role of the elbow musculature, forearm rotation, and elbow flexion in elbow stability: an in vitro study. J Shoulder Elbow Surg. 2009;18(2): 260–268.

[47] Pereira BP. Revisiting the anatomy and biomechanics of the anconeus muscle and its role in elbow stability. Ann Anat. 2013;195(4):365–370.

[48] Miguel-Andres I, Alonso-Rasgado T, Walmsley A, Watts AC. Effect of anconeus muscle blocking on elbow kinematics: electromyographic, inertial sensors and finite element study. Ann Biomed Eng. 2017;45(3):775–788.

[49] Bergin MJ, Vicenzino B, Hodges PW. Functional differences between anatomical regions of the anconeus muscle in humans. J Electromyogr Kinesiol. 2013;23(6):1391–1397.

[50] Alcid JG, Ahmad CS, Lee TQ. Elbow anatomy and structural biomechanics. Clin Sports Med. 2004;23(4):503–517, vii.

[51] Lockard M. Clinical biomechanics of the elbow. J Hand Ther. 2006;19(2):72–80.

[52] Morrey BF, Sanchez-Sotelo J. The elbow and its disorders, vol. xx. 4th ed. Philadelphia, PA: Saunders/ Elsevier; 2009. p. 1211.

[53] Delp SL, Anderson FC, Arnold AS, Loan P, Habib A, John CT, et al. OpenSim: open-source software to create and analyze dynamic simulations of movement. IEEE Trans Biomed Eng. 2007;54(11):1940–1950.

[54] Wake H, Hashizume H, Nishida K, Inoue H, Nagayama N. Biomechanical analysis of the mechanism of elbow fracture-dislocations by compression force. J Orthop Sci. 2004;9(1):44–50.

[55] Cebesoy O, Baltaci ET, Isik M. Importance of radial head on elbow kinematics: radial head prosthesis. Arch Orthop Trauma Surg. 2006;126(7):501.

[56] Van Glabbeek F, van Riet RP, Baumfeld JA, Neale PG, O'Driscoll SW, Morrey BF, et al. The kinematic importance of radial neck length in radial head replacement. Med Eng Phys. 2005;27(4):336–342.

[57] Sabo MT, Shannon HL, Deluce S, Lalone E, Ferreira LM, Johnson JA, et al. Capitellar excision and hemiarthroplasty affects elbow kinematics and stability. J Shoulder Elbow Surg. 2012;21(8):1024–1031. e4.

[58] Desai SJ, Athwal GS, Ferreira LM, Lalone EA, Johnson JA, King GJ. Hemiarthroplasty of the elbow: the effect of implant size on kinematics and stability. J Shoulder Elbow Surg. 2014;23(7):946–954.

[59] Gray AB, Alolabi B, Ferreira LM, Athwal GS, King GJ, Johnson JA. The effect of a coronoid prosthesis on restoring stability to the coronoid-deficient elbow: a biomechanical study. J Hand Surg Am. 2013;38(9):1753–1761.

[60] An KN. Kinematics and constraint of total elbow arthroplasty. J Shoulder Elbow Surg. 2005;14(1 Suppl S):168S–173S.

[61] Fevang BT, Lie SA, Havelin LI, Skredderstuen A, Furnes O. Results after 562 total elbow replacements: a report from the Norwegian Arthroplasty register. J Shoulder Elbow Surg. 2009;18(3):449–456.

[62] Little CP, Graham AJ, Carr AJ. Total elbow arthroplasty: a systematic review of the literature in the English language until the end of 2003. J Bone Joint Surg Br. 2005;87(4):437–444.

[63] Completo A, Pereira J, Fonseca F, Ramos A, Relvas C, Simoes J. Biomechanical analysis of total elbow replacement with unlinked iBP prosthesis: an in vitro and finite element analysis. Clin Biomech (Bristol, Avon). 2011;26(10):990–997.

[64] Siqueira GSL, Amaral MVG, Schiefer M, Schlee G, Schultz-Wenk TF, de Almeida MN, et al. Proprioceptive deficit after total elbow arthroplasty: an observational study. J Shoulder Elbow Surg. 2017;26(11):2017–2022.

[65] Lubiatowski P, Olczak I, Lisiewicz E, Ogrodowicz P, Breborowicz M, Romanowski L. Elbow joint position sense after total elbow arthroplasty. J Shoulder Elbow Surg. 2014;23(5):693–700.

肘关节置换术的手术入路

第 5 章

Enrico Guerra, Roberta Zaccaro,
Alessandro Marinelli, Marco Cavallo,
Graziano Betttelli, Roberto Rotini

5.1 简介

与髋关节和膝关节相比，肘关节相对较小，其稳定性很大程度上依赖于韧带的完整性。因此，肘关节置换术有一些独有的特点。

炎性关节病（类风湿关节炎等）是进行肘关节置换术的典型适应证，其他适应证还包括创伤后骨关节炎、急性肱骨远端骨折、肱骨远端骨不连和骨肿瘤切除后的修复重建等。肘关节置换术在缓解疼痛、改善患肢运动和功能等方面效果显著，然而其并发症的发生率高于其他关节置换术。其中最常见的并发症包括感染、假体松动及磨损、肱三头肌无力和尺神经病变。如需进行翻修术，应用骨增量技术可能对预后有所帮助。

对于急性肱骨远端骨折，不需要通过急诊手术进行肘关节置换（TEA）。合适的皮肤状况是进行手术的必要条件，如果存在皮肤擦伤或瘀伤，则应等待数天再进行手术。

5.1.1 急性骨折行肘关节置换术的适应证

· 无法修复的肱骨远端骨折。

E. Guerra (✉) · A. Marinelli · M. Cavallo
G. Betttelli
Shoulder and Elbow Surgical Unit, Rizzoli
Orthopaedic Institute, Bologna, Italy
e-mail: enrico.guerra@ior.it

R. Rotini
Department Shoulder and Elbow Surgery,
IRCCS Rizzoli Orthopaedic Institute, Bologna, Italy
e-mail: roberto.rotini@ior.it

R. Zaccaro
Orthopaedic and Traumatology School, Rizzoli
Orthopaedic Institute—Bologna University,
Bologna, Italy

© Springer Nature Switzerland AG 2020   57
F. Castoldi et al. (eds.), Elbow Arthroplasty, https://doi.org/10.1007/978-3-030-14455-5_5

- 修复失败。
- 骨质疏松。
- 既往有类风湿关节炎或炎症性关节疾病。
- 70岁以上的老年患者。

5.1.2 急性骨折行肘关节置换术的禁忌证

- 感染。
- 创面严重污染。
- 神经损伤。

本书有一章单独介绍了仅置换肘关节肱骨侧的术式：半肘关节置换术（Hemi-elbowarthroplasty）。这项技术相对较新颖，在外科临床实践中尚存在争议，因其所涉及手术操作难度大，疗效也不十分明确。该项术式最常见的适应证包括年轻患者肱骨滑车无法复位的骨折，其次是原发性或继发性关节炎退变且乙状切迹（滑车切迹）关节软骨部分保留者。半肘关节置换术最大的难题之一在于手术入路，本章末尾将讨论这个问题。

5.2 全肘关节置换术的手术入路

每一种肘关节置换术的手术入路都需要处理肘关节伸肌装置的活动和尺神经转位。

许多可用的手术入路都有其潜在的并发症，外科医生在治疗肘关节损伤及选择肘关节术式时，必须对局部解剖学有充分的了解。

全肘关节置换术的最佳入路是目前引起人们广泛而强烈关注的问题。正确地识别损伤和评估潜在的手术困难可能改变最初的认知。

5.2.1 患者体位

患者取仰卧位、侧卧位或俯卧位均可进行肘关节假体置换。

仰卧位更易在尺骨上进行操作，通常来说这一部分是全肘关节置换术中技术难度最大的，尤其是在退行性关节炎或创伤后关节病变的情况下，尺骨近端往往会出现解剖变异。

仰卧位的缺点是手臂跨过胸壁，助手需要在整个手术过程中在对侧支撑患肢，从而无法跟随所有的手术步骤。使用气动定位器作为一种选择，可以解放助手，必要时能挂起手臂而不影响手术视野的无菌性。

侧卧或俯卧时肱骨在无菌区下方有持续的支撑。在这种情况下，尺侧操作稍微困难一些。然而，对于无法修复的骨折或在手术计划时认为是"可能的"但修复特别困难（粉碎性骨折）的情况下，可以选择该体位。如果术中发现不可修复的肱骨滑车骨折，仍需改变手术入路。

最后，俯卧位将肢体维持在与仰卧位相似的程度，但与其他体位相比，麻醉管理更加困难。

5.2.2 皮肤切口

为了顺利置入假体，需要充分暴露手术区域，采用"通用"切口来深部游离内、外侧筋膜皮瓣是特别有用的。

"肘关节前方"通常是指"背侧"。通过后切口显露后侧可用于肘部的大多数手术。患者取仰卧位，手臂跨过胸部，由鹰嘴尖分别向远、近端延伸7cm处，是典型的肘关节后正中皮肤切口（图5.1）。

5.2.3 处理伸肌装置

对于骨科医生来说，处理伸肌装置是手术成功的关键因素。全肘关节置换术后肱三头肌功能不全是一个受到人们广泛关注的问题，目前仍没有理想的解决方法。随着人们对肱三头肌功能不全的认识日益明确，外科医生转而开始研究替代方法。

全肘关节置换术中涉及的操作技术可以根据处理肱三头肌的方法和如何获得充分暴露以置入假体分为：肱三头肌劈开入路、肱三头肌翻转入路和保留肱三头肌入路。第一种方法是从肘后正中分离肱三头肌，第二种方法是将肱三头肌与软组织一起翻转，无论是否有部分骨附着。第三种方法是让肱三头肌腱附着在鹰嘴上，比如剥离肱骨远端。

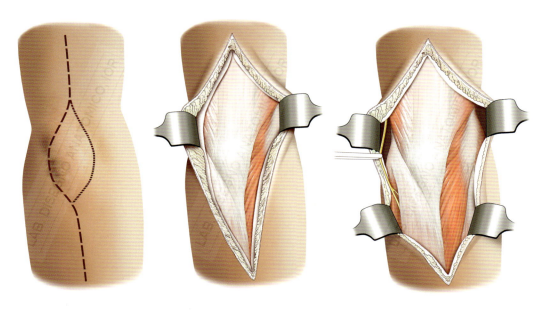

图5.1 后方皮肤入路，避免尺骨鹰嘴及尺神经损伤（Reproduced from surgical fields by the Anatomic Design School of University of Bologna）

表5.1　Booker和Smith肘关节置换手术入路分类

	分离肱三头肌		保留肱三头肌
劈开	1. 劈开肱三头肌 2. Shahane-Stanley 技术 3. 劈开和切断肱三头肌 4. 肘肌－肱三头肌外侧皮瓣	单切口	1. 内侧 2. 外侧
下翻（舌形）		双切口	1. Alonso-Llames 入路 2. 改良肱三头肌－肘肌双侧入路 3. 经尺骨鹰嘴入路 4. 尺骨鹰嘴截骨入路
抬升	1. Brian-Morrey 技术 2. 改良 Kocher 入路		

　　Booker和Chris讨论了不同的入路，从而试图得出分离肱三头肌和保留肱三头肌究竟哪一种手术入路的并发症更少。尺骨鹰嘴截骨术被排除，可能是因为这个手术的适应证很少（不过，我们确实把它归入了保留肱三头肌组）（表5.1）。

　　下面我们来分别分析各个手术入路。

5.3 分离肱三头肌组

　　在这些手术入路中，肱三头肌腱在鹰嘴尖的肌腱止点均被分离，并在手术结束时进行重建。

1. 劈开

　　在各不相同的处理方法中，均需识别和保护尺神经。虽然不一定松解，但操作时必须非常小心，以免在牵拉时造成损伤。

- 劈开：劈开肱三头肌（图5.2）。
  - 由近端的肱三头肌至远端的肱三头肌腱做纵向切口，穿过其在鹰嘴近端的附着点。
  - 将肱三头肌从中线处劈开。
  - 在鹰嘴后侧面的附着点处向上翻起肱三头肌腱内侧和外侧。
  - 分离附着点可以在骨膜下进行，或者行薄层截骨术（Wafer技术）。
  - 继续在尺骨近端进行内侧和外侧骨膜下剥离。
  - 外侧副韧带和内侧副韧带与外上髁和内上髁附着肌肉一并分离。
  - 此时关节容易脱位。
  - 修复需要经鹰嘴将三头肌腱缝合于骨质。
- 劈开:Shahane-Stanley技术。
  - 这是对劈裂技术的改进，肱三头肌腱在内侧1/4处劈开。
  - 肘肌和外侧肌肉作为一个整体行骨膜下剥离。

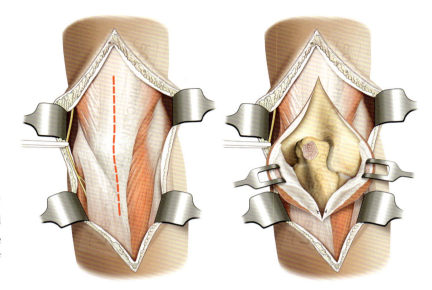

图5.2　肱三头肌后方入路和劈开（Wafer技术）（Reproduced from surgical fields by the Anatomic Design School of University of Bologna）

- 内侧部分仍然附着于尺骨鹰嘴。
- 必须在尺神经下方切开内侧副韧带。
- 必须游离尺神经，但是尺神经仍位于尺神经沟。
- 很容易通过劈开使关节脱位。
- 修复时需要经鹰嘴将三头肌腱缝合于骨质。
- 劈开：劈开和切断肱三头肌（图5.3）。
  - 将整个肱三头肌沿中线分开。
  - 肌腱的外侧部分仍与尺骨鹰嘴相连。
  - 内侧部分从距肌腱止点近端1cm处切断。
  - 劈开的操作要领基本相同。
  - 端对端、边对边修补肌腱。
- 劈开：肘肌-肱三头肌外侧皮瓣（图5.4）。
  - 利用Kocher间隙（肘肌与尺侧腕伸肌之间）进行操作。
  - 在肱三头肌外侧扩张部和肱三头肌真正的腱性部分之间找到一个界面（肱三头肌交叉）。
  - 此三角形皮瓣由尺骨近端翻起。
  - 肱三头肌内侧腱性部分保留在尺骨上。

2. 下翻（舌形）（图5.5）

- 肱三头肌止点不受干扰，但肌腱完全向下翻转，肌腱和肌肉之间的完整性被破坏。由于这个原因，该术式纳入肱三头肌分离组。
  - 识别并保护尺神经。
  - 在肱三头肌腱膜上做V形舌形切开。
  - 沿中线劈开下层肌肉。

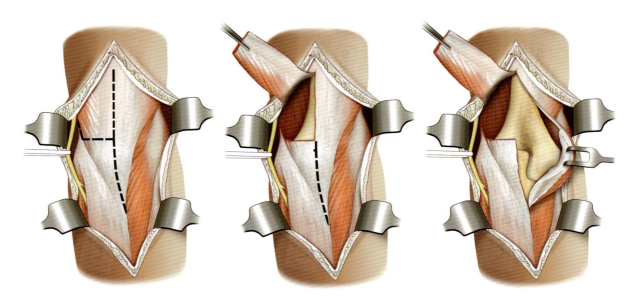

图5.3 劈开和切断肱三头肌（Reproduced from surgical fields by the Anatomic Design School of University of Bologna）

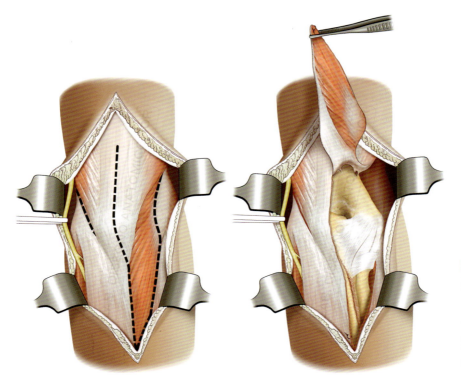

图5.4 肱三头肌劈开：肘肌-肱三头肌外侧皮瓣（Reproduced from surgical fields by the Anatomic Design School of University of Bologna）

· 内侧副韧带和外侧副韧带连同肌瓣（内侧的肱三头肌-屈肌/旋前肌群和外侧的肱三头肌-伸肌/旋后肌群）一起分离。

· 关节予以脱位以备假体置入。

· 从历史上看，一种变化是行内上髁和/或外上髁截骨。

3. 抬升

- Brian-Morrey技术。
  - 尺神经需在肘关节全程充分游离。
  - 切开肘管支持带。
  - 分离肱三头肌。
  - 暴露由内侧至外侧的完整肌肉组织。
  - 保留肱三头肌与肘肌和前臂筋膜的连续性。
  - 分离内侧副韧带。
  - 切除前后方关节囊。
  - 肘关节内侧脱位（注意不要牵拉尺神经）。
  - 在肱骨起始处松解侧副韧带，使尺骨与肱骨分离，提供最佳视野。
  - 手术结束时，必须用交叉式缝合将插入点牢固地缝回到鹰嘴上。
  - 用粗的不可吸收缝线穿过尺骨钻孔将肱三头肌腱和腱膜牢固缝合在位。
- 改良Kocher入路（图5.6）。
  - 识别并保护尺神经。
  - 分离肱三头肌。
  - 所有肌肉均从外侧到内侧暴露（尺侧腕伸肌和外上髁的总伸肌腱）。
  - 必须从肱骨上牵开桡侧腕长伸肌和肱桡肌远端肌纤维。
  - 分离外侧副韧带。
  - 切除前后方关节囊。
  - 肱三头肌可从肱骨的后侧面向上牵拉，而肘肌可从其止点处牵开（最好从内侧向外侧）。

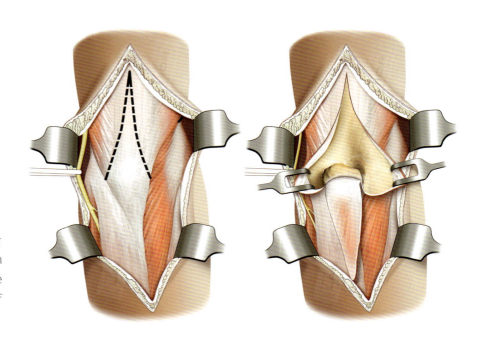

图5.5　肱三头肌下翻（舌形）（Reproduced from surgical fields by the Anatomic Design School of University of Bologna）

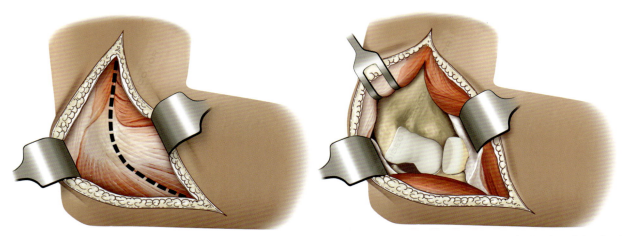

图5.6 肱三头肌抬升：改良Kocher入路（Reproduced from surgical fields by the Anatomic Design School of University of Bologna）

- 肘关节在旋前内翻应力下外侧脱位。
- 通常，内侧副韧带（和屈肌总腱）可以保持完整，并作为铰链使肘关节脱位。

5.4 保留肱三头肌组

在这些入路中，外科医生会尽量完整保留肱三头肌附着点。

5.4.1 单切口

5.4.1.1 内侧

- 尺神经由远及近地松解并回缩。
- 内侧副韧带与屈曲–旋前肌群一起分离。
- 在肱骨远端至尺骨近端范围内牵开屈曲–旋前肌群。
- 切除关节囊。
- 用力旋前，使关节内侧（近尺神经处）脱位。
- 以外侧副韧带为铰链，但当肘关节过度紧张时需将其剥离。

5.4.1.2 外侧

- 建议做后切口。
- 识别尺神经。
- 确定Kocher间隙。
- 切开外侧副韧带。

- 所有附着于肱骨上髁的肌肉均牵开。
- 切除关节囊。
- 通过用力旋后使肘关节脱位。
- 以内侧副韧带为铰链，但当肘关节过度紧张时需将其剥离。

5.4.2 双切口

5.4.2.1 Alonso-Llames 入路（图 5.7）

- 尺神经由远及近地松解并归位。
- 经内侧和外侧肌间隔分离肱三头肌。
- 切除后方关节囊。
- 要使关节内侧或外侧脱位，必须分离内侧和外侧韧带。
- 将内、外上髁附着肌肉连同侧副韧带一起牵开。

5.4.2.2 改良肱三头肌 – 肘肌双侧入路

- 分离肘肌，保留其在尺骨的止点。
- 肘关节外侧脱位（肘肌和尺侧腕伸肌之间）。
- 过度旋前位保证手术医生能够在尺骨近端进行操作。

5.4.2.3 经尺骨鹰嘴入路（图 5.8）

- 尺神经移位后，必须切开内侧肌间隔，在肱肌和肱三头肌内侧头之间继续剥离。
- 从肱骨后方牵开肱三头肌，保留其附着在尺骨鹰嘴尖上的肌腱止点。

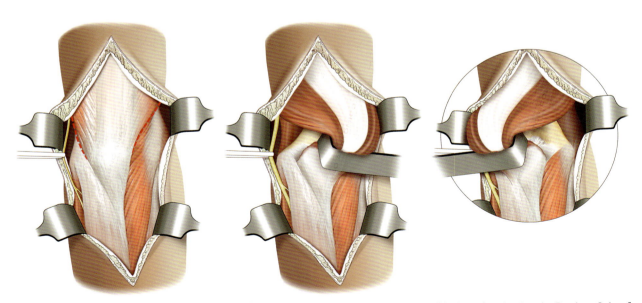

图5.7　保留肱三头肌：Alonso-Llames入路（Reproduced from surgical fields by the Anatomic Design School of University of Bologna）

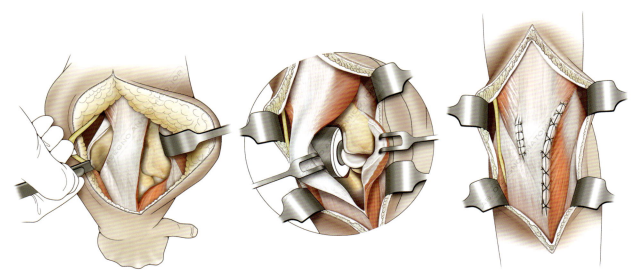

图5.8 保留肱三头肌：经尺骨鹰嘴入路（Reproduced from surgical fields by the Anatomic Design School of University of Bologna）

- 牵开肘肌，显露尺骨大乙状切迹外侧和肱桡关节的后方。
- 沿尺骨近端外侧边缘劈开肱三头肌。
- 完整保留尺骨鹰嘴上附着的肌腱止点。
- 将外侧肱三头肌与肘肌、外上髁肌肉和LCL一起向外侧牵开。
- 在内上髁松解MCL和屈曲-旋前肌群起始部，使肘关节脱位。
- 前臂过度旋后，使整个肱三头肌和尺骨内移。
- 假体置入后，关节内外侧切开部分予以缝合，肱三头肌腱外侧与前臂外侧支持带之间的劈裂以不可吸收缝线缝合。屈曲-旋前肌群起点固定于肱三头肌内侧和内上髁，以覆盖和保护假体。

5.4.2.4 尺骨鹰嘴截骨入路（图5.9）

此入路并非肘关节置换术的常规选择，仅适用于特定情况下行肱骨远端半关节置换术，或在治疗肱骨远端骨折术中将切复内固定改为关节置换。

- 后正中切口（经鹰嘴内侧或外侧）。
- 鹰嘴两侧行骨膜下剥离。
- 识别并松解尺神经。
- 切开后外侧及内侧关节囊。
- 使用摆锯和骨凿行尺骨鹰嘴V形截骨。
- 经内、外侧肌间隔松解肱三头肌。
- 注意保护分别位于屈肌总腱和肘肌下方的内、外侧副韧带。
- 牵开肱三头肌，切除后方关节囊，暴露关节面。屈曲肘关节，从而完全显露前方滑车和肱骨小头。
- 单独或同时松解内、外侧副韧带在内、外上髁的附着点，使关节脱位。

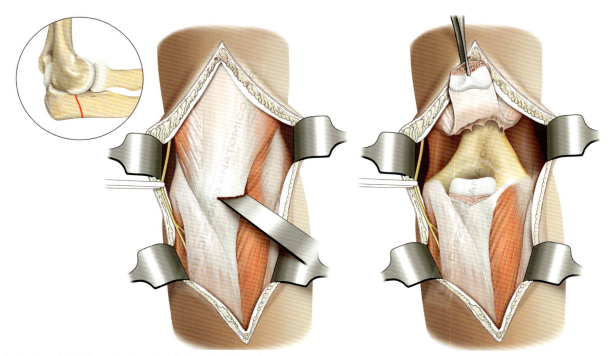

图5.9　保留肱三头肌：尺骨鹰嘴V形截骨入路（Reproduced from surgical fields by the Anatomic Design School of University of Bologna）

· 关闭切口时，尺骨鹰嘴必须用松质骨螺钉和/或钢丝环扎或预塑形钢板固定。

5.5 作者首选术式

在多年的临床实践中，我们应用了前文所描述的各种不同入路。从早期根据Brian-Morrey（肘部手术权威）的理论，在术中分离肱三头肌，逐渐过渡到保留肱三头肌在尺骨鹰嘴的附着点，从而降低（随访时）伸肌功能减弱的风险。肱三头肌腱止点的经骨缝合重建并不容易，尤其是为了插入假体尺骨配件进行的操作会使剩余尺骨鹰嘴强度降低。

Alonso-Llames入路在假体置换手术中处理尺骨时会有很大的困难。由于手术视野缩小，为了找到尺骨的髓腔和假体尺骨配件的正确插入部位，我们需要反复进行有一定危险性的关节扭转操作。

目前认为，假体置入术最常用的入路应该在保留肱三头肌止点的同时，在鹰嘴尖上方分离其内侧肌腱。这样在尺骨上用骨挫和柄进行操作时视野暴露良好。然而，根据我们的经验，在此操作中，肱三头肌腱仍然会严重受损。

于是，我们进一步采用分离肱三头肌的方法，选择从正中劈开，从鹰嘴表面分离肱三头肌。这种技术非常有助于恢复肱三头肌的长度。

这样操作可以获得非常开阔的手术视野。如上所述，肱三头肌分为两部分；内侧和外侧的关节囊-韧带复合组织和上髁附着肌肉都能够很好地保留下来。手术最后的肱三头肌重建效果也很理想，但伸肌装置力量减弱的风险仍然存在。

我们的后期经验基于King等介绍的经尺骨鹰嘴入路，我们认为这种入路在各方面兼顾得最好：允许沿尺骨纵轴进行操作，同时也保留了肱三头肌腱止点。

总而言之，保留肱三头肌入路对操作要求更高，而分离肱三头肌入路术后伸肌装置无力的风险更大。

实际上，不同的手术入路在临床治疗效果的随访当中并没有显著性差异。外科医生必须根据自己的经验和准备情况选择合适的手术入路。若肘关节置换的年手术量＜5例，我们建议选择分离肱三头肌手术入路，因为这样可以提供更开阔的手术视野，而不会给已经很复杂的关节置换手术增加困难。更专业的医生则可根据不同患者的病情/骨折类型/解剖结构等特点，逐一选择不同的治疗方案。

关于术中尺神经的处理仍有争论。我们统计TEA术后显著尺神经并发症的发生率为3%，优于系统综述。对神经必须仔细辨认、谨慎游离。普遍观点认为不能使神经接触内置物，这种情况常常发生在粉碎性骨折无法进行重建的老年患者。

在某些病例中，如果手术操作允许仅局部游离尺神经，而肱骨内上髁也能保留足够的软组织，则并不一定需要对尺神经进行前置。但根据我们的经验，这种情况是很少见的。我们倾向于广泛游离尺神经，以避免术中过度或意外地牵拉，并且在手术结束时，我们会常规进行尺神经皮下前置。

5.6 半肘关节置换手术入路

半肘关节置换术包括保留完整的大乙状切迹，并选择与其相匹配的肱骨远端滑车假体。关节稳定性对于减少软骨磨损以及延长假体使用寿命至关重要。

对于不同的高难度手术，恰当的手术入路各不相同。

肱骨远端骨折在60岁以上年龄人群中呈逐渐上升趋势，切开复位内固定是首选治疗方案，但必须有足够的稳定性以允许一定范围的早期活动。

老年患者肘关节的粉碎性关节内骨折是进行全肘关节置换术（TEA）的一个公认的适应证，但其并发症并不少见，主要发生在置入假体的尺侧部分（松动、假体周围骨折等）。因此，广为接受的观点认为应对接受TEA患者的患肢活动进行永久性限制：不建议经常负重1kg以上，强烈不建议单次负重5kg以上。

肱骨远端半关节置换术（DHH）是一种新的治疗选择，旨在减少成人患者活动限制和可能的并发症。虽然现有的随访时间太短，尚无法证实其相较TEA的实际优势，但初步结果令人鼓舞。

肱骨远端半关节置换术的适应证：

·难以修复的关节内骨折。

·骨折不愈合/畸形愈合。

·切复内固定失败。

·年轻患者的关节炎症性改变。

我们开展DHH已经有11年，对适应证的把握和手术入路的选择都非常审慎。

根据我们的经验，要确定最佳手术入路非常困难，其与病例特点密切相关。

在每一例肘关节置换术中，适当的手术入路除了能对侧副韧带和肱三头肌止点进行操作外，还应当能够充分暴露术野。此外，在DHH中，手术医生可能还需要处理骨折、肱骨远端骨折未愈合或畸形愈合、既往内固定失败等问题。

肘关节的稳定性对于关节无痛和有效活动以及假体的使用寿命至关重要。因此，必须恢复肱尺关节和肱桡关节的解剖结构：

- 合适的假体其高度和方向必须完全匹配滑车切迹和桡骨头。
- 若伴有骨折，内外侧柱都必须保留或修复。
- 内侧副韧带前束（aMCL）和外侧副韧带尺侧束（LUCL）必须保留或重建。

文献中介绍了多种肘关节入路。它们在肱三头肌的处理方式和效果有很大的不同，TER报道了良好的效果。

对于DHH情况则不同，因为病例较少，随访时间也较短。为了保留韧带，尺骨鹰嘴截骨似乎是一种有效方式，保留或翻转肱三头肌入路更易于选择及放置假体，尺骨鹰嘴截骨和肱三头肌翻转入路更适合行切复内固定术，当确定需要行DHH时肱三头肌中间劈开入路会更合适。另一方面，尺骨鹰嘴截骨或保留肱三头肌入路是避免肱三头肌撕裂或损伤的最好方法，尽管也有一些不足之处。

我们仔细研究了以下4种入路：

- 尺骨鹰嘴截骨入路。
- 肱三头肌翻转-肘肌瓣入路（TRAP）。
- 肱三头肌中线劈开入路。
- 保留肱三头肌入路（Triceps on）。

5.6.1 尺骨鹰嘴截骨入路

手术操作参见本章前面部分。

优点：

- 肱骨前方及后方视野清晰。
- 完全不影响肱三头肌止点。
- 侧副韧带若附着于移位的上髁则可完整保留。
- 长的预塑形钢板可以复位和固定骨折。

缺点：

- 需要完全游离尺神经。
- 不能治愈或可诱导关节炎性改变。
- 选择DHH时可参考的标志少，术中循迹是唯一的确认方法。
- 必须有恰当的解剖平面和对尺骨鹰嘴精确复位及坚强内固定。
- 若尺骨鹰嘴有内置物则必须先取出。

我们的观点：

· 侧卧位有助于鹰嘴复位。

· DHH术中选择合适长度和方向的难度更大。

· 当关节内骨折必须复位（如患者年轻、骨折累及前方滑车）时，这是手术入路的最佳选择。对此类病症，切复内固定是标准治疗方案，但术中有极小概率改变方案为关节置换术。

· 当内、外侧副韧带跨过骨折线时，须完整保留在附着点。

· 若有必要，长的预塑形钢板可复位固定骨折。

5.6.2 肱三头肌翻转 - 肘肌瓣入路（TRAP）

手术操作：

· 术中须切断肱三头肌。

· 切口位于肘后正中（经尺骨鹰嘴内侧或外侧）。

· 经肘肌和尺侧腕伸肌间隙进入深面。

· 辨识尺神经并进行松解。

· 沿肱三头肌内侧和外侧肌间隔松解肌肉。

· 分离肘肌与尺骨、后外侧关节囊及外侧副韧带复合体。

· 将肱三头肌与尺骨鹰嘴分离（行骨膜下剥离或薄层截骨术/Wafer技术），并与肘肌瓣一并牵开。

· 切除后方关节囊后即可暴露肘关节。

· 通过过度屈曲肘关节，可以看到几乎全部的前方滑车和肱骨小头。

· 接着将MCL、LCL或两者同时从肱骨内、外上髁剥离以使关节脱位。

· 关闭切口时，必须将肱三头肌缝合至骨面（经骨缝合），并将肘肌与周围的软组织缝合。

优点：

· 肱骨后方操作视野开阔。

· 肘肌瓣可对尺骨鹰嘴血供进行补充。

· Pedicle（以及Wafer技术）是重建的标志，良好的软组织覆盖和完整的LCL可提供后外侧稳定性。

· 在粉碎性关节内骨折固定前进行解剖重建时，完整的尺骨鹰嘴和冠突是选择正确假体尺寸与方向的精确模型。

缺点：

· 尺神经须广泛游离。

· 为了彻底分离肘肌，必须对切口远端进行延长。

· 肘关节过屈位可以充分看到关节的前部，但对于DHH脱位是不可避免的。

· 必须经骨固定，精确重建肱三头肌。

我们的观点：

·仰卧位：需要第3位助手，但使DHH操作更容易。

·关节周围的标记缝线：手术过程中，手术中关节周围的肌肉可能会改变形状；这些缝线在选择肱骨干的高度和闭合时，对于找到正确的位置非常有用。

·肱三头肌骨性附着点的分离（Wafer技术）需要骨刀，它还能够进行标记、促进腱性愈合。

·我们通过骨折使关节脱位：侧副韧带可继续附着在断裂的骨面；这是在手术后获得良好肘关节稳定性的首选方法。

·可固定的关节骨折患者往往是老年人。在这些患者中，治疗的黄金标准仍然是ORIF，但鹰嘴截骨术显示出较高的不愈合率。在这些患者中，黄金标准仍然是ORIF，但鹰嘴截骨术显示出较高的不愈合率。TRAP入路较鹰嘴截骨术能较好地观察关节面，仅略逊于鹰嘴截骨术，并能复位/固定骨折，以及可在术中转换为DHH。

通过骨折柱，外侧和内侧副韧带仍然附着于骨面。当DHH中内、外侧上髁固定时，术中肘关节稳定性可迅速恢复。

5.6.3 肱三头肌中线劈开入路

手术操作（如前所述）：

·做后正中切口（经过尺骨鹰嘴内侧或外侧）。

·辨识并松解尺神经。从中间切开肱三头肌全层，从鹰嘴两侧骨膜下解剖肌腱。将肘肌和尺骨腕屈肌从鹰嘴上分离。

·切除后侧关节囊，暴露关节。

·MCL和LCL必须从内、外上髁剥离以使关节脱位并进行DHH；即使与肱骨分离，韧带仍然附着在肱三头肌和屈肌（内侧）或肱三头肌和伸肌（外侧）总腱上。这形成了一个软组织包膜，其血供丰富，易于关闭。

·最后，内侧和外侧复合体以及肱三头肌的两侧均须牢固缝合于骨骼上。

优点：

·操作快捷。

·肱骨后方显露面积大。

·软组织包膜的两面可牢固地经骨重建内、外侧副韧带装置。

·完整的尺骨鹰嘴和肱骨远端三柱是行DHH的精确标志。

缺点：

·对肱骨远端骨折用处不大。

·若向近端延长切口，则会导致肱三头肌腱减弱。

我们的观点：

·仰卧位需要3位助手，但DHH手术会更容易。

·使用骨刀分离肱三头肌的骨性附着点（Wafer技术）：可作为一个标记，但最重要的是能够促进肌腱愈合。

·术中仅经骨缝合后肘关节稳定即有效恢复，这是因为仅做中线切开，所有软组织（外侧和内侧）仍为一个整体。这层软组织套在急性骨折（及后遗症）不累及肱骨远端三柱、仅累及滑车时特别有用。

因此，当我们决定行DHH而三柱没有骨折时，我们选择肱三头肌劈开入路。在这些病例中，必须松解内侧和外侧副韧带来使肘关节脱位。

我们完整保留韧带和与之相连的肱三头肌与上髁肌肉，作为两个功能单元。

手术的末尾，我们将韧带缝合在骨骼上，采用"边–边缝合"的方式闭合软组织套，将肱三头肌尽可能牢固地附着在尺骨鹰嘴上。

这种修复重建方法在恢复肘关节稳定性方面非常有效。

5.6.4 保留肱三头肌入路（Triceps on）

手术操作（如前所述）：

·沿后中线做切口（经尺骨鹰嘴内侧或外侧）。

·辨识并松解尺神经。

·在肌间隔和骨膜下从内侧与外侧松解肱三头肌，使用牵开器牵开肌肉。

·切除后方关节囊，暴露关节，牵开肱三头肌。

·MCL和LCL从内、外上髁剥离，使关节脱位，进行DHH。在手术末尾，他们将会通过骨性锚钉得到牢固固定。

·如果肱骨远端骨折，副韧带仍附着在骨上。脱位将借由骨折完成，这些骨折将被固定在DHH周围以恢复肘关节的稳定性。

优点：

·关于尺骨鹰嘴和肱三头肌腱插入点是绝对安全的。

·肱三头肌长度和尺骨鹰嘴完整性有助于在DHH中选择合适的位置。

·可以进行肱骨远端小骨折的切复内固定术。

·如有必要，可以中转为尺骨鹰嘴截骨。

·可以快速关闭切口。

缺点：

·如果肱骨远端三柱没有骨折，则此入路中断了肱三头肌和韧带之间的连续性。

·韧带未松解则视野受限。

·持续地将肱三头肌由一侧牵向另一侧会引起不适。

·若使关节内侧脱位，则须广泛游离尺神经。

我们的观点：

·仰卧位需要3位助手，但会令DHH的操作更容易。

- 当滑车需要完全去除时会非常有用。
- 肱三头肌和尺骨鹰嘴完整性是很好的标记。
- 手术结束时可以更快地闭合切口。
- 疼痛更少，术后即刻完全恢复肱三头肌肌力。
- 若肱骨远端柱结构没有骨折，则此入路会持续地影响肱三头肌和韧带结构，以及韧带在内、外上髁的附着点（如果不做韧带松解，则关节脱位会很困难），且会影响置入物的稳定性。

当决定做DHH且在肱骨远端柱有几处骨折时，我们选择保留肱三头肌。在此入路中，内、外上髁的小骨折块可用螺钉、克氏针或锚钉固定。伸直型骨折需要有更大的切口，以便使用长预塑形钢板进行有效固定。

通过骨折柱，外侧和MCL仍然附着在骨上。当骨折在DHH周围固定后，术中肘关节稳定性可迅速恢复。

5.7 结论

以我们的经验，没有普适的最佳入路可以适应每一位患者。每一种入路都有其优缺点，都允许手术医生进行DHH。

我们坚信，一个有经验的肘关节外科医生必须对所描述的所有入路都了如指掌，事实上，由于DHH内在的困难，它仅限于专门的肘部运动单位手术。

在这些不同的技术之间切换的原因在于副韧带的解剖结构。为了置入肘关节假体，需要使关节脱位。如果链接型全肘关节置换解决了假体设计的难题，DHH（以及非链接型TEA）则需要完全恢复稳定性。

因此：
- 必须正确地选择和安装假体组件。
- 侧副韧带和肱三头肌腱必须保留或牢固重建。

基于这些考虑，我们提出了一个方法来解决这个涉及选择手术入路决策的难题，并在第78届AAOS年会上展示（表5.2）。

我们建议：
- 行尺骨鹰嘴截骨术。
- 对于年轻患者可能需要固定的关节骨折，骨折完全累及前方滑车时，切复内固定是治疗的金标准。
- 肱三头肌翻转–肘肌瓣入路（TRAP）。
- 对于老年患者可能需要固定的关节骨折，尺骨鹰嘴截骨术则有较大风险。
- 选择肱三头肌中线劈开入路。
- 当我们决定做DHH时，若没有三柱骨折，则必须松解侧副韧带并重建。
- 保留肱三头肌入路。
- 当我们决定做DHH，而其中一个或多个柱有小的骨折。

表5.2   我们选择DHH手术方式的决策演示，在78 AAOS年会上展出

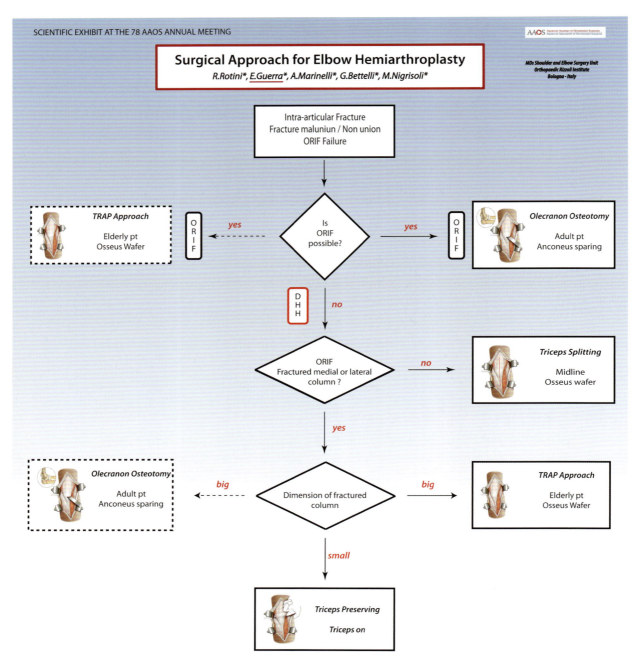

参考文献

[1] Sanchez-Sotelo J. Total elbow Arthroplasty. Open Orthop J. 2011;5:115–123.

[2] Stanley D, Trail I. Operative elbow surgery (expert consult: online and print). 1st ed. London: Elsevier Churchill Livingstone; 2011.

[3] Celli A, Arash A, Adams RA, Morrey BF. Triceps insufficiency following total elbow arthroplasty. J Bone Joint Surg. 2005;87A:1957–1964. https://doi. org/10.2106/JBJS.D.02423.

[4] Morrey BF, Sanchez-Sotelo J. Approaches for elbow arthroplasty: how to handle the triceps. J Shoulder Elbow Surg. 2011;20:S90–S96.

[5] Booker SJ, Smith CD. Triceps on approach for total elbow arthroplasty: worth preserving? A review of approaches for total elbow arthroplasty. Shoulder Elbow. 2017;9(2):105–111.

[6] Campbell WC. Campbell's operative Orthopedics. St. Louis: MO Mosby; 1971. p. 119J.

[7] Campbell WC. Incision for exposure of the elbow joint. Am J Surg. 1932;15:65–67.

[8] Shahane SA, Stanley D. A posterior approach to the elbow joint. J Bone Joint Surg (Br). 1999;81-B:1020–1022.

[9] Poon P.C., Foliaki S. , . Young S. W., and Eisenhauer D. Triceps Split and snip approach to the elbow: surgical technique and biomechanical evaluation; ANZ J Surg 83 (2013) 774–778.

[10] Celli A. A new posterior approach for total elbow arthroplasty in patients with osteoarthritis secondary to fracture: preliminary clinical experience. J Shoulder Elbow Surg. 2016;25:e223–e231.

[11] Celli A, Bonucci P. The anconeus–triceps lateral flap approach for total elbow arthroplasty in rheumatoid arthritis. Musculoskelet Surg. 2016;100(Suppl 1):S73– S83. https://doi.org/10.1007/s12306-016-0417-0.

[12] Alonso-Llames M. Bilaterotricipital approach to the elbow. Acta Orthop Scand. 1972;43:479–490.

[13] Studer A, Athwal GS, MacDermid J, Faber KJ, King GJ. The lateral Para-olecranon approach for total elbow arthroplasty. J Hand Surg. 2013;38A:2219–2226. https://doi.org/10.1016/j.jhsa.2013.07.029.

[14] Cheung EV, Steinmann SP. Surgical approaches to the elbow. J Am Acad Orthop Surg. 2009;17:325–333.

[15] Dachs RP, Vrettos BC, Chivers DA, Du Plessis JP, Roche SJ. Outcomes after ulnar nerve in situ release during Total elbow Arthroplasty. J Hand Surg Am. 2015;40(9):1832–1837.

[16] Hughes JS, Morrey BF, King GJ. Unlinked arthroplasty. In: Morrey BF, Sanchex-Sotelo J, editors. The elbow and its disorders, vol. 720-729. 4th ed. Philadelphia: Sauders Elsevier; 2009. p. 2. Chapter 52.

[17] Malone A, Zarkadas P, Jansen S, Hughes JS. Elbow hemiarthroplasty for intra-articular distal humeral fracture. J Bone Joint Surg. 2018;91-B(SUPP_II):256.

[18] Morrey FM. Surgical approach to the elbow. In: Morrey BF, Sanchex-Sotelo J, editors. The elbow and its disorders. 4th ed. Philadelphia: Sauders Elsevier; 2009. p. 115–142. Chapter 52.

[19] McKee MD, Jupiter JB. A contemporary approach to the management of complex fractures of the distal humerus and their sequelae. Hand Clin. 1994;10(3):479–494.

[20] O'Driscoll SW. The triceps-reflecting anconeus pedicle (TRAP) approach for distal humeral fractures and nonunions. Orthop Clin North Am. 2000;31(1):91–101.

[21] Shifrin PG, Johnson DP. Elbow hemiarthroplasty with 20-year follow-up study. A case report and literature review. Clin Orthop Relat Res. 1990;254:128–133.

[22] Shahanes A, Stanley D. A posterior approach to the elbow joint. J Bone Joint Surg (Br). 1999;72:1020–1022.

[23] Pierce TD, Herndon JH. The triceps preserving approach to total elbow arthroplasty. Clin Orthop Relat Res. 1998;354:144–152.

[24] Wilkinson JM, Stanley D. Posterior surgical approach to the elbow: a comparative anatomic study. J Shoulder Elbow Surg. 2001;10(4):380–382.

第二部分
全肘关节置换术

全肘关节置换术的适应证和手术技术   第 6 章

M. Scacchi, G. Giannicola

6.1 背景

自从全肘关节置换术（TEA）出现以来，随着生物材料的不断发展以及对肘关节解剖学认识的不断提高，骨科医生对TEA的重视程度也逐渐升高，并扩大了该手术的适应证。尽管在过去的20年中，美国TEA的手术量几乎增加了1倍，但在骨科手术中还是相对罕见的。TEA更常应用于女性患者，现在也应用于相对年轻的患者。每年TEA的手术量约为每10万人中有1.4人，远远少于全髋关节置换术的每10万人中有79~99人。本章节的目的是分析TEA的主要适应证，并描述该手术的主要技术步骤。

6.2 全肘关节置换术的适应证

历史上，全肘关节置换术的主要指征是晚期慢性炎症性关节炎（Ⅲ~Ⅴ期，Mayo医学中心分型），尤其是药物治疗失败后关节严重破坏的类风湿关节炎（图6.1）。自从20世纪80年代改善疾病的抗风湿药物出现以来，报道显示类风湿疾病患者中TEA的手术率已从48%下降至19%。

人们广泛认为TEA的适应证是存在致残性疼痛、关节僵硬和/或不稳定，妨碍了日常生活。炎性疾病患者是TEA的最佳人选，因为它可以显著地、迅速地缓解疼痛并改善肘关节功能，并且由于全身性性质，该疾病患者对体育活动和功能的需求较低，从而导致磨损和无菌性松动的发生率较低。

近几十年来，TEA的适应证已扩展到不可重建的肱骨远端关节内骨折（图6.2）。据估计，肱骨

M. Scacchi · G. Giannicola (✉)
Department of Anatomical, Histological, Forensic
Medicine and Orthopaedics Sciences, "Sapienza"
University of Rome—Policlinico Umberto I,
Rome, Italy

© Springer Nature Switzerland AG 2020
F. Castoldi et al. (eds.), Elbow Arthroplasty, https://doi.org/10.1007/978-3-030-14455-5_6

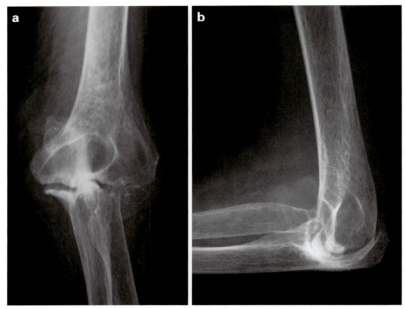

图6.1　肘关节类风湿关节炎。（a）正位片。（b）侧位片

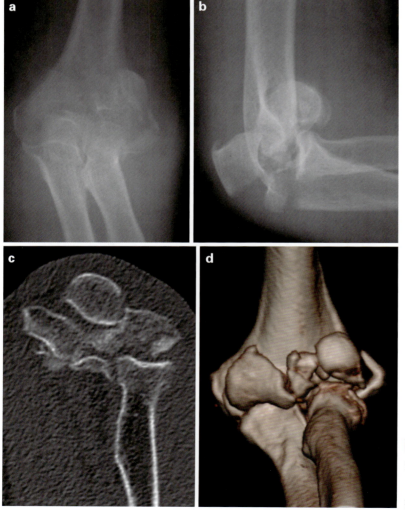

图6.2　女性患者，80岁，肱骨远端关节内粉碎性骨折伴尺骨鹰嘴骨折。（a）正位片。（b）侧位片。（c）CT扫描轴位。（d）骨折肘关节3D重建

远端骨折占所有骨折的2%，预计到2030年这一比例将增加3倍。肱骨远端关节内骨折手术治疗的金标准包括双柱钢板的切开复位内固定术（ORIF）。然而，由于骨质疏松、干骺端粉碎和制动的低耐受性，报道显示老年患者的效果不良率和固定失败率较高。这使得TEA更流行作为肱骨远端关节内移位骨折患者的主要早期治疗方法。Rajaee等报道，从2002年到2012年，初次TEA在肱骨骨折中的使用率显著增加。他们报道，2012年肱骨远端骨折患者TEA治疗率为13%，而2002年只有5.1%。

　　肘关节创伤后遗症导致严重关节退行性病变，一些患者伴有严重的疼痛、关节僵硬或不稳定，也是TEA的指征之一（图6.3）。尤其是肱骨远端关节内骨折以及桡骨和尺骨近端骨折−脱位（即复杂的肘关节不稳定）可能发展为畸形愈合、不愈合和慢性不稳定等残疾状态，进而导致关节进行性破坏和肘关节功能丧失。如果在这种情况下无法进行可重建的手术，则关节置换是一种可行的选择，能够

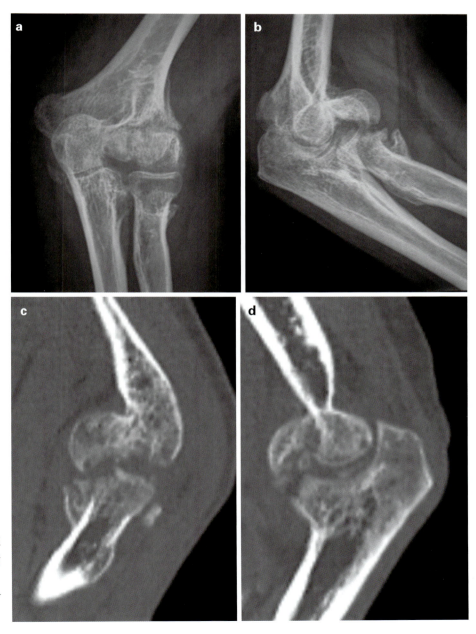

图6.3　肱骨远端剪切性骨折后导致的严重创伤后骨关节炎。（a）正位片。（b）侧位片。（c、d）CT扫描矢状位片

减轻疼痛、改善功能并提高患者满意度。根据Mitsunaga肱骨远端骨不连分型，经髁和髁间的骨不连是最常见的TEA指征，尤其是在老年人中。当前可用的假体类型包括铰链式装置，通常应用于创伤后遗症中，因为这些状况常与关节畸形、不稳定和严重僵硬相关，且禁止使用非铰链式的假体。在这种情况下，仔细选择患者并提供与TEA相关限制的详细信息非常重要，因为长期的临床疗效与患者的依从性和活动水平密切相关。当Celli和Morrey研究了系列40岁或以下因炎性关节炎或创伤后关节炎而行TEA治疗的患者时，他们报道炎性关节炎组的疗效要优于创伤后关节炎，且后者观察到的并发症的发生率和假体松动率更高。这些结果可以通过以下事实来解释：青少年关节炎或类风湿关节炎患者日常功能需求较低，因此使假体承受的负载程度也较低。

　　原发性骨关节炎也可能作为TEA的罕见指征（图6.4）。这是一种相对常见的疾病，通常与长时间过度使用关节相关。它在男性中更为普遍，大多数患者从事体力劳动或反复举重物。早期的症状通常包括活动受限和运动弧线末端的撞击痛。与炎性关节炎不同的是，运动弧线中间很少或者没有疼痛。在这一阶段，可以通过切除骨赘和关节囊成功治疗肘关节原发性骨性关节炎。后续阶段的关节炎改变涉及肘关节外侧间隔，在运动过程中会引起外侧疼痛；后期则与进行性的肱尺关节累及相关。在Ⅲ级骨关节炎的最后阶段，当患者运动弧线中间出现疼痛时，保守治疗可能效果不佳，此时TEA可能

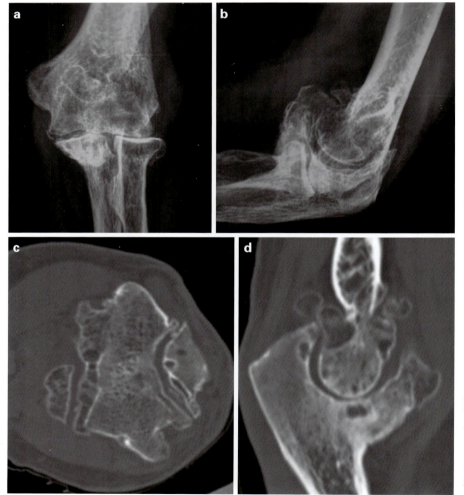

图6.4　女性患者，82岁原发性肘关节骨性关节炎（a）正位片。（b）侧位片。（c、d）CT扫描水平位和矢状位片

是一种有效的选择。然而，由于原发性骨关节炎患者的基础活动水平通常高于全身性疾病的炎性关节炎患者，因此前者必须意识并接受TEA的局限性，以避免早期置入失败。此预防措施尤其和年轻患者相关，对他们来说，长期良好的治疗效果至关重要。由于原发性肘关节骨关节炎影响的总人口数不到5%，并且只有很少一部分具有该诊断的患者行TEA治疗，因此关于TEA在原发性骨关节炎中疗效的有效性报道很少。这些信息对考虑行全肘关节置换的患者将非常有用。

铰链式全肘关节置换术也适用于血友病性关节炎（图6.5）。患有这种疾病的患者，由于滑膜炎和软骨破坏，关节会自发性出血，从而引起关节的进行性破坏，导致肘关节僵硬和疼痛相关的晚期关节破坏。

尽管肘关节原发性骨和软组织肿瘤及转移非常罕见（<1%），但在某些情况下TEA是可行的选择。保肢术可改善关节功能，已经成为经过仔细选择的患者的最常用方法。事实上，从情感上来说，虽然截肢术是曾经最常用的治疗方法，但保肢术更容易接受。对于患有原发性良性肿瘤的年轻患者，异体移植假体复合物重建是首选治疗方法，而对于原发性恶性肿瘤，可以通过短切除来治疗，且转移

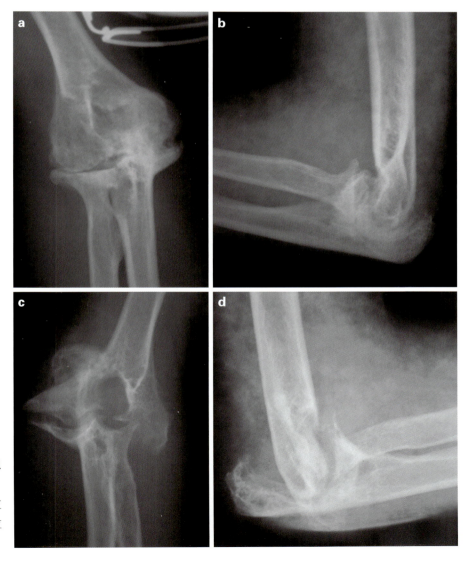

图6.5　血友病性关节炎患者双侧肘关节严重破坏。（a）左肘正位片。（b）左肘侧位片。（c）右肘正位片。（d）右肘侧位片

病灶不需要牺牲肌肉。当前一次涉及肱骨近端的治疗失败或原发性恶性肿瘤需要切除非常大的肱骨时，可使用模块化装置（大型假体）进行部分或全部肱骨置换术。

感染、创伤或风湿性疾病导致的肘关节自发性融合也是TEA的指征之一，对这类患者，TEA可提供可靠且有效的疗效。由于需要大量的软组织松解来活动肘关节，铰链式假体是这类患者的唯一选择。但是，这对手术技术要求很高，即使专业的肘关节外科医生，也是真正的挑战。解剖结构的变形和结构的缺失显著影响正确定位假体的能力；此外，已报道的并发症的发生率相对较高（26%），主要包括术后伤口裂开、关节僵硬和感染。所涉及的技术难题和高并发症发生率突出表明，需要仔细权衡该手术的风险和益处，并准确选择可能接受TEA的患者。

不管手术的诊断如何，在选择行TEA治疗的患者时，有一些总体原则需要牢记在心。TEA的最佳适应证往往是65~70岁及以上的老年患者，久坐或需求低下的患者以及预期寿命较短的患者，因为此类患者的活动需求较低。然而，适应证最近已扩展到包括患有肘关节关节炎的低需求年轻患者或在肘关节置换术后遵从限制型使用的患者。然而，由于假体松动的高风险和需要进行翻修手术，外科医生往往对年轻的肘关节关节炎患者不推荐行关节置换术。通常首先提出替代策略，例如关节融合术、间隔成形术或不进一步治疗。然而，肘关节融合术如今已不是一种吸引人的选择，因为它会导致功能丧失，而年轻或活跃的患者并不总是能接受，他们通常更愿意面对可能进行的翻修手术相关的风险，而不愿意委屈自己带着一个没有功能的肘关节生活。类似的考虑也适用于间隔成形术，这是拒绝接受TEA可能带来局限性的年轻严重关节炎患者的另一种治疗选择。通过MEPS进行评估，虽然只有30%行间隔成形术的患者获得了满意的结果，但多达75%患者的疼痛和僵硬的情况得到改善。这些结果往往随着时间的推移而恶化，尽管Larson等认为即使该手术不能完全恢复疼痛和功能，但对于一定范围内的患者还是合适的，因为它通常比关节融合术或切除关节置换术具有更高的功能水平；尽管功能评分较低，但患者满意度仍然很高。然而，其他研究报道不可预测性的结果和高失败率相结合，使得这种选择很少吸引患者。目前已经报道了多种并发症，包括骨吸收、异位骨化、三头肌破裂、筋膜移植供体部位的血肿形成，以及最常见的高感染率和不稳定性，尤其是术前存在肘关节不稳定的患者。

6.2.1 铰链式全肘关节置换术的禁忌证

与铰链式TEA假体相关的相对禁忌证基本上是远处的感染灶（例如牙科手术，泌尿生殖道、肺、慢性皮肤病变或溃疡或其他感染部位），这些都应在TEA手术之前进行治疗。这些部位的感染需要高度重视，因为它们是关节置换术后晚期感染的主要原因。术后关节感染导致的严重的肘关节破坏，例如与原发性TEA或ORIF相关的关节感染，曾被认为是置入或再置入肘关节假体的绝对禁忌证。随着抗生素治疗和感染管理的改善，目前一些经过治疗已充分根除感染的患者也可考虑行TEA治疗。本章作者认为，抗生素治疗中断后应至少观察6个月，并应警告患者治疗后再次感染的危险（图6.6）。

依从性差的患者（患有精神疾病、酗酒、认知障碍）或积极性差的患者以及需要肘关节高功能需求的患者，也是TEA的相对禁忌证。此外，TEA可能在有活动问题或使用轮椅或拐杖的患者中禁用。外科医生也应该考虑本身不被认为是禁忌证的肥胖症。Baghdadi等最近研究表明，与非肥胖患者相比，肥胖患者的初次全肘关节置换术具有更大的失败和翻修风险。因此，应告知考虑行肘关节置换

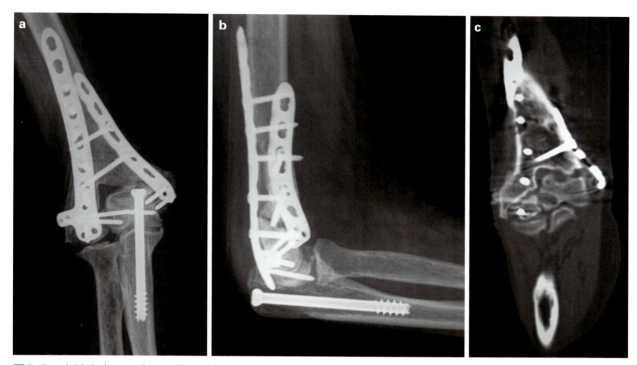

图6.6 女性患者，79岁，肱骨远端骨折经垂直钢板治疗后骨不连。（a）正位片。（b）侧位片。（c）CT扫描冠状位片

术的肥胖患者这些信息。

TEA的绝对禁忌证是关节有活动性感染。其他禁忌证包括肘关节软组织覆盖不足，这可能在AR或其他需要长期使用糖皮质激素的免疫或血液系统疾病患者中观察到，肘关节缺乏足够的肌肉或运动能力来弯曲（肱二头肌功能），以及骨骼不成熟或非常年轻的患者和神经源性（Charcot）肘关节病变。本章作者认为，另一个绝对禁忌证是手和腕关节无功能，通常发生于上肢创伤后遗症、晚期炎性关节炎和周围神经系统疾病。

6.3 手术技术

全肘关节置换术有许多假体可使用。根据目前的文献报道，最常用的为Coonrad-Morrey和Nexel假体（Zimmer，Warsaw，IN），Discovery（DonJoy Orthopedics，SanDiego，CA）和Latitude（Tornier，Edina，MN）。尽管只能根据厂家提供的特定技术说明书正确安装每个假体，但是无论使用何种类型的假体，都需要遵循一些常见的关键步骤。本章目的是说明所有这些假体所共享的准则，而不涉及每个假体特定的技术步骤。

主要步骤包括：①管理尺神经。②选择能够充分暴露关节、清创和软组织平衡的手术入路。③准备肱骨远端、尺骨和桡骨近端。④假体定位和评估。⑤最终组件的安装。⑥软组织的重建和闭合。

患者体位是手术非常重要的一个环节。有很多种体位可以使用，各有利弊。使用最广泛的体位

是手臂横跨胸部的仰卧位。只要条件允许，本章作者倾向于将患者俯卧或侧卧位，将手臂置于肱骨近端1/3下方的软垫支撑物上（图6.7）。作者认为，该位置能够在术中提供更大的上臂和前臂稳定性，从而降低术中骨折和假体位置不当的风险。在手术过程中，可以使用膨胀至33.25kPa（250mmHg）的无菌止血带；而作者更喜欢使用尺寸更小的硅胶环，这样可以根据需要更方便手术切口向近端延伸（图6.8）。

通常使用的是后正中切口。此切口在绕过鹰嘴尖时可向外侧或内侧稍微弯曲。通过分离外侧和内侧皮下皮瓣来获得可以同时暴露肘关节内侧和外侧间隔的后方工作窗（图6.9）。在暴露关节之

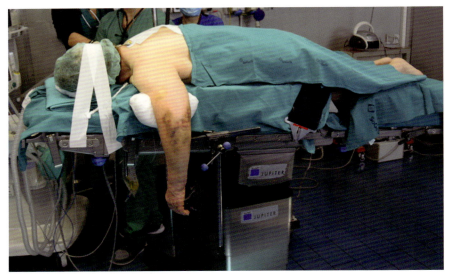

图6.7　患者俯卧在手术台上

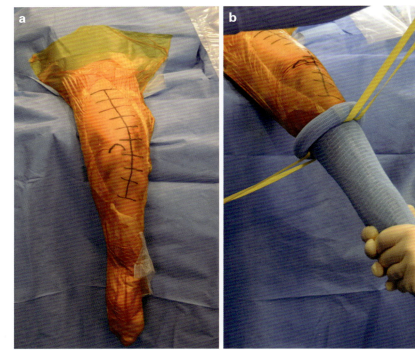
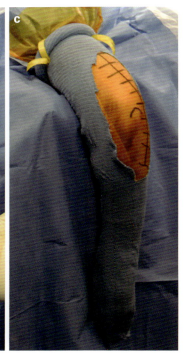

图6.8　（a）肘关节后侧面。（b）正在放置硅胶环。（c）放置好的硅胶环

前，须在术中注意和移动尺神经，手术结束前将其前置于皮下（图6.10）。TEA存在几种深层暴露的入路，主要可分为三大类，即肱三头肌翻转、肱三头肌保留和肱三头肌劈裂，具体选择则取决于肱三头肌腱的管理，如第5章所述。对于绝大多数患者，本章作者还是建议采用保持肱三头肌腱止点来暴露肘关节深层。然而，在极少数肘关节僵硬的情况下，仍然有必要松解三头肌腱止点。对于粉碎性肱骨远端关节内骨折的患者，外科医生在术前需要根据2DCT及3D CT扫描和患者特征来决定采用何种手术入路，以避免术中需要将ORIF转为TEA，即尺骨鹰嘴已经截骨后。根据作者的经验，极少数情况下可能会引起怀疑；然而，如果怀疑真的发生了，建议首先做一个"Triceps on"入路，这样可以暴露关节并决定接下来如何进行。本中心刚开始开展全肘关节置换术时，我们采用不同的后侧入路；然而，我们现在绝大多数情况下都采用"Triceps on"入路。我们认为，肱三头肌腱的完整性对实现早期锻炼和避免肱三头肌并发症和疼痛至关重要。

　　到达关节后，切开前后关节囊，松解侧副韧带和髁上肌肉群，然后活动前臂，充分暴露关节（图6.11）。在创伤后和炎性关节炎疾病中，只有在广泛切除关节内骨赘、清理关节内纤维化组织以及软组织平衡后才能实现此步骤。

　　TEA手术的一个核心要点是确认肘关节屈曲–伸直（F–E）活动轴。可以通过LCL在外上髁的腱性附着点到位于内上髁前下方的MCL附着点的虚拟连线来识别该轴（图6.12）。Brownhill等报道称，

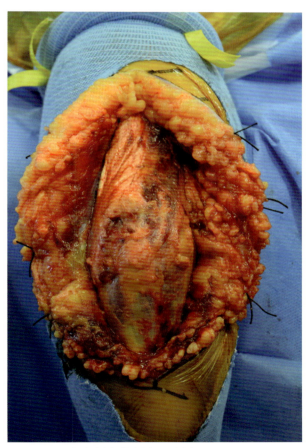

图6.9　分离内侧和外侧皮下皮瓣

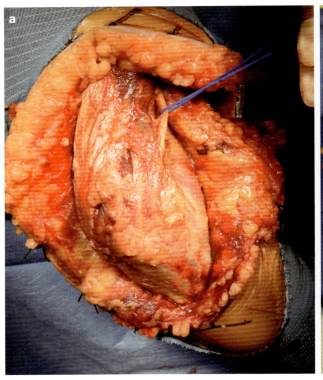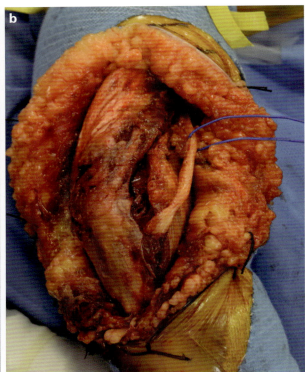

图6.10　（a）确认尺神经。（b）移动到皮下前置位

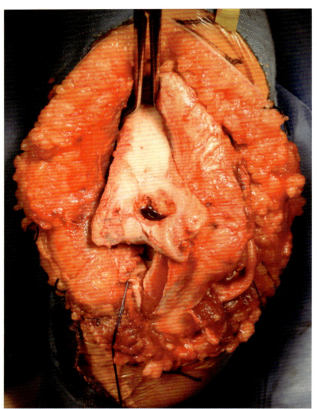

图6.11　软组织松解后，肱三头肌、尺骨和桡骨移向内侧，最后暴露肱骨远端做好准备

术中确认F-E轴是一项具有挑战性的任务，因为韧带的附着点较宽，以至于导致有几毫米的误差。因此，Brownhill等提倡使用计算机导航系统来正确识别F-E轴；然而，作者自己的结论是，计算机导航手术在临床实践中并不总是可行的，并且该系统的功效尚未得到证实。此外，在某些情况下，例如急性骨折和外伤后畸形，其髁上部分不可用，这使得正确识别F-E轴甚至更具挑战性。在肱骨远端骨折中，外科医生可能使用骨折碎片手动重组外侧和内侧柱，从而更准确地识别F－E轴的高度和方向

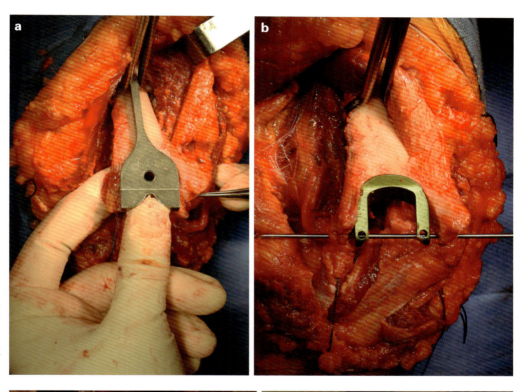

图6.12　（a）暴露髁上确认F-E轴。（b）通过F-E轴的高度确认试模的安装

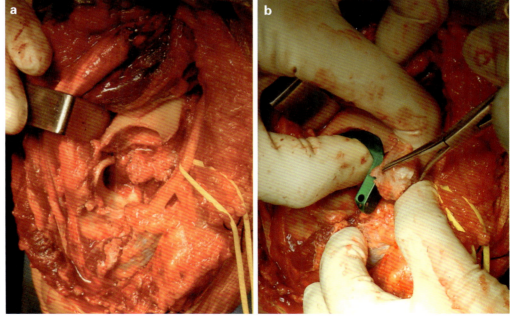

图6.13　（a）肱骨远端准备好放置试模，内外侧柱骨折并移除。（b）人为重新组装骨折片来确认F－E轴并正确安装假体

（图6.13）。当解剖学界标不可用时，重要的是要注意，将假体放置在相对于正常肘旋转轴的延长或突出的位置会导致屈曲受限并限制肘关节的伸直。因此，最好将假体安装在稍微缩短的位置。但是，还应注意，将假体安装在过度缩短的位置（即2cm以上）可能会导致肘关节屈肌和伸肌肌力的减弱、肘关节过伸以及早期假体松动。在困难的情况下，一旦切除了碎片和肱骨远端，将尺骨对回切除的肱骨远端，作为校正张力和平衡的初步评估。当肱骨远端保存完好并且旋转轴可辨认时，外科医生可以准确地进行肱骨切开术（图6.14），并通过市场上现有的每种假体提供的说明正确地装置假体。

　　肱骨远端的准备始于髓腔管道的识别；这可以通过使用高速磨钻穿透限制尺骨鹰嘴窝上部的后方皮质来轻松识别。准备工作继续进行，通过专用的麻花挫拓宽管道，注意髓腔管道最窄的部分位于远端，恰好在鹰嘴窝的正下方（图6.15）。在拓宽管道时，必须注意患有骨质疏松症和一些有创伤后畸形或先天性畸形（以及解剖变异）的患者，以避免术中骨折或皮质骨穿孔，特别是在使用没有考虑肱骨解剖弓的直而长的麻花挫时。需要同样程度注意的是避免假体安装时出现冠状面的内外翻成角或矢状面的屈伸成角。对于肱骨远端畸形的病例，充分的术前计划和CT扫描是必需的。

　　一旦准备好肱骨管道，就可以定位肱骨试模来确认假体的正确方向和大小。一些假体有特有的相对于柄旋转关节铰链，其设计是为了重现具有生理旋转的屈曲–伸直轴。其他假体的旋转则需要由外科医生通过插入肱骨部件来重现。假体的旋转可以通过考虑韧带插入（当可用时）来实现，对应于类似关节表面的外侧和内侧边界的圆心。当存在累及一个或两个远端柱的骨缺损时，鹰嘴窝近端的肱骨后方皮质平面可能对此特别有用。需要注意的是，后方皮质相对于F–E轴有14.0°±44.2°的外旋角度，尽管男性的这种旋转角度略小于女性（男性：12.6°±33.6°；女性：16.4°±55.2°）（图

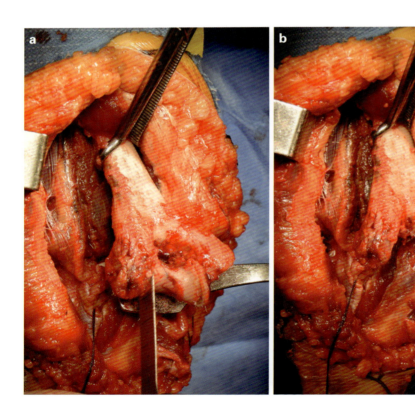

图6.14　徒手或者通过器械商提供的指南进行肱骨切除。（a）摆据切开滑车外侧和内侧嵴。（b）切开后移除肱骨远端的中间部分

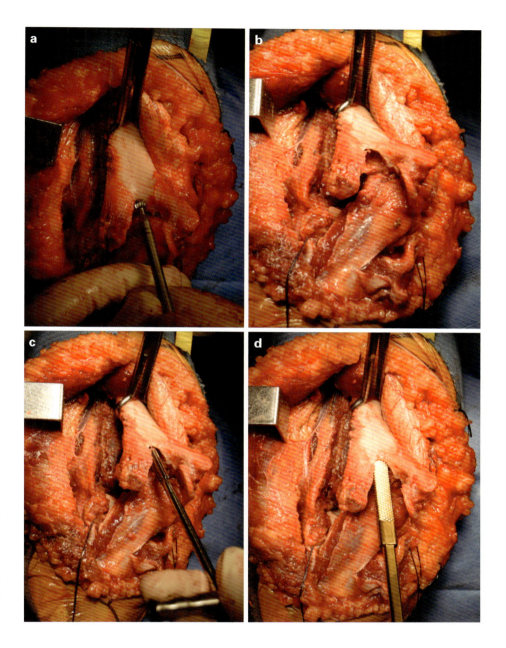

图6.15 髓腔管道的识别始于（a）通过高速磨钻在鹰嘴窝上方的后方皮质穿孔，随后（b）扩大髓腔管道，（c）确认管道，（d）通过麻花锉进一步扩大

6.16）。因此，在使用肱骨后方皮质作为标志物以获得正确的肱骨部件方向时，外科医生必须意识到需要内旋转校正系数，并考虑患者性别对校正的影响。在实践中，假体的定位是使其后部与肱骨后方皮质一致，然后轻轻内旋约15°。建议在安装试模时进行此计算，在此之后，外科医生必须牢记这一步骤，以便在注入骨水泥后准确地安装假体。横髁间轴线也可作为假体定位的标志。这通常通过在髁上最突出的点之间画一条线来确定；然后这条线通常需要相对于F-E轴平均外旋2.8° ±33.5°（男性：2.7° ±33.4°；女性：2.6° ±33.7°）。然而，横髁间轴线的识别具有很大的挑战性，特别是有创伤后遗症或急性创伤的患者。在特定病例中，例如肱骨远端骨不连或当解剖结构严重畸形时，一些作者建议将肌间隔板平面作为肱骨部件定位的标志。

　　一旦安装好肱骨，就可以开始准备尺骨了。去除尺骨鹰嘴尖和骨赘使得麻花锉正确对准；可使

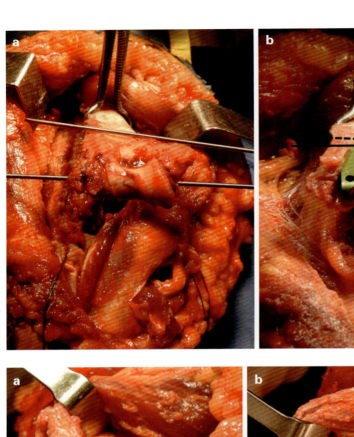
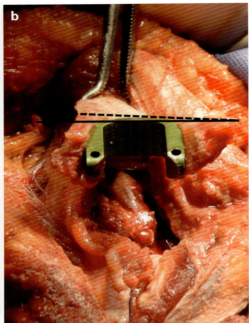

图6.16 （a）F-E轴内旋约10°。（b）肱骨试模轻微内旋（实线：试模平面；虚线：肱骨远端后方皮质平面）

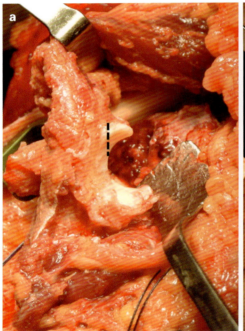
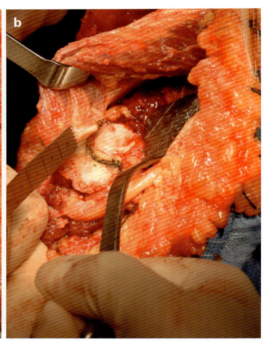

图6.17 （a）尺骨近端矢状面，虚线显示尺骨鹰嘴截骨水平。（b）通过摆据切除鹰嘴尖

用摆锯沿着与尺骨鹰嘴关节面最后面（即最深）相切的线切除尖端（图6.17）。通常使用高速磨钻或钻头导向器找到尺骨管道，然后用麻花挫、刺刀或钻头的组合扩大尺骨管道，以容纳尺骨组件的柄。或者，如Nexel全肘关节假体所推荐的那样，可以使用扩孔器准备一条通过鹰嘴的通道，以直接进入尺骨管道（图6.18）。然后，可以将一把刺刀放入尺管中，来回推动，同时将刺刀保持在后方位置。这类器械通常有一个标志物，指示假体的旋转轴。目标是将尺骨部件放置在原乙状切迹的自然旋转中心的位置。为了实现这一目标，外科医生必须仔细考虑与尺骨组件旋转中心正确位置相关的3个方

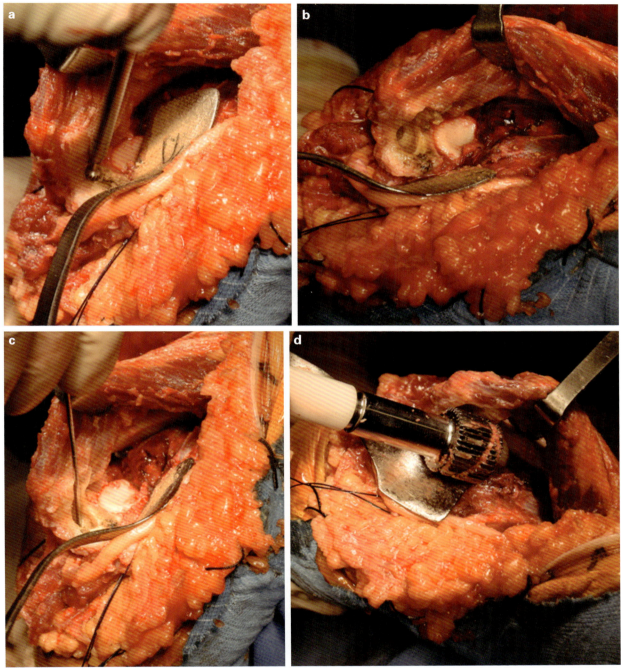

图6.18 （a、b）通过快速磨钻发现并拓宽尺骨髓腔管道。（c）通过扩孔器拓宽尺骨管道。（d）乙状切迹由专用的圆柱形准备

面：①冠状面的高度。②轴面的旋转。③矢状面的前后偏移量。

（1）棘突的中心通常是同心的，投影在矢状面上的乙状切迹中心；或者，旋转轴应该位于鹰嘴尖和冠突尖之间大致相等的距离（图6.19）。

（2）一些有用的标志如乙状切迹的尺骨嵴可以正确定位轴面，它可以使假体沿纵向平面定

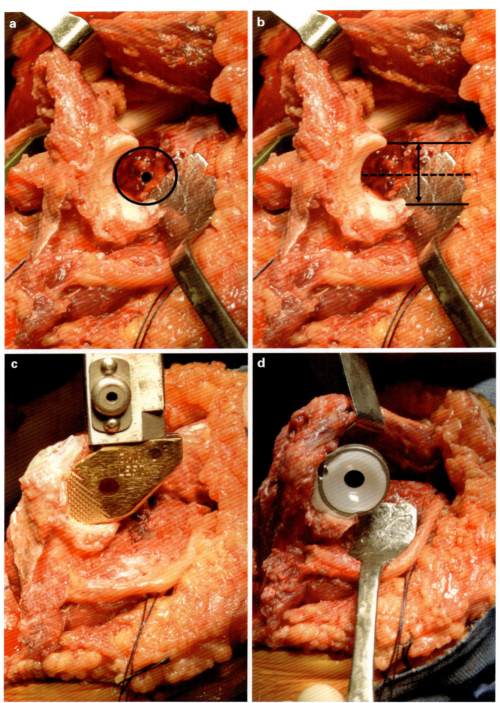

图6.19 （a）乙状切迹的圆形投影中心可以正确定位尺骨组件的旋转轴在前后部和远近端的偏移量。（b）远近端偏移量可以在鹰嘴尖与冠突之间大致相等的距离。（c）尺骨棘突上方的红点（旋转中心）确认进入尺骨的正确位置。（d）尺骨组件正确安装

位，以及所谓的平坦区，即尺骨鹰嘴的平坦后部；尺骨组件的关节部分必须垂直于这两个标志（图6.20）。

（3）为了获得适当的前后偏移量，外科医生可以参考乙状切迹的虚拟圆中心（图6.19a）。

模块化假体和导航系统的发展可以有助于将来假体位置的最优化。在置入尺骨组件之前，需要去除冠状尖端骨赘，以避免所谓的在最大屈曲时对肱骨造成的活塞效应（图6.21）。

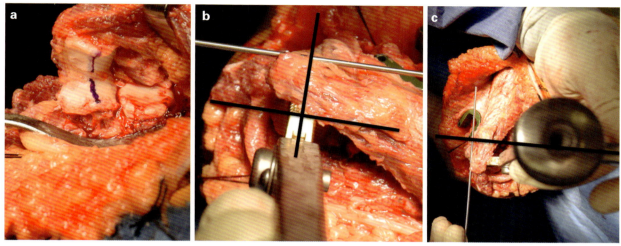

图6.20　（a）尺骨嵴（横线）是寻找轴平面的解剖标志物。（b）尺骨平坦区（K式针）是正确矫正假体倾斜和轴平面的解剖标志物，尺骨试模水平部必须与鹰嘴平坦区平行。（c）麻花挫的柄必须与平坦区垂直

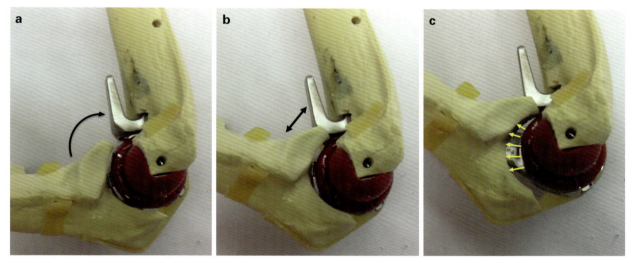

图6.21　（a、b）在肘关节渐进性屈曲时，冠突影响到肱骨部件的前凸缘。（c）增加额外的屈曲力量，尺骨组件逐渐从其位置脱出

　　铰链式假体中，桡骨头可以保持原样、切除或更换。在松解环状韧带和保护骨间后神经后，用摆锯在桡骨颈水平切除桡骨头。可以前臂旋转，以便在切割桡骨颈时能暴露出桡骨颈的不同部位。切割时须垂直于桡骨颈的长轴。对于需要更换桡骨头假体的患者，可以徒手切割或使用桡骨头切割导向器进行切割。作者认为，应该尽一切努力保留桡骨头，特别是当桡骨头不强制置换时，因为如果需要，自体桡骨头可以作为翻修术的移植物。此外，由于它防止了切除后桡骨相对于尺骨的平移，它始终有助于保持更好的旋前旋后。如果必须切除桡骨头，则应在手术结束时进行此手术，因为桡骨头可以评估与肱骨小头的关系，在手术中更好地评估假体的位置。

　　此时，尺骨试模和肱骨试模定位完毕并进行组装。我们认为，术中必须进行透视评估，以确保假体的位置正确和尺寸合适。在这个阶段，可以直视下对肱三头肌的平衡和张力进行第二次评估，如果观察到干骺端和/或髁上水平的骨缺损，可以进行所谓的Shuck测试：前臂相对于上臂屈曲90°，在

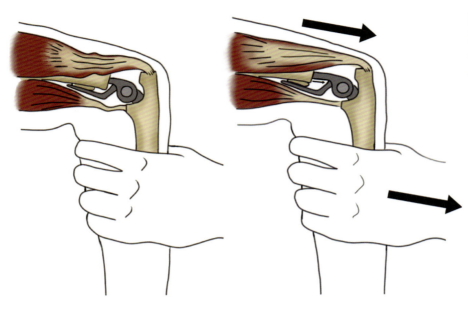

图6.22 "Shuck测试"。肘关节屈曲90°，通过对前臂施加向后的力，来增加上臂屈肌和伸肌的张力

软组织条件允许的情况下，尽可能多地将肱骨拉出（图6.22）。

然后，使用"手枪"以逆行方式进行骨水泥灌注，通过人工合成管或骨栓塞在导管中加压并限制。恰当的骨水泥技术是假体存活的基础，这就是本书为什么有一章（第7章）专门介绍骨水泥。作者首选的方法是从肱骨侧开始的两阶段骨水泥技术。一些TEA假体允许单独置入尺骨和肱骨组件，从而提供了更好的对齐控制，并消除了三头肌牵拉的需要。两阶段骨水泥技术可能有助于避免一些术中早期并发症，如骨折和错位。只要肱骨前方皮质和假体前方边缘之间留有间隙时，就应当使用已切除的滑车或桡骨头制备的松质骨植骨充填。移植物应长约1.5cm、宽约1cm，位置应与肱骨柄契合，以加强假体的压力。在定位前，前方骨皮质应做好移植物契合的准备。一旦骨水泥硬化，假体就可以通过铰链连接两个部件。

如果使用铰链式假体，外科医生可以选择修复或不修复侧副韧带。不可吸收的2号缝线放置在外侧和内侧副韧带以及共同的伸肌和屈肌起始处。缝线通过旋转中心轴水平的外侧和内侧上髁形成的跨骨缝合孔进入。大多数肘关节外科医生为了避免过度的张力和继发的错位而不修复侧副韧带。当髁上骨组织不可用或由于软组织张力过大而无法跨骨缝合时，分别将屈肌-旋前肌共同起始部和伸肌共同起始部缝合到肱三头肌腱膜。当使用保留肱三头肌或劈开入路的情况下，应仔细进行肱三头肌经骨重新插入。这提供了一条从肱三头肌尺骨鹰嘴止点处到尺骨近端的肌腱和十字交叉骨隧道的流动的锁定缝合线。

尺神经皮下前置通过小心地将尺神经移入皮下口袋并予以保护，用可吸收缝线将其固定于内上髁区域。放置引流管，避免皮下血肿。逐层关闭伤口，敷上厚厚的敷料。或者，肘关节在伸直情况下使用前方长臂夹板保护，或在部分屈曲90°情况下使用后方长臂夹板进行保护。36~48h后拔除引流管。术后2周可采用冷疗。在我们中心，患者须口服4周吲哚美辛（每天100mg）来预防异位骨化发生和减轻肿胀和疼痛。所有患者通常在术后第2~3天即可出院。

参考文献

[1] Day JS, Lau E, Ong KL, Williams GR, Ramsey ML, Kurtz SM. Prevalence and projections of total shoulder and elbow arthroplasty in the United States to 2015. J Shoulder Elbow Surg. 2010;19(8):1115–1120. https://doi.org/10.1016/j.jse.2010.02.009.

[2] Singh JA, Ramachandran R. Sex differences in characteristics, utilization, and outcomes of patient undergoing total elbow arthroplasty: a study of the US nationwide inpatient sample. Clin Rheumatol. 2016;35(3):723–731. https://doi.org/10.1007/ s10067-014-2778-9.

[3] Gay DM, Lyman S, Do H, Hotchkiss RN, Marx RG, Daluiski A. Indications and reoperation rates for total elbow arthroplasty: an analysis of trends in New York State. J Bone Joint Surg Am. 2012;94(2):110–117. https://doi.org/10.2106/JBJS.J.01128.

[4] Jenkins PJ, Watts AC, Norwood T, Duckworth AD, Rymaszewski LA, McEachan JE. Total elbow replacement: outcome of 1,146 arthroplasties from the Scottish Arthroplasty Project. Acta Orthop. 2013;84(2):119–123. https://doi.org/10.3109/1745367 4.2013.784658.

[5] Lohmander LS, Engesaeter LB, Herberts P, Ingvarsson T, Lucht U, Puolakka TJ. Standardized incidence rates of total hip replacement for primary hip osteoarthritis in the 5 Nordic countries: similarities and differences. Acta Orthop. 2006;77(5):733–740.

[6] Prkić A, van Bergen CJ. The B, Eygendaal D. Total elbow arthroplasty is moving forward: Review on past, present and future. World J Orthop. 2016;7(1):44–49. https://doi.org/10.5312/wjo.v7.i1.44.

[7] Dee R. Total replacement arthroplasty of the elbow for rheumatoid arthritis. J Bone Joint Surg Br. 1972;54(1):88–95.

[8] Triplet JJ, Kurowicki J, Momoh E, Law TY, Niedzielak T, Levy JC. Trends in total elbow arthroplasty in the Medicare population: a nationwide study of records from 2005 to 2012. J Shoulder Elbow Surg. 2016;25(11):1848–1853. https://doi.org/10.1016/j. jse.2016.04.021.

[9] Sanchez-Sotelo J. Total elbow arthroplasty. Open Orthop J. 2011;5:115–123. https://doi.org/10.2174/18 74325001105010115.

[10] Morrey BF. Linked elbow arthroplasty: rationale, design concept, and surgical technique. In: Morrey BF, Sanchez-Sotelo J, Morrey M, editors. The elbow and its Disorders. 5th ed. Philadelphia: W.B. Saunders Ltd; 2018. p. 855–868.

[11] Celli A, Morrey BF. Total elbow arthroplasty in patients forty years of age or less. J Bone Joint Surg Am. 2009;91(6):1414–1418. https:// doi.org/10.2106/ JBJS.G.00329.

[12] Park JG, Cho NS, Song JH, Lee DS, Rhee YG. Clinical Outcomes of Semiconstrained Total Elbow Arthroplasty in Patients Who Were Forty Years of Age or Younger. J Bone Joint Surg Am. 2015;97(21):1781– 1791. https://doi.org/10.2106/JBJS.N.01325.

[13] Giannicola G, Sacchetti FM, Antonietti G, Piccioli A, Postacchini R, Cinotti G. Radial head, radiocapitellar and total elbow arthroplasties: a review of recent literature. Injury. 2014;45(2):428–436. https://doi.org/10.1016/j.injury.2013.09.019.

[14] Palvanen M, Kannus P, Niemi S, Parkkari J. Secular trends in the osteoporotic fractures of the distal humerus in elderly women. Eur J Epidemiol. 1998;14(2):159–164.

[15] Robinson CM, Hill RM, Jacobs N, Dall G, Court-Brown CM. Adult distal humeral metaphyseal fractures: epidemiology and results of treatment. J Orthop Trauma. 2003;17(1):38–47.

[16] Ellwein A, Lill H, Voigt C, Wirtz P, Jensen G, Katthagen JC. Arthroplasty compared to internal fixation by locking plate osteosynthesis in comminuted fractures of the distal humerus. Int Orthop. 2015;39(4):747–754. https://doi.org/10.1007/ s00264-014-2635-0.

[17] Medvedev G, Wang C, Amdur R, Neviaser R, Neviaser A. Operative Distal Humerus Fractures in Older Patients: Predictors for Early Complications Based on a National Database. HSS J. 2017;13(3):212–216. https://doi.org/10.1007/s11420-017-9547-7.

[18] Rajaee SS, Lin CA, Moon CN. Primary total elbow arthroplasty for distal humeral fractures in elderly patients: a nationwide analysis. J Shoulder Elbow Surg. 2016;25(11):1854–1860. https://doi.org/10.1016/j. jse.2016.05.030.

[19] Schneeberger AG, Adams R, Morrey BF. Semiconstrained total elbow replacement for the treatment of post-traumatic osteoarthrosis. J Bone Joint Surg Am. 1997;79(8):1211–1222.

[20] Giannicola G, Scacchi M, Polimanti D, Cinotti G. Discovery elbow system: 2- to 5-year results in distal humerus fractures and posttraumatic conditions: a prospective study on 24 patients. J Hand Surg Am. 2014;39(9):1746–1756. https://doi.org/10.1016/j. jhsa.2014.05.027.

[21] Sears BW, Puskas GJ, Morrey ME, Sanchez-Sotelo J, Morrey BF. Posttraumatic elbow arthritis in the young adult: evaluation and management. J Am Acad Orthop Surg. 2012;20(11):704–714. https://doi.org/10.5435/ JAAOS-20-11-704.

[22] Mitsunaga MM, Bryan RS, Linscheid RL. Condylar nonunions of the elbow. J Trauma. 1982;22(9):787–791.

[23] Morrey BF, Adams RA. Semiconstrained elbow replacement for distal humeral nonunion. J Bone Joint Surg Br. 1995;77(1):67–72.

[24] Espiga X, Antuña SA, Ferreres A. Linked total elbow arthroplasty as treatment of distal humerus nonunions in patients older than 70 years. Acta Orthop Belg. 2011;77(3):304–310.

[25] Barthel PY, Mansat P, Sirveaux F, Dap F, Molé D, Dautel G. Is total elbow arthroplasty indicated in the treatment of traumatic sequelae? 19 cases of Coonrad-Morrey(®) reviewed at a mean follow-up of 5.2 years. Orthop Traumatol Surg Res. 2014;100(1):113–118. https://doi. org/10.1016/j.otsr.2013.10.012.

[26] Erşen A, Demirhan M, Atalar AC, Atıcı T, Kapıcıoğlu M. Is Coonrad-Morrey total elbow arthroplasty a viable option for treatment of distal humeral nonunions in the elderly? Acta Orthop Traumatol Turc. 2015;49(4):354–360. https://doi.org/10.3944/ AOTT.2015.14.0309.

[27] Pogliacomi F, Aliani D, Cavaciocchi M, Corradi M, Ceccarelli F, Rotini R. Total elbow arthroplasty in distal humeral nonunion: clinical and radiographic evaluation after a minimum follow-up of three years. J Shoulder Elbow Surg. 2015;24(12):1998–2007. https://doi. org/10.1016/j.jse.2015.08.010.

[28] Cil A, Veillette CJ, Sanchez-Sotelo J, Morrey BF. Linked elbow replacement: a salvage procedure for distal humeral nonunion. J Bone Joint Surg Am. 2008;90(9):1939–1950. https://doi.org/10.2106/ JBJS.G.00690.

[29] Ramsey ML, Adams RA, Morrey BF. Instability of the elbow treated with semiconstrained total elbow arthroplasty. J Bone Joint Surg Am. 1999;81(1):38–47.

[30] Schoch BS, Werthel JD, Sánchez-Sotelo J, Morrey BF, Morrey M. Total elbow arthroplasty for primary osteoarthritis. J Shoulder Elbow Surg. 2017;26(8):1355–1359. https://doi.org/10.1016/j.jse.2017.04.003.

[31] Adams JE, Wolff LH 3rd, Merten SM, Steinmann SP. Osteoarthritis of the elbow: results of arthroscopic osteophyte resection and capsulectomy. J Shoulder Elbow Surg. 2008;17(1):126–131.

[32] Sochacki KR, Jack RA 2nd, Hirase T, McCulloch PC, Lintner DM, Liberman SR, Harris JD. Arthroscopic Debridement for Primary Degenerative Osteoarthritis of the Elbow Leads to Significant Improvement in Range of Motion and Clinical Outcomes: A Systematic Review. Arthroscopy. 2017;33(12):2255– 2262. https://doi.org/10.1016/j.arthro.2017.08.247.

[33] Krukhaug Y, Hallan G, Dybvik E, Lie SA, Furnes ON. A survivorship study of 838 total elbow replacements: a report from the Norwegian Arthroplasty Register 1994-2016. J Shoulder Elbow Surg. 2018;27(2):260–269. https://doi.org/10.1016/j. jse.2017.10.018.

[34] Vochteloo AJ, Roche SJ, Dachs RP, Vrettos BC. Total elbow arthroplasty in bleeding disorders: an additional series of 8 cases. J Shoulder Elbow Surg. 2015;24(5):773–778. https://doi.org/10.1016/j. jse.2015.01.004.

[35] Ernstbrunner L, Hingsammer A, Imam MA, Sutter R, Brand B, Meyer DC, Wieser K. Long-term results of total elbow arthroplasty in patients with hemophilia. J Shoulder Elbow Surg. 2018;27(1):126–132. https://doi. org/10.1016/j.jse.2017.09.009.

[36] Arnold WD, Hilgartner MW. Hemophilic arthropathy. Current concepts of pathogenesis and management. J Bone Joint Surg Am. 1977;59(3):287–305.

[37] Gilbert MS, Glass KS. Hemophilic arthropathy in the elbow. Mt Sinai J Med. 1977;44(3):389–396.

[38] Casadei R, De Paolis M, Drago G, Romagnoli C, Donati D. Total elbow arthroplasty for primary and metastatic tumor. Orthop Traumatol Surg Res. 2016;102(4):459– 465. https://doi.org/10.1016/j.otsr.2015.12.026.

[39] Peden JP, Morrey BF. Total elbow replacement for the management of the ankylosed or fused elbow. J Bone Joint Surg Br. 2008;90(9):1198–1204. https://doi. org/10.1302/0301-620X.90B9.19967.

[40] Ljung P, Jonsson K, Larsson K, Rydholm U. Interposition arthroplasty of the elbow with rheumatoid arthritis. J Shoulder Elbow Surg. 1996;5(2 Pt 1):81–85.

[41] Cheng SL, Morrey BF. Treatment of the mobile, painful arthritic elbow by distraction interposition arthroplasty. J Bone Joint Surg Br. 2000;82(2):233–238.

[42] Larson AN, Morrey BF. Interposition arthroplasty with an Achilles tendon allograft as a salvage procedure for the elbow. J Bone Joint Surg Am. 2008;90(12):2714–2723. https://doi.org/10.2106/ JBJS.G.00768.

[43] Laubscher M, Vochteloo AJ, Smit AA, Vrettos BC, Roche SJ. A retrospective review of a series of interposition arthroplasties of the elbow. Shoulder Elbow. 2014;6(2):129–133. https://doi. org/10.1177/1758573214525126.

[44] Yamaguchi K, Adams RA, Morrey BF. Semiconstrained total elbow arthroplasty in the context of treated previous infection. J Shoulder Elbow Surg. 1999;8(5):461–465.

[45] Baghdadi YM, Veillette CJ, Malone AA, Morrey BF, Sanchez-Sotelo J. Total elbow arthroplasty in obese patients. J Bone Joint Surg Am. 2014;96(9):e70. https://doi.org/10.2106/JBJS.M.00364.

[46] Brownhill JR, Furukawa K, Faber KJ, Johnson JA, King GJ. Surgeon accuracy in the selection of the flexion-extension axis of the elbow: an in vitro study. J Shoulder Elbow Surg. 2006;15(4):451–456.

[47] Lenoir H, Chammas M, Micallef JP, Lazerges C, Waitzenegger T, Coulet B. The effect of the anatomy of the distal humerus and proximal ulna on the positioning of the components in total elbow arthroplasty. Bone Joint J. 2015;97-B(11):1539–1545. https://doi. org/10.1302/0301-620X.97B11.36071.

[48] Lee DH. Linked total elbow arthroplasty. Hand Clin. 2011;27(2):199–213, . vi. https://doi.org/10.1016/j. hcl.2011.01.004.

[49] Morrey BF. Linked elbow replacement. In: Morrey BF, editor. Masters technique in orthopaedic surgery: the elbow. 3rd ed. Philadelphia: Wolters Kluwer Health; 2014. p. 467–490.

[50] Giannicola G, Sacchetti FM, Polimanti D, Bullitta G, Scacchi M, Sedati P. Elbow joint. In: Tubbs RS, Shoja MM, Marios Loukas M, editors. Bergman's comprehensive encyclopedia of human anatomic variation. 3rd ed. Hoboken: Wiley-Blackwell; 2016. p. 130–157.

[51] Sabo MT, Athwal GS, King GJ. Landmarks for rotational alignment of the humeral component during elbow arthroplasty. J Bone Joint Surg Am. 2012;94(19):1794–800. https://doi.org/10.2106/ JBJS.J.01740.

[52] Sanchez-Sotelo J, Morrey BF. Linked elbow replacement: a salvage procedure for distal humeral nonunion. Surgical technique. J Bone Joint Surg Am. 2009;91(Suppl 2):200–212. https://doi.org/10.2106/ JBJS.I.00383.

[53] Kamineni S. Distal humerus fractures. In: Morrey BF, Sanchez-Sotelo J, Morrey M, editors. The elbow and its Disorders. 5th ed; 2018. p. 878–887.

[54] Cheung EV, O'Driscoll SW. Total elbow prosthesis loosening caused by ulnar component pistoning. J Bone Joint Surg Am. 2007;89(6):1269–1274.

[55] Schneeberger AG, Meyer DC, Yian EH. Coonrad-Morrey total elbow replacement for primary and revision surgery: a 2- to 7.5-year follow-up study. J Shoulder Elbow Surg. 2007;16(3):S47–S54.

全肘关节置换术中的骨水泥技术

第 7 章

Jason R. Kang, Shawn W. O'Driscoll

内容概要

- 理想的骨水泥技术有助于假体的固定，并方便将来取出假体。
- 根据作者的经验，在肘关节置换术中，用最少的骨水泥通过假体挤压就足以实现稳定的固定。
- 在假体尖端尽量少的骨水泥覆盖甚至没有骨水泥最为理想。
- 肱骨和尺骨的髓腔内可应用骨移植物来限制骨水泥的扩散。
- 应采取措施方便将来的手术操作，如在水泥中添加亚甲蓝。

7.1 简介

骨水泥是全肘关节置换术中实现假体固定的最常用方法。黏合的目的是实现假体组件即时和可靠的固定。骨水泥技术将影响全肘关节置换术后患者的短期和长期结果。本章将回顾骨水泥型全肘关节置换的关键技术问题。

J. R. Kang · S. W. O'Driscoll (✉)
Orthopedic Surgery, Mayo Clinic,
Rochester, MN, USA
e-mail: odriscoll.shawn@mayo.edu

© Springer Nature Switzerland AG 2020
F. Castoldi et al. (eds.), Elbow Arthroplasty, https://doi.org/10.1007/978-3-030-14455-5_7

7.2 骨水泥填充层

髋关节置换术相关文献中，关于骨科置入物理想的骨水泥覆盖层的厚度问题一直存在争议。2～5mm的骨水泥厚度改进了股骨假体置换术后的结果。这一观点受到了法国外科医生的长期研究结果的挑战，他们使用的压配部件挤压骨水泥填充，因此只留下非常薄或最少的骨水泥套。这项技术被称为"法国悖论"，这类似于甲基丙烯酸甲酯通常常用于制作牙冠，而牙冠以其耐用性和持久性著称。在髋关节置换术中，股骨假体周围使用压配技术，保留最少的骨水泥填充，即使不比完整较厚的骨水泥套更好，至少也效果相当。

骨水泥套在全肘关节置换术中的作用和必要性尚不清楚。较厚的骨水泥套和那些超过肘关节假体顶端的骨水泥是非常难以取出的。取出的手术并发症很常见，如骨折和骨水泥残留等。因此，在翻修手术或因感染需取出假体时，没有延伸到肘关节假体顶端的薄骨水泥套，可以减少并发症的发生，使翻修手术更快。根据资深作者的经验，在肘关节置换术中，应用压配部件保留最少的骨水泥套就足以实现稳定固定（图7.1）。

早期的骨水泥型全肘关节置换术的经验表明，超出假体顶端的骨水泥是可取的，并且可以降低假体松动的发生率。然而，最近提出的骨水泥套长度与假体柄长度的比值，即骨水泥胶结指数，也不能显示其与肘关节置换失败率之间的相关性。

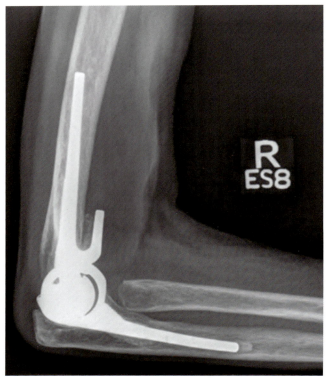

图7.1　我们推荐的骨水泥技术，很薄的骨水泥套将全肘关节假体紧密地固定在髓腔内，只有很少甚至没有骨水泥超过假体顶端（经Mayo医学教育研究基金会批准，保留版权）

7.3 骨水泥限制器

骨水泥限制器是一种可以产生骨水泥加压作用并提高假体固定强度的先进骨水泥技术。已有文献报道了几种全肘关节置换术中限制骨水泥的方法。由于多种原因，厂家提供的骨水泥限制器不太理想。在解剖学上，肱骨峡部位于骨干中下1/3的交界处，并不断扩大，这与股骨和胫骨不同。因此，厂家提供的骨水泥限制器通常放置在肱骨峡部近端，导致限制器移动或水泥泄漏（图7.2）。有时骨水泥会渗入骨髓腔，尤其是在没有使用限制器的情况下（图7.3）。大多数限制器都是为下肢关节置换术制造的，而且尺寸太大，不能用于肘关节。厂家提供的骨水泥限制器一般是不可靠的，而且是一个异物，在翻修手术中很难取出。

由于这些问题，不仅很难控制骨水泥在髓腔内不超过所需深度，而且使压配产生薄骨水泥套的努力白费。大多数外科医生认为，压配的薄骨水泥填充层决定了假体松动前的使用寿命。

Skinner等，报道了应用两种骨水泥技术置入股骨柄临床比较研究的10年随访结果和尸体研究。第一种技术（第1组）使用髓腔锉多扩髓2mm和中置塞，以便在柄周围形成均匀的2mm骨水泥套。第二种技术（第2组）使用与待插入假体的形状和尺寸相同的髓腔锉"线对线"扩髓，从而实现紧密的压配。10年生存率第1组为97%，第2组为99%。5年纵向迁移第1组为1.8mm，第2组为1mm。溶解性病变在第1组中更为常见。

他们还进行了一项尸体研究，其中他们比较了传统的骨水泥技术（过度扩髓以产生2mm骨水泥间

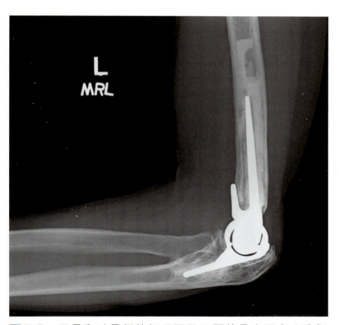

图7.2　尺骨和肱骨假体柄周围显示厚的骨水泥套（我们不推荐），肱骨柄周围有透亮区。肱骨髓腔内放置了厂家提供的塑料骨水泥限制器，但未能控制住近端骨水泥的渗出，这将导致肱骨翻修更加困难（经Mayo医学教育研究基金会批准，保留版权）

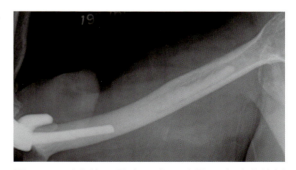

图7.3　过度挤压骨水泥进入肱骨近端髓腔的例子。肱骨假体翻修时，这样的大量骨水泥极大地增加了手术难度和并发症风险（Mayo诊所John Sperling博士提供，经Mayo医学教育研究基金会批准，保留版权）

隙）与骨水泥压配技术。第2组的骨水泥渗入骨内的程度较高，因为加压使骨水泥进入骨小梁间隙，由此得出结论骨水泥填充的减少并没有明显的缺点。

如果使用与假体相同尺寸的髓腔锉线对线扩髓，当压配式假体柄插入过程中，骨水泥将被加压。Song等报道，假体插入时，髓内压力上升到最高水平，这表明为达到足够加压的预先加压是没有必要的。

作者已经在肘关节置换术中使用了类似的技术几十年。我们的首选技术是使用骨作为骨水泥限制器。从肱骨远端切除的部分自体骨制成松质骨颗粒，修剪大小适合肱骨和尺骨的髓腔。行翻修术或肱骨远端骨量不充分时，可以使用同种异体骨。将自体骨或同种异体骨块放入髓腔内，用髓腔锉或试模敲入合适的位置。通过使用试模将骨移植物撞击到位，这确保了骨移植物置入足够深度，以容纳最终的假体，并与假体尖端完全匹配。松质骨有一定的压缩空间，假体置入时，最终假体末端可嵌入移植骨内。

7.4 可能翻修或取出假体的骨水泥技术

首次全肘关节置换术中应注意以下几点，以便于后续翻修。在第一次手术时，向骨水泥中添加亚甲蓝可大大提高骨水泥的去除率。在骨水泥清除和假体拔出的过程中，有效的骨水泥限制器可减少肱骨开窗或有创截骨的可能。在假体顶端最小程度或没有骨水泥栓形成将便于翻修手术的进行，比如假体固定到残留的骨水泥套上。理想的骨水泥技术不显著影响未来翻修手术的情况下，还能确保初次置换假体的固定和稳定性。

7.5 全肘关节置换术的首选骨水泥技术

7.5.1 器械

- 聚甲基丙烯酸甲酯骨水泥（40g，含或不含抗生素）。
- 骨水泥枪。
- 带真空加压的骨水泥搅拌机。
- 骨水泥枪细喷头。
- 1%亚甲蓝（1mL）。
- 脉冲管道冲洗器。
- 骨移植物（自体或同种异体骨移植）。
- 咬骨钳。
- 髓腔锉和试模。

7.5.2 骨水泥技术

　　肱骨和尺骨截骨并用髓腔锉扩髓，选择合适的全肘关节置换假体。我们首选的骨水泥限制器是骨移植物（图7.4）。在首次关节置换术中，肱骨远端切除的骨质可作为自体骨移植骨，翻修手术可使用同种异体骨。用大号或中号咬骨钳将骨移植物修剪成大小合适的"小球"，用小号咬骨钳修剪适合尺骨髓腔的"小球"。用镊子将骨块置入髓腔内，用髓腔锉或试模将植骨块固定到位。重复几次打压植骨过程，直到手术医生确定髓腔已完全闭塞。避免移植骨移动，髓腔用改良的管道冲洗器（图

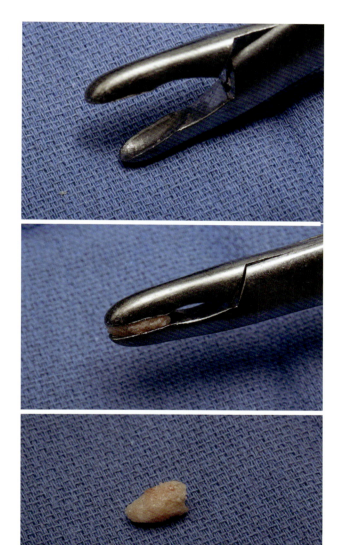

图7.4　大号咬骨钳修剪植骨颗粒，置于肱骨髓腔内作为骨水泥限制器。髓腔锉或试模将松质骨小球打压置入髓腔，深度到试模尖端，要完全闭塞髓腔（经Mayo医学教育研究基金会批准，保留版权）

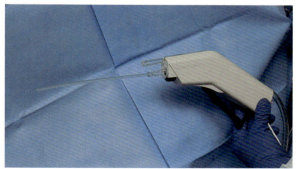

图7.5　使用改良的管道冲洗器进行脉冲灌洗，做固定前准备（经Mayo医学教育研究基金会批准，保留版权）

7.5）进行脉冲灌洗，然后用纱布非常仔细地擦干。

  在40g骨水泥中加入亚甲蓝（可以改变骨水泥颜色即可）。加入液体聚合物，在真空加压下混合水泥。将骨水泥装入窄喷嘴的骨水泥枪中（图7.6）。将喷嘴斜剪成与肱骨假体相等的长度，并可在髓腔内无阻力滑动。以"加压"模式，用骨水泥枪逆行地将骨水泥注入尺、肱骨髓腔。剩余的骨水泥均匀地涂抹在假体的骨接触面上。最后，用手插入假体并敲击到最终位置。由于骨水泥呈蓝色（图7.7）而很容易发现多余的骨水泥，可使用骨水泥清除工具将其清除。此外，在翻修过程中，蓝色有助于区分骨水泥和骨质（图7.8）。术后影像学检查证实最小程度的骨水泥栓超过假体尖端，没有骨水泥渗出。

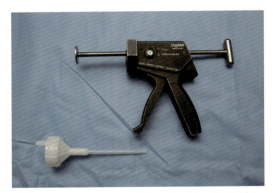

图7.6　"加压"模式的骨水泥枪。与假体柄长度相同的斜口细喷头（经Mayo医学教育研究基金会批准，保留版权）

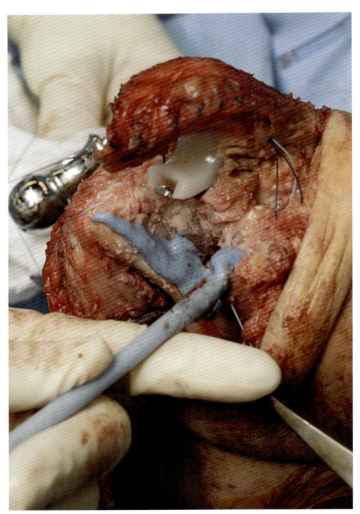

图7.7　将含有亚甲蓝的骨水泥逆行置入髓腔，并将剩余骨水泥涂抹在假体的骨接触面（经Mayo医学教育研究基金会批准，保留版权）

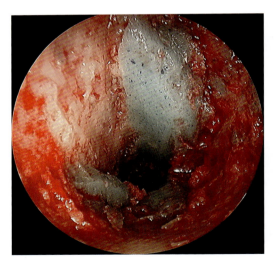

图7.8　添加了亚甲蓝的骨水泥在清除时，更容易区分骨水泥和骨质。这些图像是关节镜下拍摄的，去除骨水泥时可应用（经Mayo医学教育研究基金会批准，保留版权）

参考文献

[1] Skinner JA, Todo S, Taylor M, et al. Should the cement mantle around the femoral component be thick or thin. J Bone Joint Surg Br. 2003;85(1):45–51.

[2] Ebramzadeh E, Sarmiento A, McKellop HA, et al. The cement mantle in total hip arthroplasty. Analysis of long-term radiographic results. J Bone Joint Surg Am. 1994;76(1):77–87.

[3] Langlais F, Kerboull M, Sedel L, et al. The "French paradox.". J Bone Joint Surg Br. 2003;85(1):17–20.

[4] Morrey BF, Bryan RS, Dobyns JH, et al. Total elbow arthroplasty. A five-year experience at the Mayo Clinic. J Bone Joint Surg Am. 1981;63(7):1050–1063.

[5] Kiran M, Jariwala A, Wigderowitz CA. Evaluation of the Cementation Index as a Predictor of Failure in Coonrad-Morrey Total Elbow Arthroplasty. Adv Orthop Surg. 2014;2014:1–4. https://doi.org/10.1155/2014/243823.

[6] Faber KJ, Cordy ME, Milne AD, et al. Advanced cement technique improves fixation in elbow arthroplasty. Clin Orthop Relat Res. 1997;334:150–156.

[7] Danter MR, King GJ, Chess DG, et al. The effect of cement restrictors on the occlusion of the humeral canal: an in vitro comparative study of 2 devices. J Arthroplast. 2000;15(1):113–119.

[8] Hughes A, Clark D, Blewitt N, et al. A new technique for cementation of the humeral component in elbow arthroplasty: a cadaveric study. J Shoulder Elb Surg. 2011;20(3):e10–e14.

[9] Brumback RJ. The rationales of interlocking nailing of the femur, tibia, and humerus. Clin Orthop Relat Res. 1996;324:292–320.

[10] Song Y, Goodman SB, Jaffe RA. An in vitro study of femoral intramedullary pressures during hip replacement using modern cement technique. Clin Orthop Relat Res. 1994;302:297–304.

[11] Sharma S, Rymaszewski LA. Bone as a cement restrictor in elbow arthroplasty. Orthopedics. 2004;27(8):810–812.

[12] Davies JP, Harris WH. The effect of the addition of methylene blue on the fatigue strength of Simplex P bone-cement. J Appl Biomater. 1992;3(2):81–85.

[13] Malone AA, Sanchez JS, Adams R, et al. Revision of total elbow replacement by exchange cementing. J Bone Joint Surg Br. 2012;94(1):80–85.

全肘关节置换术治疗肱骨远端骨折和骨不连：手术技术特点及预期效果

第 8 章

Raffaele Russo, Antonio Guastafierro,
Giuseppe Della Rotonda

8.1 简介

肘关节置换术是一种日益广泛传播的技术，得到来自医学界越来越多的关注。这种手术技术最初被应用于炎症性关节炎。随后，得益于良好的临床效果，其适应证被扩展到其他病理性关节炎。根据Fevang等报道，肘关节置换的高失败率，特别是对于功能要求高的患者，使该术式效果受到质疑。

肘关节置换术在选择性病例中具备指征，但仍需做几方面的考虑。

下一章中将对全肘关节置换术（TEA）在肱骨远端骨折和骨不连治疗中的作用进行评估。

在科学界该情形下的治疗策略仍存争议，并且是一个严苛的话题。

我们将从置入物的类型、适应证、手术入路、技术要点与疗效方面分析TEA治疗急性肱骨远端骨折和肱骨远端骨不连。

8.2 置入物类型

现有的几种置入物主要分为3个亚组：连接型、非连接型和可连接型。

不同置入物的选择，尤其是非连接型（非限制型）与连接型（半限制型和全限制型）的选择，由关节稳定性和骨量所决定。

最为普及的非连接型置入物是Souter-Strathclyde和Kudo假体。在有或无桡骨头组件情况下，此种置入物表面置换组件被系统地装配在肱骨远端和尺骨近端。在非限制型置入物中，肱骨和尺骨组件并非机械性连接。此时，组件的恰当位置、韧带的完整性和肌肉的稳定作用决定置入物的匹配性。该置

R. Russo · A. Guastafierro（✉）· G. D. Rotonda

Department of Orthopaedic and Traumatology,
Pineta Grande Hospital, Castel Volturno, Italy

© Springer Nature Switzerland AG 2020
F. Castoldi et al.（eds.），Elbow Arthroplasty, https://doi.org/10.1007/978-3-030-14455-5_8

入物易发生不稳定，从而限制了本身的临床效果。

连接型置入物基于肱尺组件物理连接的主要特征，半脱位和脱位的风险降低。由于人工关节承受的高应力，早期置入物存在高失败率。此假体的实现为开发新的半限制型假体提供了条件。随着Coonrad-Morrey假体的引入（图8.1），连接装置起到简单铰链的作用，并由此减轻了骨置入物界面的应力。由于其更好的手术效果与远期更可靠的固定，此种关节置换术最为常用。

由于限制型和半限制型假体能够确保关节稳定性，因此其成为治疗严重骨缺损或韧带不足病例的首选方法。鉴于此，连接型假体是治疗急性肘关节骨折和骨不连病例的重要选择。

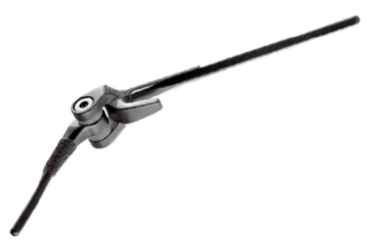

图8.1 Coonrad-Morrey全肘关节置换（经印第安纳州华沙镇捷迈有限公司许可转载）

最近，Little等在肘关节置换术的系统评价中发现：连接型与非连接型肘关节置换的翻修率相当。特别是，非连接型似乎存在更高的影像学松动率，连接型具有更好功能效果。2005年，Levy等报道非限制型假体与限制型相比具有更高的翻修率。

桡骨头并非系统性的置换。 关节炎疾病或桡骨头切除时，正确的桡骨头置换可提高稳定性；反之，力线不良则是磨损、骨溶解和松动的主要原因。

该技术的最新应用是为了保留一些基本特征并改进其他方面：

· 承受较小接触压力的较厚聚乙烯的支撑面设计。

· 利用专用仪器以改善旋转中心的装配。

· 完整检查运动范围后方可连接组件。

Latitude™ EV（美国Tornier有限公司）是这种已应用技术的最佳范例之一（图8.2）。该模块系统可在术中评估肘关节稳定性的基础上进行连接。在手术过程中，有必要复位肱骨、尺骨和桡骨组件试模，通过全活动范围（ROM）的肘关节运动测试稳定性、关节轨迹、旋转轴和ROM，并评估是否需要将肱骨组件连接至尺骨组件。此外，该系统允许在不翻修肱骨干的情况下将肱骨远端半关节置换术转变为全肘关节置换术。

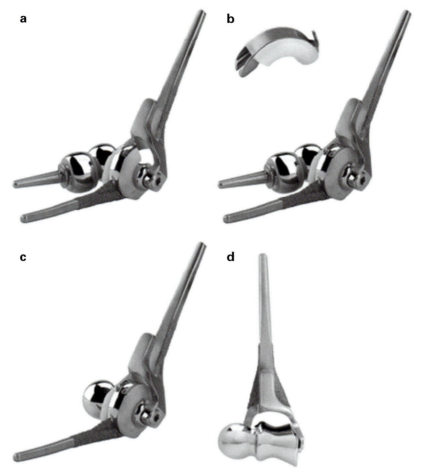

图8.2　Latitude EV系统。（a）伴桡骨头双极置换的非连接型Latitude TEA。（b）带锁定帽的连接型Latitude TEA。（c）无桡骨头双极置换的非连接型Latitude TEA。（d）解剖型latitude半肘关节置换术（经美国明尼苏达州爱迪纳市托尼尔有限公司许可转载）

8.3 适应证

近几十年来，关节置换已是治疗急性肱骨远端骨折和骨不连的一种治疗选择。特别是对于老年肱骨远端粉碎性骨折，TEA能够达到良好的临床效果。通常，假体置换可缓解原发性或继发性骨关节炎、类风湿关节炎、功能性畸形的矫正、翻修手术以及无法进行复位固定的骨折所带来的剧烈疼痛或严重残疾。

Cobb和Morrey的研究中，48%为类风湿关节炎患者，但作者仍强调该方法在肱骨远端骨折中的成功疗效。

最近，其他研究中也报道了类似结果，虽然部分研究包含类风湿关节炎患者。

Stanley等报道了非类风湿人群在3年随访和5年随访中的满意结果。

肘关节置换术已成为肱骨远端骨折，尤其是挑战传统外科治疗（ORIF）的严重骨关节损伤患者的一种引人注目的解决方法。诸多研究已经报道了肘关节置换术治疗急性肱骨远端骨折后的良好疗效。

然而，内固定仍是大多数患者的治疗选择。

当采用内固定修复肱骨远端骨不连时，骨量有限、关节软骨损害、关节挛缩和骨活力受损都可能影响骨愈合、疼痛缓解和功能恢复。

出于以上考虑，在肱骨远端骨不连这一具有挑战性的肘部疾病中TEA也是一种令人瞩目的治疗方案。

在这种情况下，连接型半限制全肘关节置换术具有以下优点：伸直装置可不受干扰，无须术后保护，稳定性得到可靠重建，可确保功能活动范围，并避免了由于持续性骨不连、畸形愈合或创伤后骨关节炎继发的疼痛与活动受限。

主要缺点是与置入物相关并发症的风险，以及需限制术后上肢的使用以最大限度地减少松动和磨损的风险。

赋予TEA正确的适应证是关键因素，因此，几位作者提出了指导治疗策略的指南。

2010年，基于德尔菲法的共识文件发表。根据肘关节外科医生的见解，人们制定了急性肱骨远端骨折的适应证：

· 75岁以上的非类风湿患者。

· 任何年龄的类风湿肘病患者。

· 任何年龄的预期寿命缩短的患者。

· 任何年龄的骨病患者。

· 60岁以上患有退行性肘部疾病的患者。

根据Sanchez-Sotelo和Morrey的研究，肱骨远端骨不连在以下情况下考虑行全肘关节置换术：

· 预期功能需求低的老年患者。

· 肱骨骨不连伴骨量严重不足。

· 既往伴有炎症或退行性关节改变。

在感染和严重神经功能障碍的情况下，TEA也被认为是禁忌施行的。

在我们的临床经验中，全肘关节置换术的适应证包括：

· 急性粉碎性肱骨远端骨折无法获得稳定内固定的老年患者（超过65岁）。

· 因关节面或关节骨支持不足、严重的骨质疏松或畸形而无法进行骨固定术的老年骨不连患者（65岁以上）。

· 骨固定术失败。

· 严重炎症和疼痛的类风湿关节炎。

相反，由于我们的临床实践中同种异体骨关节移植取得的令人鼓舞的结果，对年轻患者的无法修复的肱骨远端粉碎性骨折而言，做出正确的选择至关重要。

8.4 技术与技巧

8.4.1 术前评估与计划

术前有必要临床分析患肢的神经血管状况和患者的一般状况。影像学方面，除了传统的X射线以外，借助新应用的3D重建CT极大地提升了诊断和术前计划。3D重建可以更好地了解骨折（图8.3）与所需的类似置入物。

急性复杂性骨折的关键是准确认识受伤部位。鹰嘴窝近端的骨折通常使用长翼假体处理。

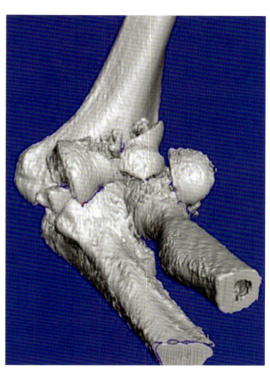

图8.3　图示一例复杂肱骨远端骨折的3D重建

骨不连病例必须注意畸形程度和原皮肤切口的位置。由于肘关节畸形可能需要长柄以避免松弛，因此必须正确对其进行评估。所以，为这些患者提供多种假体选择十分重要。最后，必须始终将可能的感染视为骨不连的病因。

记录尺神经的情况也十分重要。如果无症状，手术时神经仅需辨识即可。如患者存在症状，则必须进行减压，必要时神经前置。

8.4.2 患者体位

根据术者喜好，患者取仰卧位或侧卧位。仰卧（作者偏爱）时，将手臂放在胸前，可完全活动患肢。皮肤切口可依据外科手术入路进行变化。如进行翻修，通常将旧皮肤改成直切口。如存在严重畸形，我们将远、近端以尺骨的皮下边界和肱骨中部作为标记，以确保矫正畸形后最终为直切口。

8.4.3 手术方法

临床上，我们常使用3种手术入路进行肘关节置换：

（1）保留三头肌止点的后外侧Kocher延展入路。

（2）肱三头肌舌形瓣入路（O'Driscoll）。

（3）后入路。

8.4.3.1 保留三头肌止点的后外侧 Kocher 延展入路

Kocher入路利用肘肌和尺侧腕伸肌间隙进入肘关节。与Kocher远端入路相比，皮肤切口在外上髁近端延伸6~7cm。

进入Kocher间隔后，向前剥离尺侧腕伸肌和伸肌总腱以暴露关节囊。

肱三头肌很容易从肱骨后方翻开；三头肌仍附着在尺骨上，但如暴露不足，Mayo改良的Kocher入路可从鹰嘴尖剥离部分（25%~50%）肱三头肌附着点。如剥离超过50%，则必须牢固地重建三头肌止点。有必要评估尺神经是否受压。如压缩，需从肘管中松解尺神经。

这种方法的优点是可以保持附着的三头肌，而不损害伸肌装置。在某些情况下，关节暴露比后路更困难。

8.4.3.2 肱三头肌舌形瓣入路（O'Driscoll）

此为肘关节的后侧入路；尺神经需被辨识；如未受压迫，则无须尺神经前置。

肱三头肌舌形瓣用记号笔标记。肱三头肌舌形瓣远端基于三头肌腱，长5~6cm，宽2~3cm。近端可呈矩形或终于一点后呈V形。

重要的是，三头肌舌形瓣上要保留部分肌腱，以确保在手术结尾进行"腱–腱"修复。从深部肌肉翻开舌形瓣，但仍保留鹰嘴远端止点（图8.4）。此种方法不必进行尺神经移位。肘关节暴露最佳，伸肌装置损伤最小。

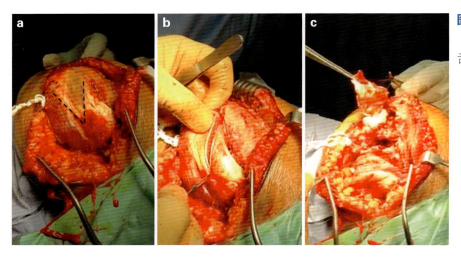

图8.4 肘关节舌形瓣入路。（a）标记舌形瓣边界。（b）舌形瓣切口。（c）翻开舌形瓣

8.4.3.3 后侧入路

经鹰嘴尖外侧做后侧入路皮肤切口。解剖辨识尺神经并进行表面减压。临床上，我们偏好尺神经前置。肘后路可考虑劈开或剥离肱三头肌腱。如条件允许，可简单地将三头肌移向外侧以保持其完整性（保留三头肌入路，图8.5）。由此，关节被广泛暴露，易于进入肱骨远端、尺骨和桡骨头。

8.4.4 全肘关节假体：安装和置入

肱骨和尺骨组件的正确放置是获得正常旋转轴所必需的。旋转轴方向对于假体置入物的正常功能至关重要。

组件处于延长位置可导致肘关节伸直活动受限和屈曲挛缩；组件处于短缩位置会导致肘部过伸，而屈肌、伸肌无力。

肱骨远端骨折中，安装假体置入物的骨参考点常发生变化。虽然连接型置入物不需要肱骨髁和尺骨切迹来固定组件，但肱骨小头对于评估肘关节旋转和假体安装至关重要（图8.6）。然而，尽管将置入物铰链部分放置在适当的旋转轴上很重要，但对于连接型置入物，侧副韧带或肱骨髁的存在并不像非连接型置入物那么重要。明确地说，与非连接型置入物相比，由于其固有的稳定性，连接型置入物具有更大的容受性。因此，临床上，尽管对骨折块进行了精确重建，但我们在肱骨远端骨折和骨不连中仍使用连接型或可连接的置入物（图8.7、图8.8）。

8.4.4.1 骨准备

肱骨远端骨折中，第一步是明确骨折块。尽可能重建肱骨髁的解剖结构以便安装假体。鹰嘴窝的近端部分是带前翼连接型假体的重要标志。实际上，如前翼置于该水平高度，则应准确地重建屈伸轴。由于存在骨折，肱骨截骨导板变得无用。肱骨通道确定后就可以使用肱骨锉进行肱骨准备。放置试模，验证匹配性和高度。由此，置入物的旋转轴线与正常肘关节轴线一致。为了提供足够的关节稳

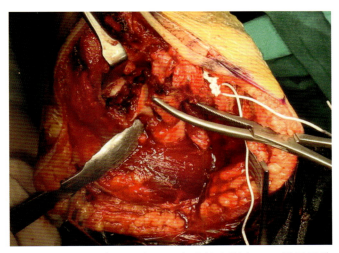

图8.5 保留三头肌入路，三头肌并未剥离，而是置于外侧（图片左侧）

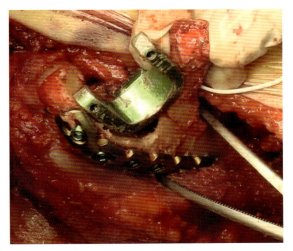

图8.6 进行肱骨髁重建以安装肱骨组件

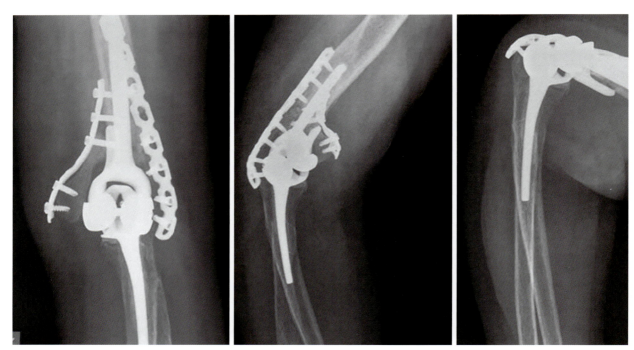

图8.7　术后4个月随访的X线片。Coonrad-Morrey假体并内外侧柱精确重建

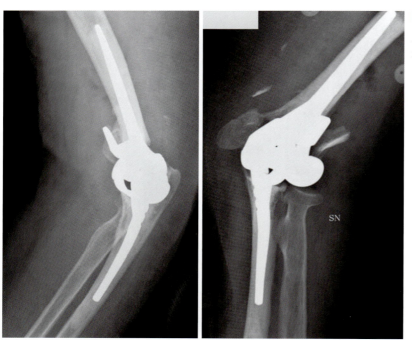

图8.8　术后X线片。带锁定帽的Latitude全肘关节置换术

定性，我们将置入最短但直径最大的Coonrad-Morrey假体（肱骨远端骨折中最常用的置入物）。

　　利用截骨导向器切除部分大乙状切迹，进行尺骨近端的准备。而后利用高速钻或钻孔导向器打开髓内通道，并用尺骨锉准备。随后，放置尺骨试模测试匹配性。

　　对于非连接型置入物，桡骨头可保留、切除或置换。如果上尺桡关节和肱桡关节情况良好，则应保留桡骨头。相反，如关节有退行性改变，则桡骨头应被切除或置换。徒手技术或截桡骨头导向器可用于去除适当长度的桡骨头。而后将桡骨头试模拧入桡骨干并固定于切除的骨面上。

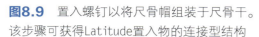
图8.9　置入螺钉以将尺骨帽组装于尺骨干。该步骤可获得Latitude置入物的连接型结构

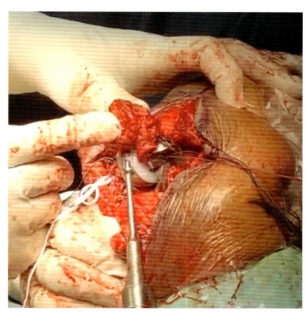

8.4.4.2 置入物的插入

放置尺骨近端和肱骨远端试模（有或无置换桡骨头）后，要对肘关节活动范围进行准确评估。置入物必须正确放置以使置入物的铰链部分位于正确的旋转轴上，并实现全范围活动（尤其是伸展）。

应在肱桡关节屈伸和旋转活动中验证运动轨迹是否适合。

肱骨或尺骨组件的活动可能表明假体与骨骼之间存在撞击，或可能由于屈伸轴的位置不当所造成。撞击通常与冠突或鹰嘴尖的骨赘有关，此时，必须进行精确的切除。

试模位置满意后，刷洗、干燥髓内通道，并将精确的置入物固定在适当位置。如是可连接型置入物，则将肱骨组件连接至尺骨组件（图8.9）。如果置入物带有前翼，则在假体前翼与肱骨前皮质间植骨以促进骨整合。

8.4.4.3 关闭

后入路中，三头肌如被剥离则通过经骨的不可吸收缝合线牢固地固定到鹰嘴。如采用"保留肱三头肌"入路，则无须修复伸肘装置。

在舌形瓣入路中，三头肌的细致修复和适当的愈合是功能恢复的关键。通常在60°屈曲位关闭创面以获得三头肌恰当的张力。

延展的Kocher入路中，由于肱三头肌的附着点得以保留，因此关键因素是重建外侧间室。相反，Mayo改良型入路中，如果50%以上的附着点被剥离，则三头肌必须采用经骨不可吸收缝合线牢固地固定在骨上。

尺神经可根据手术入路和外科医生的喜好而保留在原位或进行转位。

常规关闭皮肤和皮下组织。如止血效果好，常不用引流，但必要时即使用。

8.4.5 术后护理

术后利用石膏背板将手臂伸直，抬高48h。板取下后，患者即主动屈伸运动。拆线后，患者开始在水中进行治疗。

8.5 结果

8.5.1 肱骨远端骨折

切开复位内固定被认为是大多数肱骨远端骨折治疗的金标准。对于老年患者和粉碎性骨折，肘关节置换术可能是一种有价值的选择。

有研究表明全肘关节置换术治疗选择性肱骨远端骨折患者的临床效果令人满意。

Kamineni和Morrey报道43例连续性病例（平均随访7年）获得了满意的Mayo肘关节功能评分（MEPS），平均活动度达到伸直24°到屈曲131°。但9例患者需再次进行手术。

Frankle等在一项24例患者的比较研究中指出，与内固定相比，关节置换术具有更好的临床效果。

Prasad和Dent比较了老年肱骨远端骨折初次肘关节置换与内固定失败或保守治疗后置换的结果。平均随访56.1个月。两组间未发现显著性差异。

8.5.2 肱骨远端骨不连

在肱骨远端骨不连的治疗策略中，肘关节置换术是一种极好的治疗选择。大多数肱骨远端骨不连采用内固定和植骨进行治疗。相反，肘关节置换术可能让骨质疏松和骨量十分有限的老年患者获益更多。

Morrey与Adams报道了36例肱骨远端骨不连行肘关节置换术患者的研究结果（平均年龄68岁，平均随访4年）。该研究报道86%病例取得满意疗效。同时，作者报道2例感染和3例聚乙烯过度磨损患者。

Cil等回顾了92例接受连接型TEA治疗的患者，其中85%MEPS得到改善。尽管并发症发生率高，但44例肘关节仅出现轻微并发症，其中32例需额外手术，23例需进行手术翻修。

2011年，Sanchez-Sotelo修订了92例肱骨远端骨不连的临床结果。平均随访6.7年（2~20年），79%患者无疼痛或轻度疼痛，平均活动范围为伸直22°至屈曲135°。并发症包括无菌性松动16例，组件断裂5例，深部感染5例和衬套磨损1例。

Pagliacomi等报道了与其他研究类似的结果。特别是20例患者使用连接型置入物治疗肱骨远端骨不连，80%无肘部疼痛。患肢平均MEPS从术前51.3提高到随访时的86。患者满意且其中90%疗效优良。

8.6 并发症

由于肘关节软组织包被较薄，因此深部假体周围感染被认为较其他关节更高。估计介于2%~4%之间。

因此，TEA治疗的肘关节骨折和骨不连中，与其他疾病相比感染率更高。因为既往外科手术失败（不愈合）的患者可能存在骨折外露或较高感染风险。

尺神经病变的风险约为5%。故大多数外科医生建议常规行皮下神经转位，尤其是在后侧入路中。

伸肘装置功能障碍的发生率通常与直接后侧入路相关。据Little等报道所有病例中其发生率为3%。该功能障碍通常需要翻修，利用肘肌旋转皮瓣或跟腱移植来重建伸肌装置。

文献中没有关于连接型假体置换后脱位或半脱位等不稳定的报道。

发生以下情况时应考虑机械故障：无菌性松动、聚乙烯磨损、溶骨、组件断裂和脱开。据Little等报道无菌松动，这一置入物耐用性主要限制因素，在连接型TEA中的发生率为2%。

参考文献

[1] Fevang BTS, Lie SA, Havelin LI, Skredderstuen A, Furnes O. Results after 562 total elbow replacements: a report from the Norwegian Arthroplasty register. J Shoulder Elb Surg. 2009;18（3）:449–456. https://doi.org/10.1016/j.jse.2009.02.020.
[2] Lee DH. Linked total elbow arthroplasty. Hand lin. 2011;27（2）:199–213. https://doi.org/10.1016/j. hcl.2011.01.004.
[3] Sanchez-Sotelo J. Total elbow arthroplasty. Open Orthop J. 2011;5（1）:115–123. https://doi.org/10.2174/ 1874325001105010115.
[4] Little CP, Graham AJ, Carr AJ. Total elbow arthroplasty: a systematic review of the literature in the English language until the end of 2003. J Bone Joint Surg Br. 2005;87（4）:437–444. https://doi. org/10.1302/0301-620X.87B4.15692.
[5] Levy JC, Loeb M, Chuinard C, Adams RA, Morrey BF. Effectiveness of revision following linked versus unlinked total elbow arthroplasty. J Shoulder Elb Surg. 2009;18（3）:457–462. https://doi.org/10.1016/j. jse.2008.11.016.
[6] Cobb TK, Morrey BF. Total elbow arthroplasty as pri- mary treatment for distal humeral fractures in elderly patients. J Bone Joint Surg Am. 1997;79（6）:826–832. https://doi.org/10.1016/S0020-1383（00）00076-0.
[7] Morrey BF, Adams RA. Semiconstrained elbow replacement for distal humeral nonunion. J Bone Joint Surg Br. 1995;77（1）:67–72.
[8] Kamineni S, Morrey BF. Distal humeral fractures treated with noncustom total elbow replacement. J Bone Joint Surg Am. 2004;86-A（5）:940–947. https:// doi.org/10.2106/JBJS.D.02871.
[9] Prasad N, Dent C. Outcome of total elbow replace- ment for distal humeral fractures in the elderly: a comparison of primary surgery and surgery after failed internal fixation or conservative treatment. J Bone Joint Surg Br. 2008;90-B（3）:343–348. https://doi. org/10.1302/0301-620X.90B3.18971.
[10] Ray PS, Kakarlapudi K, Rajsekhar C, Bhamra MS. Total elbow arthroplasty as primary treatment for distal humeral fractures in elderly patients. Injury. 2000;31:687–692. https://doi.org/10.1016/ S0020-1383（00）00076-0.
[11] J a G, Mykula R, Stanley D. Complex fractures of the distal humerus in the elderly. The role of total elbow replacement as primary treatment. J Bone Joint Surg Br. 2002;84（6）:812–816. https://doi.org/10.1302/0301-620x.84b6.12911.
[12] Ali A, Shahane S, Stanley D. Total elbow arthroplasty for distal humeral fractures: indications, surgical approach, technical tips, and outcome. J Shoulder Elb Surg. 2010;19（2 Suppl）:53–58. https://doi. org/10.1016/j.jse.2009.12.013.
[13] Sanchez-Sotelo J, Morrey BF. Linked elbow replacement: a salvage procedure for distal humeral nonunion. Surgical technique. J Bone Joint Surg Am. 2009;91［Suppl 2（Part 2）]:200–212. https://doi. org/10.2106/JBJS.I.00383.
[14] Cil A, Veillette CJ, Sanchez-Sotelo J, Morrey BF. Linked elbow replacement: a salvage procedure for distal humeral nonunion. J Bone Joint Surg Am. 2008;90（9）:1939–1950. https://doi.org/10.2106/ JBJS.G.00690.
[15] Jupiter JB. The management of nonunion and mal- union of the distal humerusa 30-year experience. J hop Trauma. 2008;22（10）:742–750. https://doi. org/10.1097/BOT.0b013e318188d634.
[16] Marinello PG, Peers S, Styron J, Pervaiz K, Evans PJ. Triceps fascial tongue exposure for total elbow arthroplasty. Tech Hand Up Extrem Surg. 2015;19（2）:60–63. https://doi.org/10.1097/ BTH.0000000000000079.
[17] Cheung EV, O'Driscoll SW. Total elbow prosthesis loosening caused by ulnar component pistoning. J Bone Joint Surg Am. 2007;89（6）:1269–1274. https:// doi.org/10.2106/JBJS.F.00376.
[18] Gambirasio R, Riand N, Stern R, Hoffmeyer P. Total elbow replacement for complex fractures of the dis- tal humerus. An option for the elderly patient. J Bone Joint Surg Br. 2001;83（August 1997）:974–978. https:// doi.org/10.1002/acr.23274.
[19] Frankle MA, Herscovici D, DiPasquale TG, Vasey MB, Sanders RW. A comparison of open reduction and internal fixation and primary total elbow arthroplasty in the treatment of intraarticular distal humerus fractures in women older than age 65. J Orthop Trauma. 2003;17（7）:473–480.

[20] Prasad N, Dent C. Outcome of total elbow replacement for distal humeral fractures in the elderly: a comparison of primary surgery and surgery after failed internal fixation or conservative treatment. J Bone Joint Surg Br. 2008;90（3）:343–348. https://doi. org/10.1302/0301-620X.90B3.18971.

[21] Pogliacomi F, Aliani D, Cavaciocchi M, Corradi M, Ceccarelli F, Rotini R. Total elbow arthroplasty in distal humeral nonunion: clinical and radiographic evaluation after a minimum follow-up of three years. J Shoulder Elb Surg. 2015;24（12）:1998–2007. https:// doi. org/10.1016/j.jse.2015.08.010.

[22] Yamaguchi K, Adams RA, Morrey BF. Infection after total elbow arthroplasty. J Bone Joint Surg Am. 1998;80（4）:481–491.

第 9 章

关节置换术治疗类风湿关节炎和其炎症性疾病：非关联或关联替代

Alessandra Colozza, Luigi Perna,
Alberto Trimarchi, Bernard F. Morrey

9.1 简介

全肘关节置换术最常见的适应证是显著影响日常活动的疼痛和肘关节不稳定。疼痛通常与类风湿关节炎或创伤有关。肘关节不稳定是Ⅳ型类风湿关节炎和创伤后关节的典型特征，伴有严重的骨质丢失或肱骨远端骨不连。另一个介入的适应证是肘关节僵直。这种情况与青少年类风湿关节炎、某些成人发病的类风湿关节炎、创伤后关节炎和其他炎症情况有关。近几十年来，治疗风湿性疾病的医疗方法的改进使类风湿关节炎（RA）的发病率显著下降，从而极大地有利于外科医生处理这类系统性病理改变。然而，这种病理改变的处理可能会引起一系列并发症，如药物引起的骨质疏松症、感染率的增加以及伤口延迟愈合。

9.2 类风湿关节炎（RA）

类风湿关节炎是一种炎症性疾病，其病因尚不完全清楚。主要组织相容性复合体（MHC）基因HLA–DR4的存在是已知的RA发生的危险因素。免疫细胞的激活、病理损伤中细胞的扩增以及对免疫抑制治疗的良好反应表明类风湿关节炎是一个免疫介导的过程。有25%~30%的类风湿关节炎患者累及了肘关节。

A. Colozza（⊠）· L. Perna · A. Trimarchi

Department of Orthopaedics, Faenza Hospital,
Faenza, Italy
B. F. Morrey
Department of Orthopaedics, Mayo Clinic Rochester,
Rochester, MN, USA
University of Texas Health Science Center,
San Antonio, TX, USA

© Springer Nature Switzerland AG 2020
F. Castoldi et al.（eds.），Elbow Arthroplasty, https://doi.org/10.1007/978-3-030-14455-5_9

9.2.1 临床表现

根据美国风湿病学会目前的指南，以下7项标准中至少有4项存在至少6周才能被诊断为类风湿关节炎：

（1）关节及关节周围晨僵持续至少1h。

（2）3个或以上部位的关节炎（指间关节、掌指关节、腕关节、肘关节、膝盖、踝关节及同侧的跖趾关节）。

（3）手部的关节炎，最少涉及一个关节区域。

（4）两侧对称性关节炎（指间、掌指、跖趾关节受累时不要求绝对对称）。

（5）可被观察到的类风湿结节。

（6）血清类风湿因子升高。

（7）影像学改变应该包括典型的侵蚀和/或关节周围骨质疏松。

一半的类风湿关节炎病例有急性症状，而在其余的病例中可能是隐匿性存在的。RA可表现为单关节受累（21%的病例）或典型的多发性关节炎（35%）。关节出现典型的疼痛、肿胀和僵硬。随后出现晚期的关节畸形（图9.1）。僵硬通常出现在早晨，这被认为与夜间关节处于静止状态数小时、间质液体重新分布导致的肿胀有关。

疼痛是由关节炎症（滑膜炎）引起的。当关节中的液体增多时，症状会更加明显，这将导致肿胀，从而导致关节僵硬。RA在肘关节主要表现为伸直受限。炎性症状以及晚期手和手腕的畸形更具致残性，但患者往往没有注意到这一迹象。

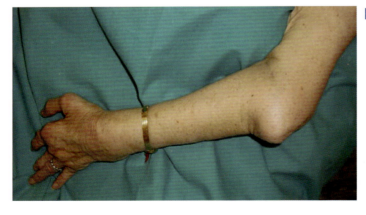

图9.1 类风湿关节炎（RA）晚期的临床特征

9.2.2 分类

Larsen和Mayo医学中心分型均基于放射学特征，是最常用的肘关节受累的临床分期，具体分型如下：

Larsen 1期和Mayo Ⅰ期：仅限于软组织受累，X线片表现接近正常。

Larsen 2期和Mayo Ⅱ期：关节周围侵蚀和轻度软骨丢失；X线片上可能有软组织肿胀和骨量减少的证据。

Larsen 3期和Mayo Ⅲ A期：X线片显示关节间隙明显变窄。

Larsen 4期和Mayo Ⅲ B期：进一步侵蚀穿透软骨下骨板（图9.2）。

Larsen 5期和Mayo Ⅳ期：X线片显示进一步的关节破坏和关节轮廓缺失（图9.3）。

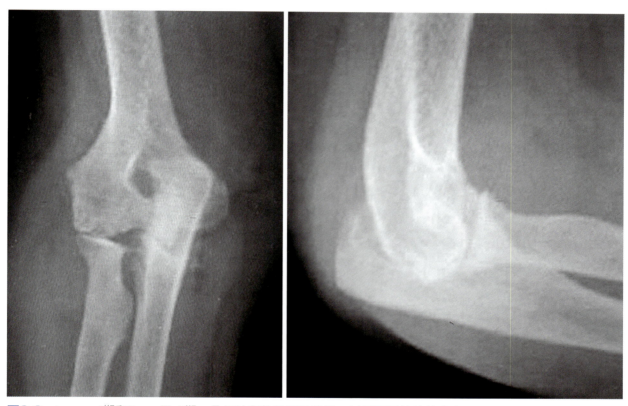

图9.2 Larsen 4期和Mayo Ⅲ B期：骨侵蚀和软骨下骨渗透，以及可见的关节变窄

图9.3 Larsen 5期和Mayo Ⅳ期：X线片显示关节严重损伤和关节形态丢失

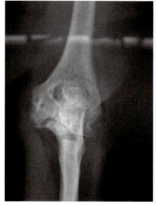
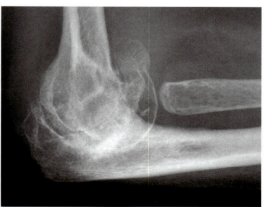

9.2.3 治疗

9.2.3.1 保守治疗

保守治疗旨在缓解症状，防止组织破坏和残疾。通常可以使用几类药物，包括止痛药、非甾体抗炎药、类固醇激素和疾病改良药（甲氨蝶呤、喹啉衍生物、金化合物、柳氮磺胺吡啶）。生物反应调节剂最近也被纳入了可被使用的药物范围。

9.2.3.2 手术治疗

非假体治疗：滑膜切除术适用于具有以下特点的患者：

- 拒绝保守治疗。
- Larsen分期＜3。
- Larsen 3期或Mayo Ⅲ A期的小于50岁或者伴随有肩关节疾病的患者。
- 并没有出现肘关节不稳定的患者。
- 由于考虑到治疗的有效性，我们通常很少使用这一类治疗方式。

肘关节成形术是在全肘关节置换术之前考虑使用的治疗方式。这仍然是对肘关节术后功能要求很高的年轻患者的首选治疗方法。关节切除成形术，无论是否置入组织（阔筋膜、真皮）均已经不再使用，因为该技术会导致进行性骨侵蚀，从而增加肘关节不稳定性并导致较差的手术预后。另一个不再推荐的手术选择是半关节置换术，因为假体不容易获得，并且术后可能导致关节僵硬和疼痛。

9.2.3.3 肘关节置换术

全肘关节置换术（TEA）是晚期类风湿关节炎（Larsen 4期和5期，Mayo Ⅲ B期和Ⅳ期）减轻疼痛和恢复功能范围的首选治疗方法。目前有许多商业上可用的假体类型，因此术语可能会令人混淆。假体可分为限制型、非限制型、半限制型、链接型、非链接型、铰链式和非铰链式。最常用的假体类型要么是"链接的"（肱骨和尺骨部件之间有机械连接，以防止分离），要么是"非链接的"。置入物的选择通常基于3个因素：

- 影响肘关节的疾病（类风湿关节炎、青少年类风湿关节炎、创伤后、创伤）。
- 患者的特殊需求（高活动度与低活动度）。
- 外科医生的偏好和专业知识（置入物数量/年）。

非链接假体依赖于支承面的结构和软组织的完整性：限制是关节面的形状以及关节面的相互作用。因此，患者的选择和技术至关重要。软组织状况，包括侧副韧带和肌肉功能，以及骨量必须被评估。连接型假体不依赖软组织平衡，但可能会对骨-骨水泥-骨干界面造成应力，因此增加磨损和无菌性松动的风险。到目前为止，还没有比较链接型和非链接型假体的前瞻性随机对照试验。使用链接型或非链接型关节假体的翻修率是相似的。Little等2005年的一篇综述的结论表明与非链接型假体相比，链接型假体（铰链松弛）在运动范围和稳定性方面获得了更好的功能预后。同一作者还研究了3组受RA影响并接受不同假体（Souter-Strathclyde，Kudo，Coonrad-Morrey）治疗的患者，报道称Coonrad-Morrey假体的存活率较高（5年时为90%）。在16%的患者中，存在尺骨侧部件周围的骨溶解，并演变为关节/假体松动。Sanchez-Sotelo等在2016年发表的文章中纳入了在387名RA患者中置入461个链接型TEA假体（Coonrad-Morrey 链接型假体）的队列。该研究平均随访时间为10年，总体翻修率为11%，15年假体存活率为83%，20年假体存活率为68%，感染率为8%。尺骨假体松动是翻修的主要指征，尤其是PMMA（聚甲基丙烯酸甲酯）预涂假体。研究者假想这个问题可以通过等离子喷涂图层来解决。假体的另一个弱点是聚乙烯磨损，这降低了15年和20年的存活率。一些外科医生建议在RA的早期阶段使用非链接型关节置换术（Larsen 3期，Mayo Ⅲ A期）。非链接型假体是年轻患者的最佳选择，因为这一类患者具有足够的骨量、良好的韧带稳定性和肌肉力量。然而，类风湿关节炎是一种全身性疾病，其特征性表现是滑膜炎、肿胀和关节囊松弛导致的关节不稳定；因此，当考虑使用非链接型TEA假体作为治疗方案时，谨慎地选择患者和细致地进行手术操作是必要的条件。此外，应该选择可转换的非链接型假体，因为它允许外科医生在术中对肘关节的稳定性做出评估，并在不修改柄的情况下转换为链接型假体。在松弛或骨质明显被侵蚀的情况下，链接型假体是治疗的最佳选择，因为它在缓解疼痛和功能恢复方面提供了良好的预后，并且具有很高的5年存活率。

9.3 青少年类风湿关节炎

青少年类风湿关节炎（JRA）是一种罕见的疾病，仅在美国就有25万名儿童受到影响。诊断标准包括"16岁以下的患者至少有一个关节出现了6周至3个月的关节炎"。这些患者有多次手术史（肩部、髋部、膝盖），必须进行系统性评估。在临床表现方面，肘关节主要表现为典型的疼痛和僵硬，通常表现为强直。由于这些患者年龄较小，滑膜切除和肘关节成形术是治疗的首要选择。与RA不同，JRA更容易导致强直，而不是不稳定，因此可以考虑肘关节成形术。TEA是保守治疗和非假体置换手术失败的适应证。需要广泛松解软组织以重建关节活动并获得足够的暴露。因此，在这种情况下通常不建议使用非链接型假体。此外，关节周围松解和关节囊及韧带松解是必要的，在手术结束时可能很难达到软组织平衡；关节的不稳定或脱位可能导致早期置入失败。在计划手术时，应该仔细选择假体的大小，因为髓腔可能非常狭窄。在某些情况下，可以修改假体的外形（可以调整肱骨部件以允许进入肱骨端髓腔），或者可以使用定制的假体。Baghdadi等最近发表了一篇关于29名受JRA影响的患者的文章，并报道了10年随访的存活率为79%。然而，关节活动的改善情况不如文中报道的类风湿关节炎的患者。

9.4 血清阴性炎性关节病

这组疾病包括脊椎关节病、结晶诱导的关节病和成人Still病，其特征是缺乏类风湿因子和抗环瓜氨酸肽（抗CCP）抗体。准确的病史和体格检查是诊断所必需的。确定该病是累及单关节的还是多关节的，是全身性的还是局部性的，这是诊断最基本的要求。此外，如果受累的关节只是肘关节，则必须排除感染的可能性。临床表现可包括尺骨鹰嘴滑囊炎、类风湿结节、痛风石或感染体征。疼痛和僵硬是所有血清阴性关节病的主要症状。

9.4.1 脊柱关节病

脊柱关节病包括：

- 强直性脊柱炎。
- 炎症性肠病。
- 银屑病关节炎。
- 反应性关节炎。

到目前为止，已有30多个基因被报道会增加强直性脊柱炎的风险，强直性脊柱炎是最常见的脊椎关节病类型。然而，主要的易感因素是HLA-B27抗原的存在。HLA-B27阳性的患者也更有可能出现肠病性关节炎。诊断是通过临床病史、X线成像（通常累及脊柱和骶髂关节）和生化评估（包括HLA-B27检测）来做出的。由于并不是所有的HLA-B27抗原携带者都患有或将发展为关节炎，仅有HLA-B27的存在不足以做出脊柱性关节炎的诊断。临床表现与类风湿关节炎不同，主要表现为：

- 一般不对称。
- 脊椎和骶髂关节受累非常常见。
- 皮炎比滑膜炎更常见。
- 关节外表现不同（强直性脊柱炎以黏膜炎和葡萄膜炎多见）。

保守治疗包括使用非甾体抗炎药（NSAIDs）、类固醇注射剂、抗风湿病药物（DMARD）和肿瘤坏死因子α（TNF-α）阻滞剂。然而，这些药物会增加感染的发生风险。肘关节受累的程度在列出的病理改变中是不同的。在强直性脊柱炎中，肘关节受累占12%。影像学表现包括关节间隙变窄、骨量减少和骨膜炎。在银屑病关节炎中，受累率为25%，关节损害类型为侵蚀型。炎症性肠病在35%的病例中影响肘关节，具有非侵蚀性和非变形的X线特征。在反应性关节炎中，肘关节受累并不常见（图9.4~图9.7）。

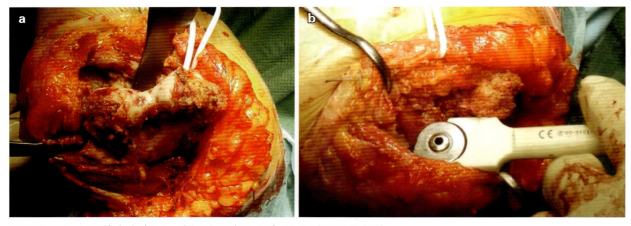

图9.4 （a）RA的术中表现，选择肱三头肌入路（b）放置肱骨假体

图9.5　Nexel假体（Zimmer Biomet）治疗类风湿关节炎2年随访时的X线片

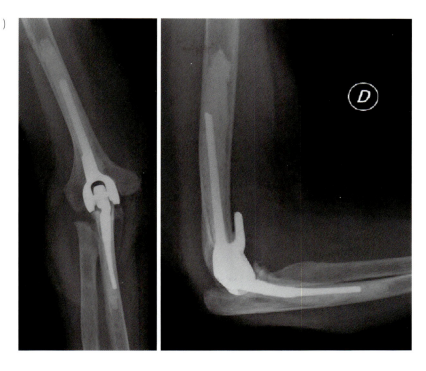

图9.6　术后2个月的临床预后。患者疼痛消失

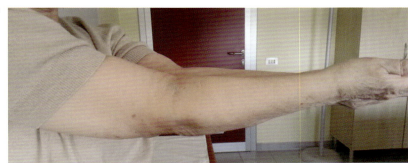

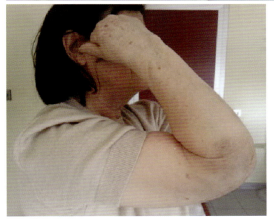

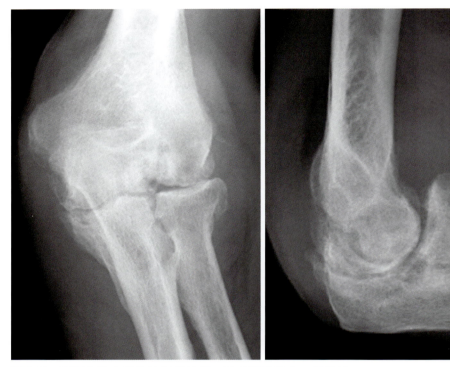

图9.7 银屑病关节炎的放射学特征：关节间隙狭窄，骨侵蚀

9.4.1.1 手术治疗

当保守治疗失败时，需要进行手术治疗。

滑膜切除、关节成形术和非假体置换手术可用于较年轻和要求较高的患者。TEA是严重关节损伤患者的首选治疗方法，当非假体手术方式不适用时，TEA是治疗严重关节损伤的首选方法。文献回顾表明，仅对脊柱关节病进行手术治疗的研究很少。当分析TEA的预后时，这些情况的患者通常包括在患者队列中，但并没有仅探究脊椎关节病的预后的研究。半关节置换术已被证明对慢性疾病效果较差，如炎症性关节炎。链接型假体和非链接型假体都被指明。假体的选择以骨组织的质量、侧副韧带和肌肉组织有效性为基础。据Hildebrand等报道，在一个共计47名使用铰链式假体治疗（Conrad-Morrey）的关节炎、创伤后和创伤为病因的患者队列中，炎症性关节炎患者的研究预后优于创伤后或创伤性疾病患者。然而，在脊柱性关节病患者中，强直性脊柱炎患者异位骨化（HO）的风险显著增加。

9.4.2 结晶诱导的关节病

结晶诱导的关节病是一组以晶体积沉于滑膜间隙为特征的病变。

痛风和假性痛风性关节炎被归类为结晶诱导的关节炎，其中肘关节发生率分别为17%~33%和16%。痛风是一种滑膜液和滑膜组织中尿酸钠（MSU）晶体沉积的病理表现。尿酸钠（MSU）晶体很长，呈针状，在补偿偏振光下呈现负双折射。痛风发作期间尿酸水平可能升高。

慢性病例的临床表现通常与痛风有关。尺骨鹰嘴滑囊炎是慢性痛风的典型部位，患者主诉尺骨鹰嘴区域疼痛、肿胀和发红。在大多数情况下，这种病理是关节外的，在囊内有晶体沉积，因此关节内受累很少见。影像学资料显示尺侧有肱骨小头侵蚀和骨吸收现象。

急性期的治疗方式包括非甾体抗炎药、短期口服皮质类固醇、关节内注射皮质类固醇或口服秋水仙碱、别嘌呤醇或丙磺舒来降低血清尿酸水平。

外科手术，如痛风石切除，可能会增加感染的发生风险。

假性痛风性关节炎的特征是二水焦磷酸钙盐（CPPD）晶体沉积，在补偿偏振光下显示出正的双折射，呈蓝色。晶体可以在细胞内，滑膜液中的浓度较低可能导致假阴性报告。

其临床特点和治疗方法与痛风相似。临床表现时，应排除钙代谢异常。创伤和甲状腺功能亢进会增加假性痛风性关节炎的发生风险。

9.4.3 成人斯蒂尔病（ASD）

成人斯蒂尔病（ASD）是一种罕见的血清阴性的多关节炎病。临床表现包括发热（体温超过39℃），可能是持续性的或反复性的，关节痛持续超过2周，典型的皮疹、喉咙痛和白细胞增多（WBC>10000/L）。它与青少年类风湿关节炎（JRA）有许多共同的临床特征，但通常在成年后发病。最常见的影响关节是膝关节和腕关节；4%~44%的病例见于肘关节。药物治疗与青少年类风湿关节炎（JRA）相似，包括非甾体抗炎药、口服皮质类固醇、甲氨蝶呤和生物反应调节剂。

在晶体诱导的关节病中，几乎没有证据表明置入物的选择和全肘关节置换后的结果。

9.5 结论

炎性关节病有很多种治疗方法，包括药物治疗、物理治疗和精心定制的手术方案。包括风湿科医生和骨科医生在内的多学科会诊对于优化管理等情况至关重要。在关节严重受损的情况下，全肘关节置换可以缓解疼痛，并且恢复活动。解剖-病理学的表现可能有差异化，置入物的选择应该根据每个患者的骨质和骨量、软组织平衡、患者的功能预期和是否存在其他疾病而决定。骨质良好的年轻患者可以考虑使用非链接型置入物，但链接型（或可转换的）置入物是首选的假体，因为它们降低了未来不稳定的发生风险。

参考文献

[1] Stastny P. The association of B-cell alloantigen DRw4 with rheumatoid arthritis. N Engl J Med.1978;298:869.

[2] Souter WA. Surgery of the rheumatoid elbow. AnnRheum Dis. 1990;49（Suppl 2）:871–882.

[3] Arnett FC, Edworthy SM, Bloch DA, McShane DJ, Fries JF, Cooper NS, Healey LA, Kaplan SR, Liang MH, Luthra HS, et al. The American Rheumatism Association 1987 revised criteria for the classification of rheumatoid arthritis. Arthritis Rheum. 1988;31:315.

[4] Fahalli S, Halla JT, Hardin JG. Onset patterns of rheumatoid arthritis. Clin Res. 1983;31:650A.

[5] Willims GR, Yamaguchi K, Ramsey ML, Galatz LM. Arthroplasty in synovial-based arthritis of the elbow in shoulder and elbow Arthroplasty PA. Philadelphia: Lippincott Willimas & Wiilkins; 2005. p. 381–389.

[6] Connor PM, Morrey BF. Total elbow arthroplasty in patients who have juvenile rheumatoid arthritis. J Bone Joint Surg. 1998;80A:678.

[7] Morrey BF. Semiconstrained total elbow replacement. In: Morrey BF, Thompson Jr RC, editors..（series ed.）The elbow. Master techniques in orthopaedic surgery. New York: Raven Press; 1994. p. 231–255.

[8] Lee BP, Morrey BF. Arthroscopic synovectomy of the elbow for rheumatoid arthritis. A prospective study. J Bone Joint Surg Br. 1997;79（5）:770–772.

[9] Horiuchi K, Momohara S, Tomatsu T, Inoue K, Toyama Y. Arthroscopic synovectomy of the elbow in rheumatoid arthritis. J Bone Joint Surg Am. 2002;84A（3）:342–347.

[10] Kauffman JI, Chen AL, Stuchin S, Di Cesare PE. Surgical management of the rheumatoid elbow. J Am Acad Orthop Surg. 2003;11（2）:100–108.

[11] Steinmann SP, King GJ, Savoie FH 3rd. American academy of orthopaedic surgeons. arthroscopic treatment of the arthritic elbow. J Bone Joint Surg Am. 2005;87（9）:2114–2121.

[12] Marsh JP, King GJ. Instr unlinked total elbow arthroplasty. Course Lect. 2015;64:231–242.

[13] Little CP, Graham AJ, Carr AJ. Total elbow arthroplasty: a systematic review of the literature in the English language until the end of 2003. J Bone Joint Surg Br. 2005;87（4）:437–444.

[14] Sanchez-Sotelo J, Baghdadi YM, Morrey BF. Primary linked semiconstrained total elbow arthroplasty for rheumatoid arthritis: a single-institution experience with 461 elbows over three decades. J Bone Joint Surg Am. 2016;98（20）:1741–1748.

[15] Morrey B. Linked elbow arthroplasty: rational, indications, and surgical technique. In: Morrey "the elbow and its disorders". 4th ed. Philadelphia: Saunders; 2008. p. 765–781.

[16] Graham K. Unlinked total elbow arthroplasty. In: Morrey "the elbow and its disorders". 4th ed. Philadelphia: Saunders; 2008. p. 738–754.

[17] Morrey B. Total elbow arthroplasty for juvenile rheumatoid arthritis. In: Morrey "the elbow and its disorders". 4th ed. Philadelphia: Saunders; 2008.p. 792–799.

[18] Fernandez-Palazzi F, Rodriguez J, Oliver G. Elbow interposition arthroplasty in children and adolescents: long-term follow-up. Int Orthop. 2008;32（2）:247–250.

[19] Baghdadi YM, Jacobson JA, Duquin TR, Larson DR, Morrey BF, Sanchez-Sotelo J. The outcome of total elbow arthroplasty in juvenile idiopathic arthritis（juvenile rheumatoid arthritis）patients. J Shoulder Elb Surg. 2014;23（9）:1374–1380.

[20] Resnick D. Patterns of peripheral joint disease in ankylosing spondylitis. Radiology. 1974;110:523.

[21] McHugh NJ, Balachrishnan C, Jones SM. Progression of peripheral joint disease in psoriatic arthritis: a 5-yr prospective study. Rheumatology（Oxford）.2003;42:778.

[22] Orchard TR, Wordsworth BP, Jewell DP. Peripheral arthropathies in inflammatory bowel disease: their articular distribution and natural history. Gut. 1988;42:387.

[23] Morrey B. Seronegative inflammatory arthritis. In: Morrey "the elbow and its disorders". 4th ed. Philadelphia: Saunders; 2008. p. 1039–1042.

[24] Hughes JS. Distal humeral hemiarthroplasty. In: Morrey "the elbow and its disorders". 4th ed. Philadelphia: Saunders; 2008. p. 720–729.

[25] MacDermid KA, Patterson SD, Regan WD, MacDermid JC, King GJ. Functional outcome of semiconstrained total elbow arthroplasty. J Bone Joint Surg Am. 2000;82-A（10）:1379–1386.

[26] Nilsson OS, Persson PE. Heterotopic bone formation after joint replacement. Curr Opin Rheumatol. 1999;11（2）:127–131.

[27] Barthelemy CR, Nakayama DA, Carrera GF, Lightfoot RW Jr, Wortmann RL. Gouty arthritis: a prospective radiographic evaluation of sixty patients. Skelet Radiol. 1984;11（1）:1–8.

[28] Hadler NM, Franck WA, Bress NM, Robinson DR. Acute polyarticular gout. Am J Med. 1974;56:715.

[29] Resnick D, Niwayama G, Goergen TG, Utsinger PD, Shapiro RF, Haselwood DH, Wiesner KB. Clinical, radiographic and pathologic abnormalities in calcium pyrophosphate dihydrate deposition disease（CPPD）: pseudogout. Radiology. 1977;122（1）:1–15.

[30] Orzechowsky NM, Mason TG. Seronegative inflammatory arthritis. In: Morrey "the elbow and its disorders". 4th ed. Philadelphia: Saunders; 2008. p. 1039–1042.

[31] Efthimiou P, Paik PK, Bielory L. Diagnosis and management of adult onset Still's disease. Ann Rheum Dis. 2006;65:564.

肘关节成形术在原发性关节炎和创伤后关节炎中的应用：外科手术特点和预期结果

第 10 章

Claudio Rovesta, Maria Carmen Marongiu,
Andrea Celli

10.1 简介

　　原发肘关节骨性关节炎（PO）并不常见，通常发生在骨折脱位或关节粉碎性骨折造成的创伤后关节炎（PTA）。原发性关节炎的患者年龄一般超过50岁，PTA的患者多是年轻的工人和运动员，PO的诊断，X线片诊断检查即可满足，但是PTA需要借助CT扫描和MRI，可用于评估骨病变（Bone lesion）和软组织的复杂性，合理的治疗基于患者的症状、影像、患者的需求以及主刀医生的专业能力，当我们明确PO的诊断在关节置换前，可以通过关节镜取出游离体及关节清理术，开放性关节松解术来提高关节功能，减少疼痛。在有严重的PTA的那些痛性肘关节僵硬的年轻患者以及不稳定肘关节患者中，可以使用关节松解术、关节固定术、介入成形术（间隔成形术），在尝试过其他治疗疗效不佳的情况下，全肘关节置换成为了严重PTA患者的可靠选择。

10.2 发生率和病因

　　过去普遍认为，原发退行性骨关节炎通常继发于未被发现的或重复的创伤，而且影像学的研究显示，在不同种族中肘关节关节炎的发生率有显著的区别，但是差别是来自遗传因素还是环境因素尚未明确。随着人们的认识不断提高，有证据证明，实际的疾病发生率可能还在增加。目前研究发现男性比女性更容易发生PO，比例约为4:1。最初发病年龄约为50岁，但许多文献报道的是年龄区间在20~65岁。在大约60%的患者中，涉及从事重复使用肢体的职业或业余爱好是最常见的发病因素。我

C. Rovesta · M. C. Marongiu（✉）
Orthopaedic Clinic University of Modena,
Modena, Italy
e-mail: claudio.rovesta@unimore.it;
marongiu.mariacarmen@policlinico.mo.it
A. Celli
Hesperia Hospital of Modena, Modena, Italy

© Springer Nature Switzerland AG 2020
F. Castoldi et al.（eds.），Elbow Arthroplasty, https://doi.org/10.1007/978-3-030-14455-5_10

们可以看到患有神经病变或关节炎的患者，他们下肢无法行走，需要使用拐杖或轮椅，80%~90%的患肢为优势侧，其中25%~60%的患者累及双侧。

创伤后关节炎（PTA）较原发性肘关节骨性关节炎（PO）更加常见，多是继发于严重的创伤，如肘关节脱位、骨折合并脱位、关节内骨折。PTA患者通常年轻且活跃。在受伤和发展成PTA前，他们肘关节功能正常，通常热爱运动或者从事重体力劳动。这些患者的诉求通常是能够在接受治疗后重新从事原有强度的工作。因此，PTA的治疗中将会遇到更多的困难，其中包括肘关节的疼痛、肘关节僵硬、肘关节畸形、关节挛缩、骨量丢失、关节不稳定，以及许多上一阶段治疗导致的不佳的肘关节软组织状态。

10.3 临床及影像学上的评估

在原发性肘关节骨性关节炎（PO）的早期阶段，大多数患者会感到运动初期有轻微的疼痛，影像学上表现为在尺骨鹰嘴和冠突处骨赘形成的情况下，关节间隙得以维持。这一阶段，多数患者出现伸直障碍，几乎全部患者出现伸直至最大角度时疼痛，50%的患者的疼痛出现在屈曲至最大角度时。整个运动弧线都出现症状或在旋前旋后时出现的情况较少见，疼痛的强度从轻微增加到了中等，甚至部分患者表现为严重疼痛，查体发现他们的肘关节活动范围平均在30°~120°，前臂的旋转范围没有受限，或者程度较轻，因为肱桡关节及肱尺关节并没有严重的损伤。在10%~30%的患者中，我们观察到因为过度生长的骨赘导致的尺神经激惹。影像学研究具有诊断意义：原发性肘关节骨性关节炎（PO）的特征是"边缘骨赘形成"，侧位片显示冠突前方的骨赘以及鹰嘴突后方的骨赘，关节间隙减小。前后位片显示鹰嘴窝或冠状窝内异位骨化和骨赘形成，有时可见游离体，有时候病变也会涉及桡骨头附近。CT可以显示出更微小的骨赘形成，提示存在游离体及所在位置的证据，以及肱骨、尺骨、肘管上骨赘的精确位置、大小以及范围。

PTA的临床表现具有很大的差异性，因为诱发的疼痛程度不同，而且不仅与关节畸形有关，还与初始创伤导致的挛缩、僵硬、骨丢失和不稳定有关（肱骨、桡骨、尺骨的骨折，韧带损伤导致的肘关节脱位等）。在临床上的评估，我们关注的不仅是关节活动度还包括稳定性、神经损伤、软组织病变情况。CT和MRI可以用于判断骨缺损、软骨缺损、异位骨化的形状和位置、是否存在游离体、关节囊以及韧带的病变。对于骨缺损，可以依据肱骨远端在受伤时及术前进行病理分级：1级，伤害累及关节面但滑车和肱骨小头完整；2级，滑车消失但是肱骨髁内侧及外侧柱完整；3级，肱骨髁内侧柱或外侧柱缺损；4级，肱骨远段缺损，缺损平面至鹰嘴窝及以上。尺骨缺损以尺骨鹰嘴的缺损程度进行分类。尺骨鹰嘴的缺损将导致肱三头肌缺少止点附着点。

10.4 非手术治疗

早期可以对PO患者进行对症治疗，因为该类疾病症状进展缓慢且耐受性良好，这些患者在接受了抗炎药物治疗，有时需要使用关节内注射可的松，透明质酸应用于肘关节中似乎无效。在这一初始阶段，对患者解释疼痛的原因和疼痛过程的自然发展史是很重要，并调整降低活动强度。但是常常患者无法按照医嘱执行。

在PTA的患者中康复治疗能够改善无疼痛的运动，增强肌肉力量，使用支具提升关节稳定性。

10.5 手术治疗

在PO的患者中，在工作或运动时，疼痛从轻度演变成中度，在伸直或旋前旋后运动的最大角度有所限制，同时抗炎药物的作用减弱。在这些病例中，平片显示关节间隙减小，在桡骨头边缘有骨赘形成，断层扫描可以较好地识别不同尺寸和位置的游离体。根据患者的主要症状（疼痛或活动受限）、影像学改变、年龄、工作类型、运动类型来选择手术方式。

关节镜手术可以清除游离体、切除突出的骨赘，在更复杂的病例中，还需要关节切开术，前后关节囊松解和骨赘去除，伴或不伴尺神经减压术（侧柱手术）。在这些手术后，超过90%的患者对疼痛的缓解和运动曲线的改善表示满意。

肱尺关节置换术适用于广泛的肱尺赘生物、关节囊挛缩和撞击痛，以及尺神经症状。这类病例选择后正中切口，检查尺神经并减压。牵开肱三头肌腱内侧半部分，可以行鹰嘴尖切除，并对鹰嘴窝进行处理，屈曲肘关节可以去除前方的游离体及冠突的骨赘。

针对严重的PTA，治疗选择的依据是疼痛、肘关节僵硬的程度、不稳定度、骨缺损、功能需求，以及患者的年龄。针对年轻的患者，关节面保持完整的可选用肘关节清理术，而关节面不完整的可选用关节融合术。但是关节融合术不是个推荐选项，因为骨融合难以达到提升功能的要求。松解僵硬关节的软组织疗效不确定，肘关节间隔成形术适用于年龄60岁以下，主诉为关节活动度下降而非疼痛的患者。

10.6　全肘关节置换的指征（TEA）

原发性骨关节炎（PO）通常发生在相对年轻及运动活跃的男性，对于他们有几种有效的治疗方案（清创、游离体摘除术等）可以解决不同的临床问题，如：关节交锁、僵硬以及刺痛。在PO患者中TEA的相对手术指征是原发性关节炎患者年龄大于65岁，同时对大幅度的肘关节活动没有要求。其他适应证包括治疗（如清创术）对相关病变无效；患者肘关节全程活动疼痛，尤其是在功能范围内疼痛或是严重的肘关节僵硬，都适合行TEA手术。患者虽然在接受TEA术后有活动限制，但能够得到疼痛减轻同时提高肘关节的功能，典型的PO患者较早先炎症的患者，出现机械性的问题是高概率事件，而且有更高的活动水平基线。

PTA的适应证是大部分是疼痛，还有少数因为严重的骨丢失采取手术，在其他的患者中出现关节强直，或者运动范围小于20°。在手术前，我们还得考虑这些问题：我们在手术操作前必须评估，患者已经接受的尝试重建的种类和数量（例如接受过手法复位并予以石膏固定的、接受过切开复位内固定术、尝试过全关节置换或部分骨切除、间隔成形术、是否有金属内固定物留存等），我们可能会面对疼痛的肘关节僵硬患者或者不稳定的肘关节患者。

在出现症状时，我们需要考虑一些先前出现的并发症，如一定程度的尺神经受损或部分的桡神经受损，这可能是由最初的损伤或后来的手术造成的。

10.7 全肘关节置换术的手术技巧

当我们选择假体类型，我们知道连接型的、半限制型的内置物可以减少假体和骨界面上的力量，维持更好的稳定性，从而获得更可靠的临床效果。对创伤后的关节炎，全肘关节置换采用半限制的Coonrad-Morrey假体适合一些临床案例。在PTA的患者中，非连接的表面移植是不允许的，因为它们需要完整的肱骨髁及侧副韧带，骨量丢失是相对的禁忌证，急性或是创伤后不稳定不是使用Coonrad-Morrey假体进行肘关节置换的禁忌证，事实上，这种问题能够被这类假体很好地解决。由于其铰链的设计，这类内置物可以提供即刻和持久的稳定。在肘关节置换入路的选择上，两侧副韧带均需要松解，不需要进行修复，临床观察不到因此出现的任何不良反应。与非接触型的肘关节假体，Coonrad-Morrey假体还可以防止外翻和可以提供轴向的稳定性，从而避免各组件分离拆散。

只需在肱骨干上安全地安装上Coonrad-Morrey假体。旋转和前后的稳定性来自于假体的前翼和植骨，因此这种假体不需要髁突和肱骨远端用于机械支撑，因此肱骨远端不连接的部分可以在置入假体之前切除，这极大方便了全肘关节置换的手术，对比那些需要利用肱骨髁保持稳定性的假体有很大的优势。如果骨缺损发生在肱骨髁上区域，在肱骨干区域，意味着需要更多的将肱骨部分的部件连接到肱骨干的更近端。结果就是导致术后肱骨的短缩，如果短缩长度超过2cm，就会削弱跨肘关节的肌肉力量。创伤导致的尺骨近段缺损是一个困难的问题，需要利用同种异体或自体移植物（如髂骨棘）重建伸肌止点，同时提供假体尺骨部分的稳定性。

肱骨远端畸形（内翻、外翻，前屈、后倾）在PTA中常常会遇到，长时间的肱骨畸形还会导致不对称的软组织挛缩，铰链式半连续的假体较适合用于矫正畸形，但是术前超过30°的明显畸形，术后并发症的发生率明显增高。

在PO或PTA手术前，一般会评估患者的病情，主要了解相关情况、完善血液检查，胸片以及近期的肘关节检查，在术前告知患者即便术后肘关节疼痛消失后也有关节活动的限制。全身麻醉、仰卧位，肘后方切口便于向内侧和外侧显露（包括在PTA的患者中之前手术操作导致的后方瘢痕处理）。

尺神经的显露减压可以在手术结束前予以前置在皮下的隧道里。

肱三头肌外侧反射发自尺骨鹰嘴内和尺骨骨膜，前臂中央和肌肉伴行，Bryan和Morrey在PO中描述过（在PO和PTA患者中最后45°伸直不能）。

大于60°~70°及以上肘关节挛缩，对于屈肌总腱构成的肱骨内侧副韧带，伸肌总腱构成的肱骨外侧副韧带需要松解。

在PO中，尺骨和桡骨骨赘以及游离体常常需要进行广泛清除，通常需要切除骨赘和冠突尖，以避免假体前翼的撞击，否则会对尺骨部分产生较大的轴向分离的应力，如果没有明显的不对位或是撞击，则保留桡骨头。关节周围的骨组织通常非常坚硬，需要使用电锯而非咬骨钳来切割，为了获得更好的伸直功能，肱骨部分假体需要多埋入5mm深，以便放松肘关节前方软组织，伸直肘关节。

在PTA中，如果整个肱骨远端骨质缺失，则不需要进行三头肌与鹰嘴分离，正如肱骨远端骨不连或肱骨髁间关节内骨折的患者中描述的那样。Celi报道了20个因为肱骨远端和尺骨鹰嘴骨折导致的骨不连，利用肱三头肌外侧皮瓣入路进行了全肘关节置换，这能保留肱三头肌内侧腱的鹰嘴肌附着点，效果良好。此外，新方法也为继发于肱骨远端关节内骨折和鹰嘴骨折的OA患者提供了最佳的鹰嘴显露效果，这些部位的瘢痕和骨骼畸形通常会妨碍关节的显露。在PTA中，有时很难解除前侧关节处的瘢痕组织和骨化。屈曲肘关节，切除前囊。有规律的肱骨髓内通道对矫正畸形、评估骨丢失和避免过度骨储备不足是很重要的。非联合髁可以切除。一个重要的因素是在前翼缘和肱骨远端之间放置骨移植物，以抵抗长入后肱骨组件的后移位和旋转应力。

在伴有不规则鹰嘴（骨折后遗症）的PTA患者中，很难找到正常的髓内通道，可能会对扩髓器在皮质骨中造成错误的路径，尺骨部件插入太深，是另一个可能导致前撞击的原因。髓内注射系统最好使用含有某类抗生素的骨水泥。

松开止血带，进行细致的止血，并放置两条引流管。

三头肌置入物必须牢固固定。

尺神经前置术，采用筋膜或皮下皮瓣保护神经。

通过评估在避免尺神经牵拉下的屈曲-伸展和旋前-旋后功能，用以评估关节置换后肘关节活动性和稳定性的提高。

10.8 术后处理

手术后的治疗师抬高患肢，将肘部伸展固定在能够提供冷疗的支具上。针对疼痛以及水肿控制，以及通过服用塞来昔布200mg 3周来预防异位骨化，在24h里拔除引流，开始被动及主动屈伸肘关节的活动，康复计划依据肘关节的水肿疼痛情况以及患者的耐受能力予以调整。患者通常在术后3天予以出院。

患者会被告知在接受了全肘关节置换后，假体无法耐受大体力的活动，具体就是单次不能上举超过5kg的物品，或是重复举起1kg左右的物体，参与重体力活动对这个手术来说是相对禁忌证。我们不鼓励参与高尔夫、网球，以及其他对肘关节有冲击性的活动。

10.9 结果

由于诊断罕见和患者不愿接受全肘关节置换术，所以针对原发性骨关节炎患者行全肘关节置换术后结果报道少见。在Mayo医疗机构，从1984年至2011年间实行1305例的全肘关节置换术中，只有

20例PO患者（＜1％）。由于这个原因，关于TEA治疗原发性骨关节炎疗效分析的文献资料罕见。综合Mayo医疗机构近期研究结果以及其他文献报道表明，原发性骨关节炎患者实行TEA手术后较为满意，原因在于术后可增大活动度，减少疼痛。术后结果分为优（占40%）、良好（占15%）、一般（占45%），主要原因并不是所有的屈曲和整体伸展都能恢复，有时轻微的疼痛仍然存在。我们利用MEPS评分评估疼痛和活动范围，利用肘部X线片可观察肱骨移植愈合情况和射线可透过形成的线。30%~40%的患者X线片在肱骨或尺骨周围有显像和30%的患者有异位骨化，大多数患者的骨移植物是联合的（图10.1）。

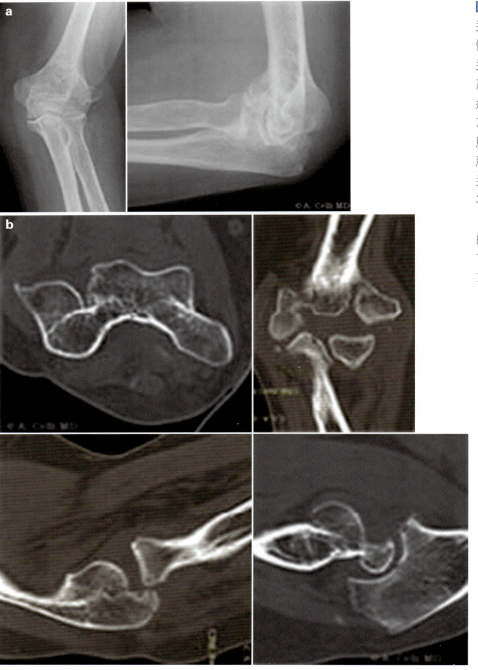

图10.1　（a）创伤后关节炎（PTA）C.R.女性，68岁，退休，左肘关节内骨折后4个月。严重的肘关节僵硬和疼痛、屈伸活动范围为70°~90°。（b）TC肘骨不连。（c）肱三头肌外侧皮瓣入路行全肘关节置换。（d）术中情况。（e）置入的假体。（f）5年后左肘影像学的随访。（g）无痛状态下的屈伸活动度维持在10°~125°

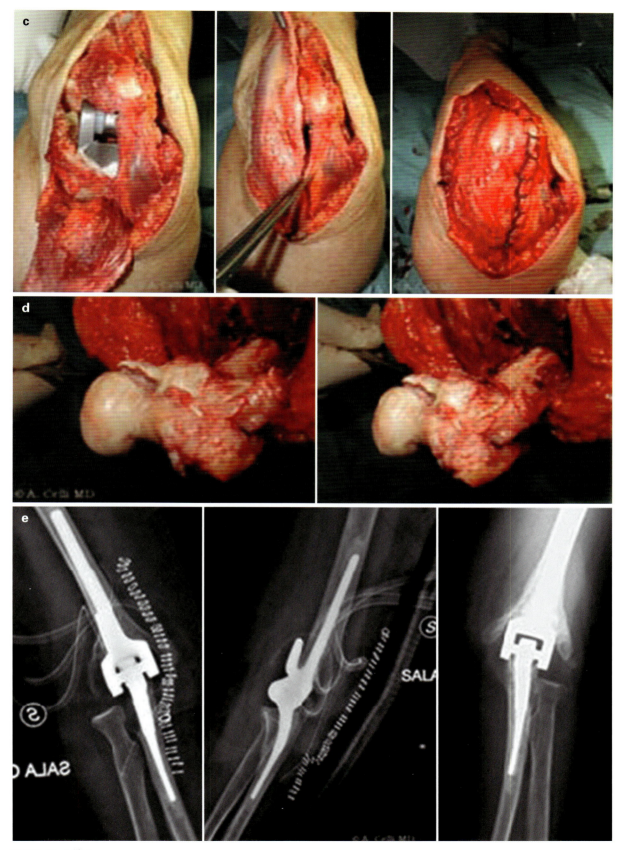

图10.1（续）

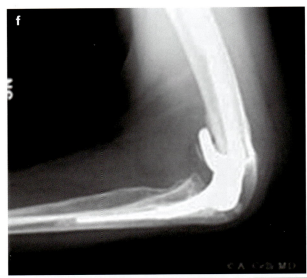

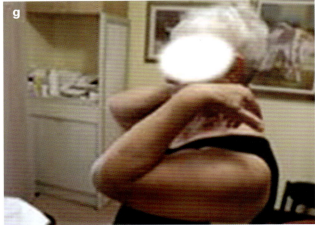
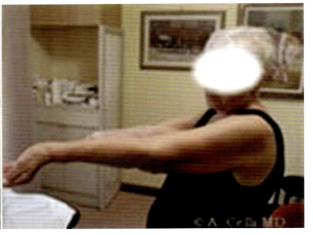

图10.1（续）

关于Mayo医疗机构报道的PTA患者中TEA，其中1997年41例，Balgrist 16例，其中客观结果满意的占所有患者的83%，主观满意的占95%。90%的患者术前有中至重度的疼痛，术后76%的患者无或只有轻度疼痛。利用MEPS评分评估手术结果，40%为优，45%为良好，10%为一般，5%为差。在随访过程中，弯曲-伸直的平均范围为27°~131°，旋前-旋后的平均范围为66°~66°。患者平均可完成5项日常生活活动中的4.8项。20例患者由于肱骨远端鹰嘴骨折畸形愈合导致骨性关节炎，治疗时实施TEA手术时采用Celli报道的肱三头肌外侧皮瓣入路。平均随访33个月后，平均MEPS（Mayo肘关节功能评分）范围为41.3~94.3，在视觉模拟量表上，疼痛平均得分从7.1降到了1.1。未有肾功能不全、继发肱三头肌腱脱离或医学研究委员会评定的4~5级的患者出现。这些初步数据表明，保留肱三头肌内侧肌腱的附着点可促进患者早期康复。此外，新方法也为继发于肱骨远端关节内骨折和鹰嘴骨折的OA（骨性关节炎）患者提供了最佳的鹰嘴显露效果，这些部位的瘢痕和骨骼畸形通常会妨碍关节的显露。在PTA患者中，有时很难解除前侧关节处的瘢痕组织和骨化（图10.2）。

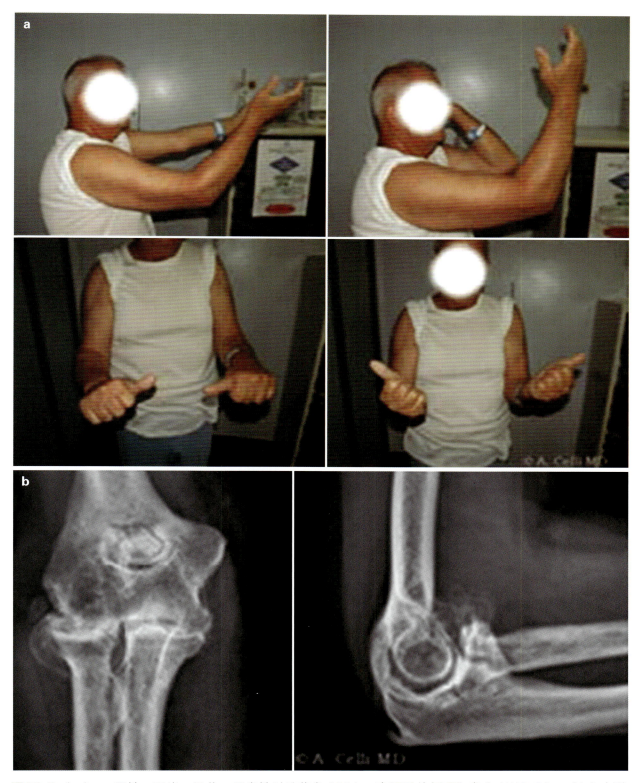

图10.2 （a）v.g.男性，72岁，退休。原发性肘关节炎（PO），有严重的僵硬和疼痛（VAS 6）。（b）右肘的X线片。（c）术中软骨磨损情况。（d）连接型全肘关节成形术。（e）随访2年，屈曲良好，屈曲ROM少于15°，旋转RO不足20°。（f）没有疼痛，他可以把手放在头上

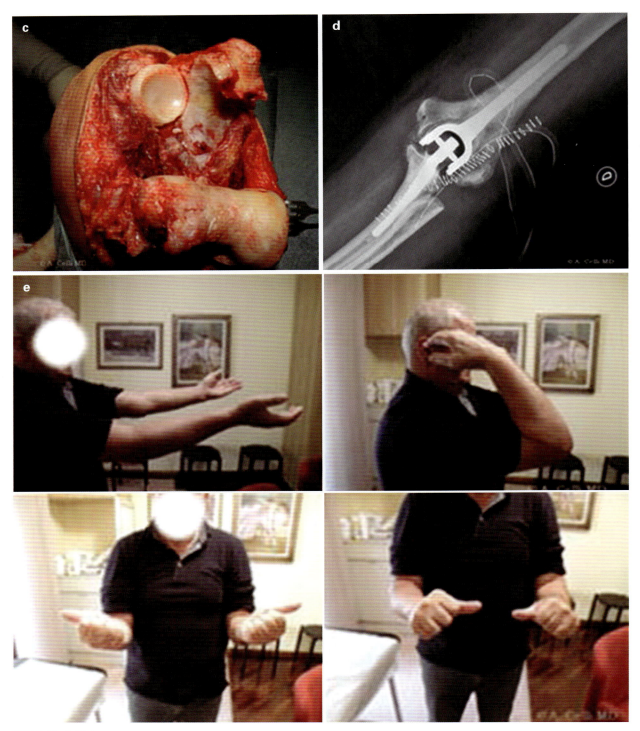

图10.2（续）

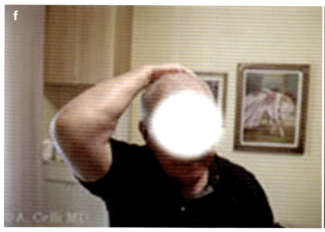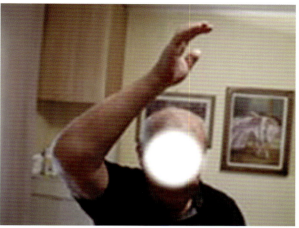

图10.2（续）

10.10 并发症

利用TEA治疗PO患者时，时常发生并发症。Schoch和Morrey报道在18例患者中有9例出现了并发症。其中7例肘部发生轻微并发症，无须再次进行手术（术中骨折、蜂窝织炎、血肿等）；3例患者出现了严重的急性并发症（肱骨假体骨折、因缝合不耐受进行清创）；3例肘部在随访10年时出现了晚期并发症，显示机械故障（肱骨假体周围骨折，完全性衬套磨损），估计10年生存率为89.4，无任何原因的再次手术。

文献和系统评价中提到的其他并发症包括置入物发生半脱位、异位骨化和尺神经病变。无菌性松动是翻修的主要原因（38%），其次是深部感染（19%）和假体周围骨折（12%）。PO患者倾向于活动，且多数从事对假体有较高要求的体力工作，可能导致肱骨假体骨折或过度使用导致关节松动。

在PTA的TEA中，许多研究者报道了相对较高的失败率。了解这些失败原因可以改善置入物的设计和手术技术。

在Mayo医疗机构近期的一篇报道中指出，84例连续患者进行了85次半连续性全肘关节成形术治疗创伤后关节炎。69例保留原发肘部假体的患者平均随访了9年。临床结果用MEPS（Mayo肘关节功能评分）进行分级。X线片评估是否发生机械故障，并记录所有并发症。16例原发性关节置换失败（占19%）。失败原因包括隔离衬套磨损（7例）、感染（4例）、假体部件断裂（3例）和假体部件松动（2例）。早期失败（5年以内）最常见的原因是感染，而中期失败原因（5~10年间）通常是由于衬套磨损。晚期失败（10年以上）并不常见，涉及假体组件松动或断裂。75%的失败发生在手术年龄小于60岁的患者。在4例假体周围发现了渐进性的透亮线，其中3例发生明显松动。全肘关节置换术在疼痛、活动和Mayo肘关节功能评分方面都有显著改善。68%的患者取得了良好或优秀的临床结果，74%的患者主观满意。Kaplan-Meier分析显示，无论何种原因在终点进行翻修或切除，患者15年生存率为70%。

在较小的并发症中，有4例发生小于1cm的异位骨化，无临床意义。异位骨化通常不会影响肘关节的活动或限制活动范围，但极少情况会形成从肱骨到桡骨的桥状连接导致肘关节僵硬。因此，我们应用吲哚美辛（50mg/d）治疗20天或应用塞来昔布（200mg/d）治疗3周进行抗骨化。

蜂窝织炎可用抗生素进行治疗。

急性血肿可能是由于引流功能不足或改变（应用有效的双引流，术前以及术后引流）所致。

10.11 结论

如果PO患者年龄大于65岁，在使用其他保守治疗以及手术治疗改善症状后，仍有大部分时间出现疼痛不适，活动范围受限，则建议进行初次关节置换术。然而，必须谨慎注意手术过程中要恢复肘关节完全伸直和术后限制活动。

创伤后关节炎（PTA）往往是由于疼痛和失去活动而致残；常见骨缺损，该组合不愈合可能引起连枷肢。这种情况是假体的相对禁忌证，不幸的是，没有可靠的替代疗法。由于肘关节的基本功能是通过屈伸关节将手放置，因此融合并不是一种好的治疗方法。人工关节置换术是治疗这些疾病的传统方法，但其结果难以预测，而且同种异体置换术的并发症率与假体置换术一样高，并增加了晚期恶化的风险。假体置换，特别是针对老年患者，仍然是最好的治疗方法。然而在创伤后关节炎患者半挂式全肘关节置换术中，对假体置入物的要求很高，且失败率较高。75%的失败发生在手术年龄小于60岁的患者中，感染仍然是早期失败的常见原因。在中期和晚期并发症方面，衬套磨损和假体部件松动或断裂更为常见，而无菌性松动相对少见。PTA患者中TEA刚开始实行时，部分年轻患者进行了肘部置换，但经验表明，手术失败与年轻患者不顾外科医生的建议，重新从事繁重劳动或运动有关，我们后来采用了更具识别性的方法。现在对肢体的使用有严格的限制；此外，不允许做重体力工作，建议提起重物极限为4.5kg。以这种方式，肘关节假体置换随着时间的推移不断改进。此外某些设计的广泛应用识别了肘关节置换术的成功原因，提供了一些改进机会。当前肘关节成形术的热门话题包括保留三头肌的暴露、具有良好磨损性能的假体组件的置入、尺神经的管理、感染的预防和研发成功的非骨水泥固定构件。对于退行性关节病或创伤引起关节破坏的患者，全肘关节置换术可改善疼痛、功能和生活质量。TEA领域的持续发展十分关键，可使该手术像髋关节或膝关节置换术一样可靠和持久。

参考文献

[1] Morrey BF. The elbow and its disorders. Philadelphia:WB Saunders; 1985.
[2] Welsink CL, Lambers KTA, van Deurzen DFP, Eygendaal D, van den Bekerom MPJ. Total elbow arthroplasty: a systematic review. JBJS Rev. 2017;5（7）:e4.
[3] Naqui SZ, Rajpura A, Nuttal D, Prasad P, Trail IA. Early results of the acclaim total elbow replacement in patients with primary osteoarthritis. J Bone J Surg Br. 2010;92:668–671.
[4] Booker SJ, Smith CD. Triceps on approach for total elbow arthroplasty: worth preserving? A review of approaches for total elbow arthroplasty. Shoulder Elbow. 2017;9（2）:105–111.
[5] Celli A, Bonucci P. The anconeus-triceps lateral flap approach for total elbow arthroplasty in rheumatoid arthritis. Musculoskelet Surg. 2016;100（Suppl 1）:73–83. Epub 2016 Nov 30
[6] Hildebrand KA, Patterson SD, Regan WD, MacDermid JC, King GJW. Functional outcome of semiconstrained total elbow arthroplasty. J Bone Joint Surg Am 2000;82（10）:1379.

[7] Sanchez-Sotelo J. Primary elbow arthroplasty: problems and solutions. Shoulder Elbow. 2017;9（1）:61–70. https://doi.org/10.1177/1758573216677200..Epub 2016 Nov

[8] Schneeberger AG, Morrey BF. Total elbow arthroplasty for posttraumatic arthrosis. In: Treatment of elbow lesion. New York: Springer-Verlag; 2008. p. 263–271, Chap. 25.

[9] Celli A. A new posterior triceps approach for total elbow arthroplasty in patients with osteoarthritis secondary to fracture: preliminary clinical experience. J Shoulder Elb Surg. 2016;25（8）:e223–0231.

[10] Schoch BS, Werthel JD, Sancez-Sotelo J, Morrey BF, Morrey M. Total elbow arthroplasty for primary osteoarthritis. J Shoulder Elb Surg. 2017;26:1355–1359.

[11] Prkic A, Welsink C, The B, van den Bekerom MPJ, Eygendaal D. Why does total elbow arthroplasty fail today? A systematic review of recent literature. Arch Orthop Trauma Surg. 2017;137（6）:761–769.

[12] Throckmorton T, Zarkadas P, Sanchez-Sotelo J, Morrey B. Failure patterns after linked semiconstrained total elbow arthroplasty for posttraumatic arthritis. J Bone Joint Surg Am. 2010;92（6）:1432–1441

可转换型全肘关节置换假体：理论优势还是实际优势

第11章

Alessandra Colozza, Maurizio Fontana,
Shawn W. O'Driscoll

11.1 简介

全肘关节置换术（TEA）用于治疗由类风湿关节炎（RA）、炎性关节炎、骨关节炎或创伤后关节炎引起的肘关节严重退行性病变的患者，也用于治疗肱骨远端骨折和骨不连。该手术的目的是为患者提供功能性、无痛关节。市售假体传统上有链接或不链接两种选择。这两个理念都有优缺点。最近出现了一个新的理念，外科医生不需要在两种方法中进行选择，而是可以使用可转换假体。转换型假体具有多种用途，可使手术医生在术中或翻修手术后从无链接转换为有链接的关节置换术。

11.2 设计考量

术语"未链接的"优于术语"不受约束的"，因为全肘关节置换术（TEA）均由于其关节表面的形状和相互作用而具有不同程度的固有约束。实际上，尽管没有进行链接，但无链接的TEA全肘关节置换术仍受到高度限制。Kaminemi等在一项对5种TEA假体进行的体外生物力学研究中证明了这一点，并证明内在约束的大小因关节的几何形状而显著变化。未链接的假体的主要优点是减少了应力传递到骨–骨水泥和骨水泥–假体界面。力由假体周围的软组织（关节囊、韧带和肌肉）吸收。从理论上讲，这种方式通过假体关节传递的力会减少，从而聚乙烯的磨损和松弛率会降低。然而，由于不正确的角度或旋转，受力的不平衡和假体组件的对位不良会导致聚乙烯受力的不对称，减少关节假体表面接触面积，从而增加磨损。当然，这种不平衡还可能导致关节的不稳定。

A. Colozza (✉) · M. Fontana

Department of Orthopaedics, Faenza Hospital,
Faenza, Italy
S. W. O'Driscoll
Department of Orthopaedics, Mayo Clinic Rochester,
Rochester, MN, USA

© Springer Nature Switzerland AG 2020
F. Castoldi et al.（eds.），Elbow Arthroplasty, https://doi.org/10.1007/978-3-030-14455-5_11

　　链接的假体通常被称为半限制型TEA，其尺骨及肱骨的部件机械链接，只有当链接失效时候才会发生脱位和不稳定（确实有发生）。链接假体的缺点是有可能通过链接机制传递更大的应力到假体–骨水泥–骨界面。然而，剩余软组织产生的任何稳定性都将会降低连杆机械上的负荷。完全限制型（或所谓的固定铰链式）假体已不再使用。

　　可能影响外科医生选择置入物的因素包括骨和软组织的术前状态以及任何肘关节潜在的不稳定性。

　　骨质状况：骨量（风湿性关节炎或其他炎症情况下骨质减少）、骨畸形（肱骨髁上骨不连）、肱骨内外侧柱完整或可重建其完整性（肱骨髁上骨不连，图11.1），肱骨远端骨折（图11.2）以及继发于骨骼短缩的关节松弛。

　　软组织疾病：韧带缺陷（创伤后或风湿性病例）、肱二头肌或肱三头肌功能不全或断裂。

　　非链接型假体通常是术前计划中的首选方案，但是在某些情况下，术中更改为链接型的假体（或可转换的假体进行链接）有时是必要的。创伤后僵硬的肘关节，术前评估韧带完整性是比较困难的，因为韧带挛缩缘故，关节不稳定的情况往往会被低估。肘关节周围松解对恢复肘关节活动功能是必要的，而松解之后肘关节不稳定的情况就会凸显。在这种情况下，最好能在手术室中准备一个可链接的肘关节假体，这样以便手术医生可以立即从非链接型假体更换成链接型假体。如果非链接型和链接型假体是有不同的设计和器械，再次进行骨准备是必要的，这肯定是浪费手术时间的。此外，如果假体安装完成后检测到肘关节不稳定，可转换的假体则可以在不移除肱骨和尺骨柄的情况下将非链接

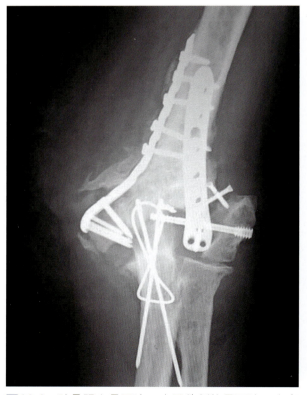

图11.1　肱骨髁上骨不连。由于外侧柱骨不连，患者出现严重内翻不稳定

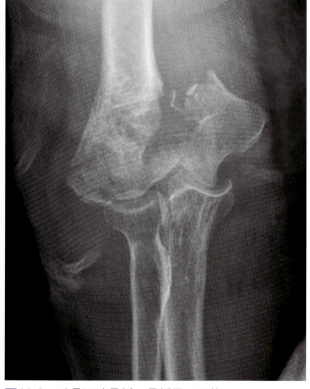

图11.2　肱骨远端骨折，骨折累及两柱

型假体进行链接，从而使可转换的假体置入系统更具有吸引力。可转换假体的优点是：在之前选择的假体上使用简单的链接机制来链接假体，而不是更换为另一种设计的假体。可转换型假体的另一个优点是：单一假体的使用对手术医生学习是有益处的，简化了手术医生的学习曲线；对于医院来说，单一假体的库存管理更加方便容易。

另一种可转换型假体非常有用的情况是当需要从半人工关节置换术转换为全肘置换术（TEA）时。

在欧洲，半人工关节置换术在治疗肱骨远端粉碎性骨折或其他影响肱骨远端的疾病（骨不连、缺血性坏死）中越来越流行。有文献研究表明，肘关节半人工关节置换后由于关节表面不匹配而导致骨重吸收，并由此引起疼痛。在这种情况下，进行全肘关节置换是必要的。可转换的假体使二次手术变得更容易：肱骨假体不需要取出。放置尺骨侧假体，根据术中肘关节的稳定情况，手术医生可选择对假体进行链接或者不链接。

11.2.1 桡骨头

如果全肘关节置换假体设计包括桡骨头部件，通常在关节炎（如类风湿关节炎）时更换桡骨头，但如果桡骨头完好无损，如在一些创伤后骨关节炎或急性肱骨远端骨折病例中，则通常保留桡骨头。其可在未来可能的翻修中用作自体移植物。在非链接假体的关节置换术中，关节的平衡是至关重要的。在内侧副韧带缺损时，桡骨头对抗肘外翻不稳定的重要因素。如果由于桡骨头脱位而导致肱桡关节不匹配，则不应该进行桡骨头置换术，而应该进行链接型全肘置换术。双极桡骨头理论上可以更好地弥补肱桡关节的异常运动，但在这种情况下，它们也容易发生松动。在桡骨头（假体或自体）缺失的情况下，一些外科医生建议使用链接的假体以防止过度外翻松弛和肘关节潜在不稳定。资深的研究者认为桡骨头缺失不是全肘关节置换时选用链接型假体的绝对指征。

11.2.2 Latitude EV 假体

Latitude EV假体（Tornier,Wright Medical,Texas）是撰写本文时市场上唯一可用的可转换系统（图11.3）。

无论是做链接型应用还是非链接型应用，该假体的肱骨和尺骨的组件是相同的。当肱尺部件未链接时，通常使用短柄尺骨部件，而链接型假体时因为更多的力传递到置入物-水泥-骨界面，则建议使用标准杆状尺骨部件。假体设计特点如下：

可通过保留或进行桡骨头置换维持肘关节外侧柱稳定。

由于肘关节应力集中在前部，所以聚乙烯尺侧关节面前8mm厚、后3mm厚。

假体屈伸轴采用空心设计，这样可使较粗的不可吸收缝线穿过轴心和尺骨，并作为连接尺骨和肱骨的临时韧带，以防止韧带愈合前出现肘关节不稳定。它还有助于修复韧带的肱骨止点。

必要时，可用锁定螺钉链接肱骨和尺骨的组件。

De Vos和其他研究者在尸体上研究了Latitude假体在保留、切除或置换桡骨头时在未链接和链接的两种模式中的内外翻不稳定的情况。外翻不稳定性在肘关节屈曲60°或以上和接近完全伸展时较

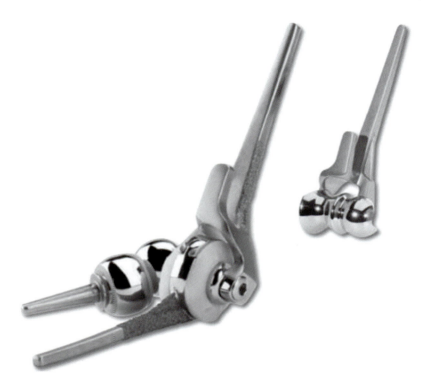

图11.3　Latitude置入物（由Tornier Inc.,Stafford,TX提供；经许可）

小。链接模式中的假体可以提高外翻的稳定性。在链接假体情况下，桡骨头对肘关节内外翻的稳定性作用较小。De Vos等不建议在桡骨头缺失或无法进行桡骨头置换的情况下使用非链接型假体。

11.3 全肘置换术后的不稳定性

11.3.1 置入假体的不稳定

　　术后肘关节不稳定是无链接全肘关节置换术的主要并发症之一，据报道发生率为0 ~ 13%。不稳定的程度从轻微的被称为"跳跃征"（肱骨假体和尺骨假体部分不匹配）到复发性脱位。报道的不稳定的危险因素是既往的桡骨头切除、滑膜切除术和因炎症或既往手术引起的侧副韧带退变。

11.3.1.1 分类
　　全肘关节置换术后不稳定可分为即时、早期和晚期。
　　"即时"不稳定（出院前）通常与肱骨及尺骨假体定位的位置不当有关。
　　"早期"不稳定是指从出院到术后6周。这通常是由于假体位置定位不当，韧带功能不全（重复性内翻应力）或肌肉功能不全（三头肌功能障碍）所致。
　　"晚期"不稳定一般是指手术6周后出现的肘关节不稳定。其可能与假体位置不佳、聚乙烯磨损有关。

11.3.1.2 不稳定性的原因

假体设计：如前所述，由于假体设计的原因，非链接型假体具有不同程度的固有稳定性。假体的肱尺关节具有较浅的关节轮廓，或较深的凹槽可增加肘关节稳定性。桡骨头假体的存在可改善肘关节外翻和旋转稳定性。

手术入路：当使用非链接型假体时，肘关节周围软组织（韧带和肌肉）的功能是避免假体不稳定的关键。非链接型全肘关节置换假体肘关节的稳定性需要完整的肱三头肌–肌腱。因此，如果肱三头肌不能愈合，任何损伤肱三头肌的后入路（通过牵拉、剥离、劈裂肱三头肌或肱三头肌腱翻转）都会使肘部面临不稳定的风险。外侧入路涉及外侧副韧带的分离，必须最后进行修复促进其愈合以防止肘关节内翻不稳定。在肘关节置换进行尺骨近端准备时，内侧副韧带的前束有时会无意中与高耸结节分离。如果不能认识到这一点并修复它，可能会导致肘关节不稳定。

手术医生：假体组件放置位置不当会导致假体的立线不对，从而导致活动轨迹不良和稳定性丧失。对于假体的肱骨组件必须要检查和确定其远近端位置及屈伸旋转轴心。在原始版本的Latitude假体中，前后偏移量也需要特别关注。Latitude EV只提供一个前后偏移量，错误的可能性高达2mm。对于尺骨的假体，其外翻稳定性、尺骨内外侧位置及旋转轴心的定位是必须要考虑的变量。肘关节周围软组织需要进行适当的修复。全肘置换术后的不稳定与假体匹配不良和周围软组织缺失有关，会导致磨损和肘关节不稳定。Futai等在体内研究了非链接型全肘关节置换术的3D运动学。他们分析了接受大阪大学全肘模型系统（OU-Elbow）的矢状面透视检查的57个肘关节（51例患者）。结果表明，肱骨假体放置的立线对肘关节活动有影响：当外翻角度较大时，假体间聚乙烯接触面积减少。外翻和内旋对位不良＞10%会导致假体边缘负荷，并增加聚乙烯磨损和肘关节半脱位的风险。

患者因素：严重的骨量丢失，韧带功能不全，肌腱缺损是非链接型假体发生不稳定的风险因素。术中肘关节不稳定的情况可能与术前评估的预期不同。这种情况可能发生在表象上稳定的严重肘关节挛缩，软组织松解后肘关节不稳定会变得明显。因为，肘关节不稳定的情况可能会被低估。

术后处理：术后应避免重力导致的内翻应力。内翻应力会牵拉外侧副韧带，导致后内侧和后外侧旋转不稳定。

11.3.1.3 稳定性的评估

体格检查：进行后外侧旋转抽屉试验和内翻应力检测外侧副韧带状态。应力X线片或麻醉下评估对于肘关节的内翻、外翻、后内侧或后外侧旋转不稳定的评估是有帮助的。Wagener等在评估了肘关节屈曲60°时，术前和术后内侧副韧带的稳定性：极度外翻情况下关节应力较大。不稳定按照肘关节内侧间隙的大小分为：0级，稳定；1级，轻度不稳定；2级，中度不稳定；3级，严重不稳定。评估和分类的目的是比较术前和术后［全肘置换术（TEA）后］肘关节稳定性。X线片可以提示桡骨头假体的位置及对线不良情况。

11.3.1.4 治疗

全肘置换术后不稳定的治疗，根据不稳定的分类（即时、早期和晚期）和原因来决定。

在手术后早期，可以通过闭合复位和固定来实现韧带的愈合。假体的位置正确是保守治疗的前提。闭合复位应在麻醉下进行，并用上述方法评估肘关节稳定性。如果肘关节屈曲超过60°时候是稳定的，则可以考虑石膏固定3周。

如果复位后肘关节仍严重不稳定，并且假体位置放置正确，则应考虑使用带线锚钉或不可吸收缝线进行软组织修复。如果肱三头肌腱撕脱，需重新修复到尺骨鹰嘴上。修复或重建需要足够的软组织。如果不稳定是慢性的（超过6周），使用移植物（自体或同种异体）进行重建是必要的。必须采用标准技术，以避免影响置入的假体。

如果不稳定的原因是假体位置异常，应翻修其中一个或两个部位的假体。通常假体的柄部固定牢固，去除假体和骨水泥是一个复杂的过程，并发症的发生风险高，例如肱骨或尺骨的穿孔。如果考虑对非链接型假体进行翻修，转换成链接型假体系统比进行假体翻修和韧带重建的结果更可预估。因此，使用一个可以方便从未链接转换成可链接的假体系统是非常有吸引力的。对于可转换的全肘置换假体系统，可在初次进行肘关节置换或随后的翻修过程中进行转换。

转换技术：常用的入路有肱三头肌入路和肱三头肌舌形瓣入路。手术方法在本书其他章节详述（第5章）。肱三头肌入路有利于术后早期进行主动活动，减少了与伸肘肌有关的并发症。肱三角肌舌形瓣入路可以更好地显示关节表面。如果使用肱三角肌入路，Chafik等建议在肱三头肌腱止点的近端纵向分离1~2cm，以改善尺骨近端的手术视野并方便进行尺骨端准备。如果选择使用的链接型假体，需要将肘关节显露并屈曲约90°以置入尺帽和螺钉（图11.4、图11.5）。手术结束时应使用不可吸收缝线缝合肱三头肌切口，并作为三头肌劈开的标记。如果未来需要将假体进行链接或者解除链接，也可以使用同种方法进行暴露。在假体骨水泥固化后再将肘关节假体进行链接，防止出现假体移位或骨水泥黏合不良。

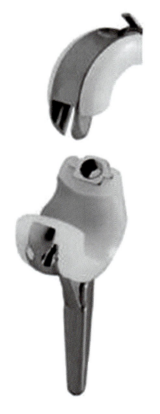
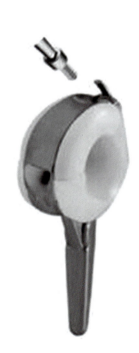

图11.4　从非链接型假体转换为链接型假体的尺帽（由Tornier Inc.,Stafford,TX提供；经许可）

图11.5　翻修手术中的尺帽定位（试模）

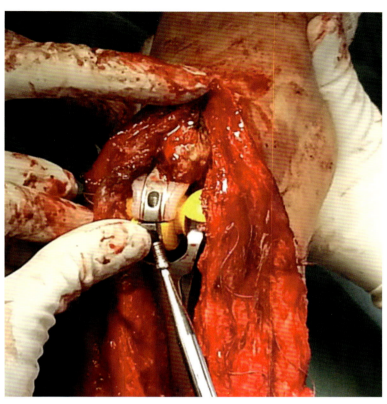

11.3.1.5 临床报告

　　根据Latitude TEA假体的设计者，资深作者SO'Driscoll从2001年至2016年，使用Latitude或Latitude EV在非链接模式下进行了81例病例的经验，没有出现脱位或复发性脱位。1例因反复出现的半脱位假体由非链接型转变为链接型，2例患者因肱三头肌功能障碍进行三头肌修复时由非链接转为链接。一些病例是翻修手术，一些病例有明显的骨量丢失、软组织挛缩、角度失调、无桡骨头，或是这些明显的风险因素的综合。作者将不稳定率较低归因于以下3个因素：①假体的尺骨冠突较长，较难出现脱位。②使用临时韧带（Fiber Wire缝合线）在韧带愈合期间将肱骨和尺骨假体缝合在一起。③手术入路选择韧带从尺骨进行分离而不是从肱骨上分离。

　　Wagener等研究者报道了使用肱三角肌舌形瓣入路的全肘置换69例（63名患者）。2例患者进行了由非链接到链接型的Latitude假体转换。这2例患者的不稳定均是出现在3年以后，并通过翻修置入链接组件进行治疗。仅有1例患者的不稳定有明显改善，2例患者疼痛均减轻、满意度增加。两例患者均患有类风湿疾病。

　　Leclerc等报道了1例59岁的类风湿关节炎患者，最初使用非链接型全肘关节假体（Latitude）治疗。6个月后，由于韧带愈合不良和桡骨头假体聚乙烯脱位，患者出现不稳定，翻修手术通过增加部件尺帽将假体转换为链接型。

11.4 结论

　　不稳定是非链接型全肘置换术的一种潜在严重并发症。这一问题要进行准确处理必须要了解不稳定出现的时间和原因。关于无创或微创解决方案（如闭合复位、石膏固定和韧带重建）的作用和有效性记录很少。不幸的是，假体的翻修会使患者面临严重并发症的发生风险。可转换型全肘关节置换假体为手术医生提供了通过简单和创伤更小的手术解决方案。作者认为这是一种有价值的技术选择。

参考文献

[1] Kamineni S, O'Driscoll SW, Urban M, Garg A, Berglund LJ, Morrey BF, An KN. Intrinsic constraint of unlinked total elbow replacements—the ulnotrochlear joint. J Bone Joint Surg Am. 2005;87:2019.

[2] Chafik D, O'Driscoll S, King GW, Yamaguchi K. Total elbow arthroplasty-convertible. Op Tec Orthop. 2010;20:58–67.

[3] Gramstad GD, King GJ, O'Driscoll SW, Yamaguchi K. Elbow arthroplasty using a convertible implant. Tech Hand Up Extrem Surg. 2005;9（3）:153–163.

[4] Burkhart KJ, Müller LP, Schwarz C, Mattyasovszky SG, Rommens PM. Treatment of the complex intraarticular fracture of the distal humerus with the latitude elbow prosthesis. Oper Orthop Traumatol. 2010;22（3）:279–298.

[5] Hohman DW, Nodzo SR, Qvick LM, Duquin TR, Paterson PP. Hemiarthroplasty of the distal humerus for acute and chronic complex intra-articular injuries. J Shoulder Elb Surg. 2014;23（2）:265–272.

[6] Beingessner DM, Dunning CE, Gordon KD, Johnson JA, King GJ. The effect of radial head excision and arthroplasty on elbow kinematics and stability. J Bone Joint Surg Am. 2004;86-A:1730–739.

[7] Jensen SL, Olsen BS, Tyrdal S, Søjbjerg JO, Sneppen O. Elbow joint laxity after experimental radial head excision and lateral collateral ligament rupture: efficacy of prosthetic replacement and ligament repair. J Shoulder Elb Surg. 2005;14:78–84.

[8] Morrey BF, Tanaka S, An KN. Valgus stability of the elbow. A definition of primary and secondary constraints. Clin Orthop Relat Res. 1991;（265）:187–195.

[9] Leclerc A, King GJ. Unlinked and convertible total elbow arthroplasty. Hand Clin. 2011;27（2）:215–227.

[10] De Vos MJ, Wagener ML, Hendriks JC, Eygendaal D, Verdonschot N. Linking of total elbow prosthesis during surgery; a biomechanical analysis. J Shoulder Elb Surg. 2013;22:1236–1241.

[11] O'Driscoll SW, King GJ. Treatment of instability after total elbow arthroplasty. Orthop Clin North Am. 2001;32（4）:679–695.

[12] Itoi E, Niebur GL, Morrey BF, An KN. Malrotation of the humeral component of the capitellocondylar total elbow replacement is not the sole cause of dislocation. J Orthop Res. 1994;12:665.

[13] Ring D. Instability after total elbow arthroplasty. Hand Clin. 2008;24:105–112.

[14] Ring D, Koris M, Jupiter JB. Instability after total elbow arthroplasty. Orthop Clin North Am. 2001;32（4）:671–677.

[15] Futai K, Tomita T, Yamazaki T, Murase T, Yoshikawa H, Sugamoto K. In vivo three-dimensional kinematics of total elbow arthroplasty using fluoroscopic imaging. Int Orthop. 2010;34（6）:847–854.

[16] Wagener ML, de Vos MJ, Hannink G, van der Pluijm M, Verdonschot N, Eygendaal D. Mid-term clinical results of a modern convertible total elbow arthroplasty. Bone Joint J. 2015;97-b（5）:681–688.

[17] Chiodo CP, Terry CL, Koris MJ. Reconstruction of the medial collateral ligament with flexor carpi radialis tendon graft for instability after capitellocondylar total elbow arthroplasty. J Shoulder Elb Surg.1999;8:284.

[18] de Vos MJ, Wagener ML, Hannink G, van der Pluijm M, Verdonschot N, Eygendaal D. Short-term clinical results of revision elbow arthroplasty using thelatitude total elbow arthroplasty. J Bone Joint J.2016;98-B（8）:1086–1092.

全肘关节置换术的感染管理：是否存在有效的指南

第 12 章

Celli Andrea, De Luise Guglielmo, Celli Luigi

12.1 简介

全肘关节置换术是一种安全有效的手术，可以恢复患者的功能，提高患者的生活质量，越来越多地用于治疗创伤后关节炎和慢性炎症性关节疾病。肘关节置换术自20世纪70年代初发展起来后，在内置物设计以及手术技术方面都有了不断的改进。目前突出的挑战有无菌性（机械）假体松动、关节不稳定、尺神经病变和假体周围关节感染（PJI）。全肘关节置换术（TEA）后的感染是一种严重的并发症，据报道感染率为1.9%~13.3%。最新的文献强调了感染率的下降，这可能与外科技术的改进有关，如更好的组织处理和切口选择、减少止血带使用时间、术后早期固定，以及使用抗生素骨水泥等。

造成感染高发生率的其他原因还包括：肘关节是皮下关节，外面只包裹着一层薄的软组织。此外，有些患者由于使用了治疗原发疾病（如类风湿关节炎或创伤性关节炎）的药物，导致免疫功能低下，并且由于药物治疗或既往的外科手术，外面包裹的软组织质量会更差。

一些感染可直接播散至关节内，例如肘关节后方薄层皮肤的溃疡，手术过程中病原体进入伤口，先前局部感染后的血源性扩散和败血症复发，或局部感染源的连续扩散。RA患者由于使用皮质类固醇类或免疫调节类药物，更易感染。

最常见的病原体是金黄色葡萄球菌，其次是表皮葡萄球菌，革兰阴性菌也不少见。

12.2 临床症状

TEA感染的临床症状主要取决于病原体毒力、起病方式、宿主免疫反应和关节周围软组织的结

C. Andrea（✉）· D. L. Guglielmo · C. Luigi

Shoulder and Elbow Unit, Orthopaedic Department,
Hesperia Hospital, Modena, Italy

© Springer Nature Switzerland AG 2020

F. Castoldi et al.（eds.），Elbow Arthroplasty, https://doi.org/10.1007/978-3-030-14455-5_12

构。报道的常见症状和体征包括疼痛、关节肿胀或积液、关节周围红肿或发热、持续引流、与假体相通的窦道（图12.1），以及X线片上假体周围的放射状透亮线。

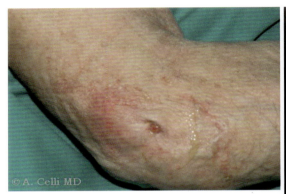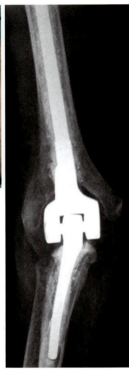

图12.1　与假体相通的窦道

具备下列一项或多项标准，即可诊断为PJI：

（1）术前关节液或术中假体周围组织可见脓性。

（2）存在与假体相通的窦道。

（3）术前关节穿刺液、术中假体周围组织或假体超声处理液（超声裂解法）的标本中培养分离出微生物。

（4）以往全膝关节置换术的研究表明，滑膜液中白细胞＞1700个/L或颗粒细胞＞65%。

（5）血清C反应蛋白和红细胞沉降率升高，滑膜液白细胞计数升高及多形核中性粒细胞百分比升高。

12.3 影像学诊断

所有疑似PJI的患者都应进行X线片检查（图12.2）。

磁共振成像（MRI）和计算机断层扫描（CT）能直接确诊，也可以协助了解关节疼痛/功能障碍的原因。

CT和MRI具有分辨率高的优势，可以评估假体周围组织感染的迹象。有研究发现，CT在检测疑

图12.2 所有怀疑有假体松动的患者都应进行X线片检查

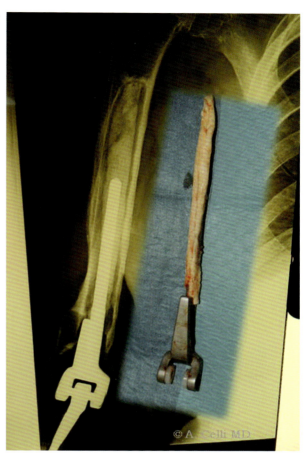

似髋关节假体感染患者的关节肿胀方面，具有高度的敏感性（83%）和特异性（96%）。但由于金属假体的存在，CT和MRI成像应用受到伪影的限制。此外，MRI只能对某些金属（如钛或钽）进行检查，调整图像采集参数可以减少但不能消除伪影。

　　三相骨闪烁显像是诊断PJI的最广泛使用的影像学方法之一。在这项技术中，放射性同位素附着在一种化合物上，这种化合物优先聚集在骨中，并在高代谢活动的区域聚集，释放出可被伽马照相机探测到的伽马射线。注射药剂后，在循环中（即时）、血池中（15min）和稍后的时间点（2~4h）测量药物摄取强度。该技术的局限性是缺乏特异性，因为在假体置入后的前1~2年，无症状患者通常只能在延迟期成像检测到摄取。

　　其他影像学方式可与骨闪烁显像联合使用，以提高特异性。放射性核素铟-111常用于标记自体白细胞，示踪剂注射24h后获得图像。阳性扫描通常记录标记白细胞的摄取量，而在晚期扫描同一位置无摄取或摄取减少。

　　氟-2-脱氧葡萄糖正电子发射断层扫描（FDG-PET）被广泛应用于癌症的护理和治疗，并已成为PJI的一种诊断方式。一项对涉及635例人工髋关节和膝关节置换术的11项研究的荟萃分析发现，FDG-PET对PJI诊断的综合敏感性和特异性分别为82.1%和86.6%。该技术的局限性在于成本较高。

12.4 分类

肘部PJI分类：

根据从手术到初发症状出现的时间间隔分为3种类型：

早期感染，在手术后的前3个月内发生；延迟感染，在3个月至2年之间出现；晚期感染，发生时间超过2年。

根据感染途径分为3种类型：围术期污染，术中污染或术后早期污染；血源途径，通过血液或淋巴从远处感染灶扩散；连续传播，从邻近感染灶（如穿透伤、既往骨髓炎、皮肤和软组织病变）扩散。

12.5 病原微生物

金黄色葡萄球菌：因其毒力强、频率高，是一种重要的病原体，也是导致假体严重侵袭性感染的最常见原因之一，包括院内感染和医护相关的血液感染，可导致深层感染。

凝固酶阴性葡萄球菌：许多种类的微生物被定义为凝固酶阴性葡萄球菌，其中一些是人类皮肤微生物组中普遍存在的成员。表皮葡萄球菌是该类微生物中最常见的菌种，主要通过黏附在假体表面上并产生生物膜的方式，引起全关节置换术感染。

链球菌：链球菌是一个多样性的菌属，在人类疾病中起着重要的作用，但它在全关节置换术感染中所占的比例不到10%。一些 β –溶血性链球菌种可引起深部感染。

肠球菌：肠球菌是全关节置换术感染的罕见原因；它们占早发性深部感染病例的12%～15%，常作为混合性微生物感染的一部分。

需氧革兰阴性杆菌：与肠球菌相似，需氧革兰阴性杆菌在早发型假体感染中更为常见，在一些研究中，有高达45%的细菌感染病例发现了需氧革兰阴性杆菌，它可能是血源性感染的原因之一，而血源性感染往往是单菌性的。

痤疮丙酸杆菌：这种厌氧革兰阳性杆菌的特点是毒性相对较低，通常定植于人体皮肤和皮脂腺上，通常在手术时接种。可能是由于靠近腋窝的缘故，它比其他关节更易引起肩关节假体感染。

其他细菌：一系列的病例报告和小病例已经描述了许多其他不太常见的细菌引起的假体感染，有几种棒状杆菌被认为是导致深部感染的原因。

真菌：真菌引起的假体感染不到1%，其中念珠菌至少占80%，15%～20%的病例同时伴有细菌感染。

培养阴性感染：培养阴性的关节置换术感染患者，有非微生物学的感染证据，如假体周围脓性、组织病理学确定的急性炎症或与关节相通的窦道。培养阴性假体感染的主要危险因素是既往的抗菌治疗。

12.6 病原微生物的诊断

关节穿刺液（图12.3）和术中组织培养（应送3个以上、6个以下的不同样本进行需氧和厌氧培养），分离鉴定微生物，并通过标准微生物学技术检测其抗菌敏感性。

关节液和术中假体周围组织标本在需氧和厌氧血琼脂上培养，35℃下培养8~10天。

此外，超声处理骨、软组织及置入的肘关节假体，可提高生物膜形成菌的检出率。在手术室无菌操作下取出外植的肘关节假体，并送往微生物实验室（图12.4）。

在容器中加入林格氏溶液，在假体取出后48h内用超声水浴锅（超声水浴锅5.4 L 500W，比利时）进行涡旋（30s）和超声处理（1min）。将超声处理液再次涡旋，使其分布均匀，并移到需氧和厌氧的羊血琼脂板上，37℃培养8~10天，每天检查细菌生长情况（图12.5）。

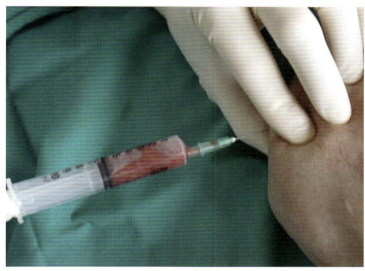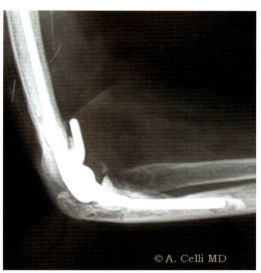

图12.3 关节穿刺液应送去做有氧和无氧培养

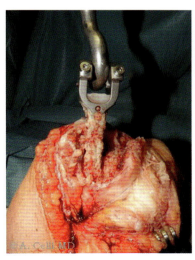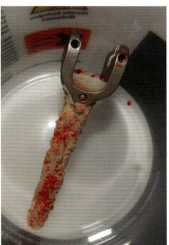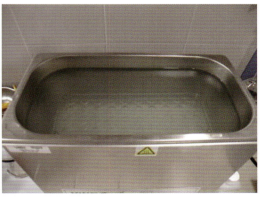

图12.4 在手术室中无菌条件下取出移植的肘关节假体，并送往微生物实验室

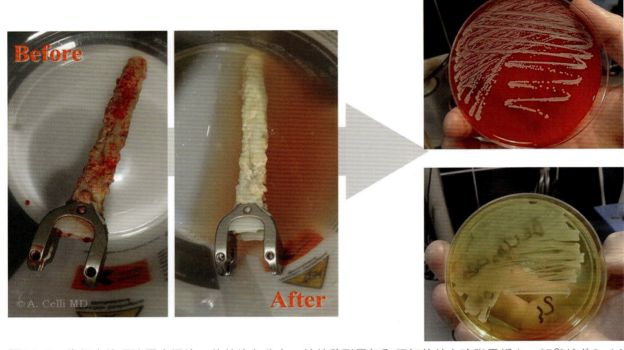

图12.5　将超声处理液再次涡旋，使其均匀分布，并转移到需氧和厌氧的羊血琼脂平板上。37℃培养8~10天，每天检查细菌生长情况

12.7 要点

对于接受翻修肘关节置换术的患者，在手术前或手术时一定要排除感染。

单独一种诊断性检查不足以准确地检测出肘关节假体感染，因此诊断需要结合术前和术中检查综合考虑。

血清炎症标志物有助于识别哪些患者能从更具侵入性的诊断程序中获益。

传统组织培养和生物膜脱落技术的优化，提高了对致病菌的鉴定。

12.8 治疗方案

人工关节假体周围感染的治疗目标是在保持关节功能和患者生活质量的前提下，根除生物膜中的微生物。

12.8.1 抗生素治疗

既往的抗生素治疗会增加假体感染培养阴性的风险。因此，除化脓性关节炎需立即进行治疗外，在收集到多个术中标本之前，不应采取抗生素治疗。对于延迟感染或晚期感染的患者，如果在术中培养结果出来之前已经使用了抗生素，在抗生素疗程结束后，最终手术可能会延迟2~4周。

抗生素治疗要以培养结果为依据，由感染专科医生监测（表12.1）。

12.8.2 手术治疗

翻修的方式在以下3种方法中选择：①清创并保留假体。②一期翻修。③二期翻修见表12.2。

表12.1　人工关节感染的抗生素治疗（根据Zimmerli等修改）

（a）金黄色葡萄球菌或凝固酶阴性葡萄球菌
– 对甲氧西林敏感。
– 利福平 450mg 以上，1 次 /12h，口服 / 静脉注射。
– （氟）氯唑西林 2g，1 次 /6h，静脉注射。
持续 2 周，然后
– 利福平 450mg 以上，1 次 /12h，口服。
– 或环丙沙星 750mg，1 次 /12h，口服。
– 左氧氟沙星 750 mg，1 次 /24h，口服 至 500mg 1 次 /12h，口服。
– 耐甲氧西林
– 利福平 450mg 以上，1 次 /12h，口服 / 静脉注射。
– 万古霉素 1g，1 次 /12h，静脉注射。
持续 2 周，然后
– 利福平 450mg 以上，1 次 /12h，口服。
– 环丙沙星 750mg，1 次 /12h，口服。
– 左氧氟沙星 750mg，1 次 /24h，口服至 500mg，1 次 /12h，口服。
– 替考拉宁 400 mg，1 次 /24h，静脉注射 / 肌肉注射 。
– 夫西地酸 500mg，1 次 /8h，口服。
– 复方新诺明 1 片，1 次 /8h，口服。
– 米诺环素 100mg，1 次 /12h，口服。
（b）链球菌（无乳链球菌除外）
– 青霉素 G2 或 500 万 U，1 次 /6h，静脉注射。

续表

– 头孢曲松 2g，1 次 /24h，静脉注射。	
持续 4 周，然后	
– 阿莫西林 750~1000mg，1 次 /8h，口服。	
肠球菌（对青霉素敏感）	
– 青霉素 G 或 500 万 U，1 次 /6h，静脉注射。	
– 阿莫西林 2g，1 次 /4~6h，静脉注射。	
持续 2~4 周，然后	
– 阿莫西林 750~1000mg，1 次 /8h，口服。	
肠杆菌科（对喹诺酮类敏感）	
– 环丙沙星 750mg，1 次 /12h，口服。	
– 头孢吡肟或头孢他啶加 2g，1 次 /8h，静脉注射。	
持续 2~4 周，然后	
– 环丙沙星 750mg，1 次 /12h，口服。	
厌氧菌	
– 克林霉素 600mg，1 次 /6~8h，静脉注射。	
持续 2~4 周，然后	
– 克林霉素 300mg，1 次 /6h，口服。	
（c）混合感染（不含耐甲氧西林葡萄球菌）	
– 阿莫西林 / 克拉维酸 2.2g，1 次 /8h，静脉注射。	
– 哌拉西林 / 他唑巴坦 4.5g，1 次 /8h，静脉注射。	
– 伊米培南 500mg，1 次 /6h，静脉注射。	
– 美罗培南 1g，1 次 /8h，静脉注射。	
持续 2~4 周	
其次是个体化疗程	
根据抗菌药敏感性	

表12.2　根据条件选择翻修术式

状况	手术方式
症状持续时间＞ 3 周 ＋稳定的假体 ＋没有窦道 ＋病原体对抗生素的敏感性	清创并保留假体
软组织完好或仅有轻微损伤，或一个部件松动	一期翻修

状况	手术方式
软组织和窦道受损，多部件松动	二期翻修，间隔时间短（2~4 周）
耐药或难治菌	二期或以上的翻修，间隔时间长（6~8 周）
更换假体后功能没有改善	假体取出，不再更换

只有在满足以下所有条件的情况下才允许保留假体：

（1）感染时间短，包括术后早期感染（手术后3个月内）或急性血源性感染。

（2）临床症状持续时间短（不超过21天）。

（3）对周围软组织无严重损伤。

（4）生物膜活性抗生素的可用性。

如果不满足其中一个或多个条件，则认为不适合保留假体，并将假体取出。

对于软组织完整、感染易控制的患者，手术可一期进行，其他病例分两期进行。难治病原菌包括耐利福平的葡萄球菌、肠球菌、营养变异链球菌和真菌（表12.1）。

12.9 冲洗和清创，并保留假体

选择进行冲洗和清创的患者应症状持续时间短，内置物稳定，无窦道，急性感染少于3个月，假体部件固定良好，感染病原体毒力不高。

如果病原体耐药或难治，如耐甲氧西林金黄色葡萄球菌（MRSA）、葡萄球菌的变异小菌落、肠球菌或真菌，则首选二期翻修。值得注意的是，在假体没有机械松动的情况下，假体周围的放射状粘连并不意味治疗失败。

窦道的存在与治疗失败的风险增加有关，反映了症状持续时间和假体周围软组织的质量。

冲洗和清创术失败的患者通常考虑进行二期翻修。

12.9.1 手术技巧

患者取仰卧位，沿原皮肤切口，采用标准的肱三头肌-肘肌外侧瓣入路或保留肱三头肌的延长入路，目的是保留肱三头肌的完整性与肱骨远端筋膜的连续性。一旦肱骨远端暴露，则需要移除内、外侧髁以暴露关节钉。在关节脱位和去除内衬后，评估骨内的假体组件稳定性。这是手术的重要部分。如果两个组件都固定完好，则清除关节内所有坏死的碎片，然后用高频脉冲冲洗，在假体组件周围放置抗生素骨水泥珠。冲洗和清创术通常需进行3~4次。去除固定良好的假体可能会导致严重的并发症，冲洗和清创可避免这种情况发生。病原菌鉴定和抗菌药物敏性评估可以选择合适的抗菌药。大多数临床医生认为在手术后的前2~6周采用静脉注射抗生素（图12.6）。

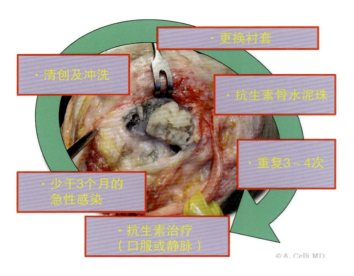

·更换衬套
·清创及冲洗
·抗生素骨水泥珠
·重复3~4次
·少于3个月的急性感染
·抗生素治疗（口服或静脉）

© A. Celli MD

图12.6 保留假体的冲洗和清创术手术步骤

12.9.2 结果

Yamaguchi等报道了Mayo诊所长期（平均随访71个月）对TEA感染进行冲洗和清创术的成功率为50%，其中细菌学起了重要作用，4例表皮癣菌感染的患者治疗均失败，8例患者中6例成功根除了金黄色葡萄球菌感染。手术结果取决于感染持续时间和病原体种类。

Wolfe等介绍了12例患者，除2例外，其余均进行了伤口探查、坏死物和窦道的冲洗与清创，并放置引流管封闭伤口。抗生素的使用时间为4~6周。有8名（75%）患者必须重复冲洗和清创。

10例患者假体被移除，其中2例立即移除，8例在抢救失败后移除。多数患者移除感染的假体，保留肱骨髁以保持关节稳定，转为关节切除成形术。只有1例轻度感染的患者在6周后进行了再置入；2例患者接受了关节融合术。

作者总结说，尝试抢救需要在术后即刻进行。

12.10 分期置换术

该手术包括在同一手术或以后的手术中取出假体并置入新的假体。如果感染易控制，则重新置入的间隔时间较短（2~4周），可使用临时的抗生素骨水泥垫片。如果感染难治，则首选较长的间隔期（>8周），且不使用间隔物。

12.10.1 一期置换

一期置换，或直接置换术，应用比二期置换少。开放式关节切开术和清创术与冲洗和清创术一样，要完全取出假体和骨水泥。积极的清创是该策略成功的关键。在同一手术中置入新的假体，通常使用抗生素聚甲基丙烯酸甲酯（PMMA）骨水泥来固定新的内置物。PMMA骨水泥中使用的抗生素是根据术前对病原体的识别来选择的，如果病原体或其抗生素药物的敏感性未知，则根据经验选择。

在一期置换中，有几种抗菌策略可以使用。最常用的方案包括静脉注射抗生素4～6周，然后口服抗生素3～12个月。

12.10.2 结果

Gille等回顾了305例原发性TEA患者中的6例（1.9%）深部感染。翻修后平均随访时间为6.8年（范围6个月至16年），翻修时患者平均年龄为62.7岁（范围56~74岁）。6例感染患者均有RA，并曾接受过类固醇治疗。感染病原体为金黄色葡萄球菌。4例肘部假体部件周围出现放射状的荧光。5例使用抗生素骨水泥进行一期置换的患者是成功的。6例患者感染复发，需要取出翻修的假体。3例肘关节功能结果良好，1例功能一般，1例功能差，接受关节切除成形术的患者功能为一般。作者推荐一期手术，因为其简单性可能涉及较低的机械性并发症的发生率，其功能效果也很好，并且单次手术对虚弱或老年患者也有明显优势。

12.10.3 二期置换

二期置换，即分期置换，被认为是消除感染和保留关节功能最有效的策略。该方法至少包括两个阶段。在第一阶段中，获取培养物，去除感染组织，取出假体部件和PMMA骨水泥。通常在闭合前在关节腔内置入抗生素骨水泥垫片，以提供局部抗菌治疗并保持肢体长度。病原微生物学指导的抗菌治疗通常静脉注射4~6周，然后是至少2~6周的无抗菌治疗期，在这期间，通常使用炎症标志物和滑液抽吸来评估患者是否有持续感染的迹象。如果有证据表明有持续感染的迹象，可以重复进行清创手术，通常在尝试假体再置入前进行进一步的抗菌治疗。

再置入时，取活检标本进行组织病理检查以及培养，然后置入新的假体，一般使用抗生素含量较高的骨水泥。

手术技巧类似于清创和冲洗手术，充分暴露尺骨和肱骨侧（图12.7）。第一阶段中，肱骨和/或

图12.7　二期置换手术步骤

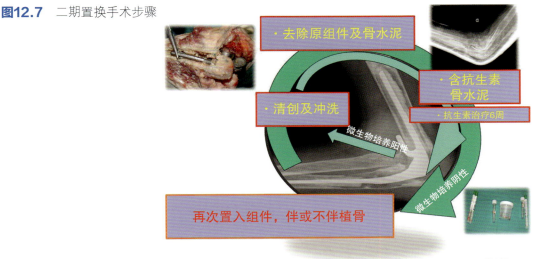

- 去除原组件及骨水泥
- 含抗生素骨水泥
- 抗生素治疗6周
- 清创及冲洗
- 微生物培养阳性
- 微生物培养阴性
- 再次置入组件，伴或不伴植骨

© A. Celli MD

尺骨骨干开窗有助于完全去除骨水泥（图12.8）。缝合线缝合关闭骨窗（图12.9）。二期置换失败的风险因素大致可分为宿主相关、病原体相关和治疗相关因素。局部或全身宿主因素包括存在窦道、既往关节翻修手术和RA。

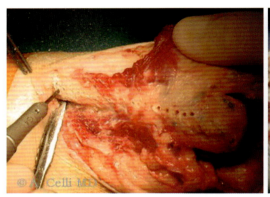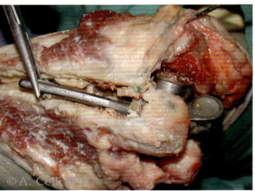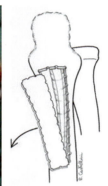

图12.8   尺骨骨干开窗有助于彻底清除PMMA骨水泥

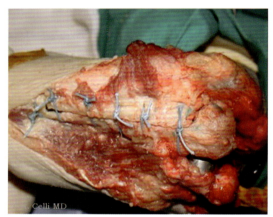

图12.9   用缝合线缝合关闭骨窗

12.10.4 结果

Peach等报道了他们在1998—2010年连续治疗33例患者（34例感染TEA）的分期翻修手术的经验。29例（85%）肘部进行了第一阶段手术，取出假体和骨水泥，并放置抗生素骨水泥珠，而5例（15%）肘部需要进行2次或更多的第一阶段手术。最常分离的微生物是凝固酶阴性的葡萄球菌。26例TEA（76%）进行了第二阶段手术。7名患者（21%）在插入抗生素骨水泥珠的情况下进行了功能性关节切除成形术，不需要进一步手术，有一名患者因持续出院而无法进一步手术。3名（11.5%）接受第二阶段手术的患者在平均间隔8个月（5~10个月）时感染复发。接受二期翻修手术而没有感染复发的患者，平均Mayo肘关节表现评分（MEPS）为81.1（65~95）。作者认为，对于感染的TEA患者，分期翻修手术是成功的，并且复发率低。

12.10.5 二期或多期关节置换术失败

失败的原因可能是同一病原体的反复感染或有新的感染。二期置换失败的处理方案有：仅抗生素治疗、清创和冲洗，保留假体的抗生素治疗、再次二期置换、取出假体而不再置入、关节融合术和截肢。同样，处理方案的选择取决于并发症、骨存量、软组织的完整性，以及患者意愿和能力。

12.11 不再置入的假体移除手术

它通常是一种挽救性措施，可避免治疗失败后截肢，或者治疗那些不保留假体或分期关节置换术而无法进行清创和冲洗的患者。患有其他限制其功能能力的并发症的患者也可以选择接受移除假体而不再置入（图12.10）。

假体移除后的抗菌治疗与二期置换相似，多数患者在移除术后接受4～6周的静脉抗生素治疗。

12.12 关节融合术

关节融合术被认为是肘部PJI治疗失败患者的主要肢体抢救术。

关节融合术可在假体移除术后进行，与单纯的关节切除成形术相比可提供更多的机械支持，融合可以使用长的接骨板和骨移植物（图12.11）。

图12.10　移除肘部假体，不再置入

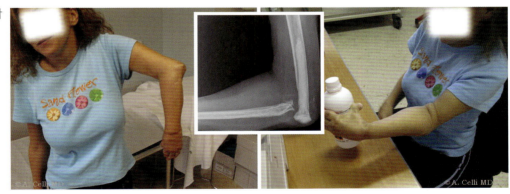

图12.11　肘关节置换术

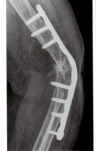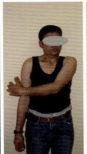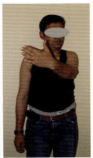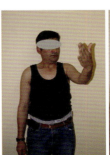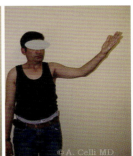

12.12.1 最大限度地降低感染风险

在进行初次关节置换术时，可采取一些措施来减少感染的风险。有些措施被发现可以降低感染风险，而有些措施尽管其价值尚未得到证实，但通常被认为是有用的。最重要的措施包括：

– 手术前后使用抗生素。
– 在手术开始前（通常在手术室）1h内给予抗生素，间隔24h继续使用。
– 缩短手术时间，减少手术室的人流量。
– 术前筛查鼻腔的细菌繁殖情况：术前数周筛查（尤其是葡萄球菌）可帮助预防关节感染。
– 术前氯己定清洗。
– 使用含有抗生素的PMMA骨水泥固定新的假体。
– 抗生素预防。美国骨科外科医师学会（AAOS）建议临床医生在任何可能使细菌进入血液的侵入性手术之前，考虑为关节置换患者预防性使用抗生素。

12.12.2 全肘关节置换术后的抗生素预防措施

菌血症可由多种原因引起，包括术中污染，术后早期或置入多年后的关节内置物上细菌的血源性播散，其他诱因有正常的日常生活，牙科、泌尿外科诊疗，其他手术和医疗过程。

与皮肤、口腔、呼吸道、胃肠道和泌尿生殖系统和/或其他部位的急性感染相关的菌血症，可引起晚期假体感染。接受侵入性手术的关节置换患者或患有其他感染的患者，发生血源性感染的风险增加。既往假体感染和具有其他可能诱发感染因素的患者，可考虑使用抗生素预防。

AAOS提供了一些建议，帮助骨科医生对关节假体置入患者的抗生素预防性使用进行临床判断（表12.3）。

表12.3　AAOS提供了一些建议，帮助骨科医生对关节假体置入患者的抗生素预防使用进行临床判断

手术	抗生素	剂量	应用时间
牙科	头孢氨苄	2g，IV	术前1h
	克林霉素（头孢氨苄或青霉素过敏）	600mg，IV	术前1h
骨科	头孢唑林	1~2g，IV	术前1h
	头孢呋辛	1.5g，IV	手术前（止血带充气前）
	万古霉素	1g，IV	
血管外科	头孢唑林	1~2g，IV	术前1h
	万古霉素	1g，IV	术前1h
胃肠外科	头孢唑林	1~2g，IV	术前1h
	新霉素＋红霉素	1g，IV	术前1h

续表

手术	抗生素	剂量	应用时间
头颈外科	克林霉素 庆大霉素 头孢唑林	600~900mg，IV 1.5mg/kg，IV 1~2g，IV	术前 1h
妇产科	头孢西丁，头孢唑林	1~2g，IV	术前 1h
	氨苄西林 / 舒巴坦	3g，IV	术前 1h
泌尿外科	环丙沙星	500mg，PO 400mg，IV	术前 1h

PO：口服；IV：静脉注射

12.13 结论

TEA感染将不断对临床医生提出诊断和管理上的挑战。深部感染的治疗方法，尤其是治疗各种病原体的最佳策略，目前仍有争论。研究生物膜在假体感染的发病机制中的作用，以及评估各种抗生素对生物膜相关微生物的有效性，将为指导治疗和手术适应证及方式提供重要策略。

备用资料：

PJI诊断：MSIS标准

① 在与假体相通的窦道。②受累人工关节的2处假体周围组织或关节液标本中分离出同一病原体。③满足以下6条中4条：

· 红细胞沉降率（ESR）或C反应蛋白（CRP）水平升高。

· 滑膜白细胞计数升高。

· 滑膜中性粒细胞（PMN）百分比升高。

· 受累关节出现化脓表现。

· 假体周围组织或关节液标本中1次培养分离出微生物。

· 400倍放大率下，假体周围组织的病理学分析在5个高倍镜视野下发现＞5个中心粒细胞。若满足标准③中少于4条，假体周围关节感染可能存在。

超声裂解法：国内方式多种：假体加林格氏溶液后，震荡仪涡旋振荡30s，超声清洗器5min 35~40Hz，振荡30s，4000r/min离心取上清培养。

术前抗生素：目前，大部分的专家认为皮肤切开前0.5~1 h预防性使用抗生素效果很好，因为皮肤切开前0.5~1h给药可以覆盖皮肤切开后到皮肤缝合结束之后的4h，从而有效预防感染。对于短半衰期的抗生素，例如头孢唑啉、头孢西丁、青霉素等半衰期为 1.2~2.2h，应用更接近切开皮肤的时间，如果手术持续时间大于4h再追加1个剂量。

参考文献

[1] Somerson JS, Sanchez-Sotelo J. Diagnosis of deep infection after elbow arthroplasty. In: Morrey BF, Sanchez-Sotelo J, Morrey ME, editors. Morrey's the elbow and its disorders. 5th ed. Philadelphia: Elsevier 2018. Chapter 100. p. 937–941.

[2] Cheung E, Yamaguchi K, Morrey BF. Treatment of the infected total elbow arthroplasty. In: Morrey BF, Sanchez-Sotelo J, Morrey ME, editors. Morrey's the elbow and its disorders. 5th ed. Philadelphia: Elsevier; 2018. Chapter 101. p. 941–950.

[3] Gschwend N. Present state-of-the-art in elbow arthroplasty. Acta Orthop Belg. 2002;68:100–117.

[4] Ikavalko M, Belt EA, Kautiainen H, Lehto MU. Revisions for aseptic loosening in Souter– Strathclyde elbow arthroplasty: incidence of revisions of different components used in 522 consecutive cases. Acta Orthop Scand. 2002;73:257–263.

[5] Yamaguchi K, Adams RA, Morrey BF. Infection after total elbow arthroplasty. J Bone Joint Surg Am. 1998;80:481–491.

[6] Morrey BF, Bryan RS. Infection after total elbow arthroplasty. J Bone Joint Surg Am. 1983;65:330–338.

[7] Morrey BF. Revision of failed elbow arthroplasty. I. In: Celli A, Celli L, Morrey BF, editors. Treatment of elbow lesion. Italia: Springer-Verlag; 2008. p. 273–280.

[8] Gutow A, Wolfe S. Infection following total elbow arthroplasty. Hand Clin. 1994;10:521–529.

[9] Voloshin I, Schippert DW, Kakar S, Kaye EK, Morrey BF. Complications of total elbow replacement: a systematic review. J Shoulder Elb Surg. 2011;20:158–168.

[10] Gschwend N, Scheier H, Baehler A. Long term results of the GSB III elbow arthroplasty. J Bone Joint Surg Br. 1999;81:1005–1012.

[11] Kasten M, Skinner H. Total elbow arthroplasty. An 18-year experience. Clin Orthop Relat Res. 1993:177–188.

[12] Wolfe S, Figgie M, Inglis A, Bohn W, Ranawat C. Management of infection about elbow prostheses. J Bone Joint Surg Am. 1990;72:198–212.

[13] Gschwend N, Simmen BR, Matejovsky Z. Late complications in elbow arthroplasty. J Shoulder Elb Surg. 1996;5:86–96.

[14] Della Valle CJ, Zuckerman JD, Di Cesare PE. Periprosthetic sepsis. Clin Orthop Relat Res. 2004;（420）:26–31.

[15] Gille J, Ince A, Gonzalez O, et al. Single-stage revision of peri-prosthetic infection following total elbow replacement. J Bone Joint Surg Br. 2006;88（10）:1341–1346.

[16] Trampuz A, Hanssen AD, Osmon DR, Mandrekar J, Steckelberg JM, Patel R. Synovial fluid leukocyte count and differential for the diagnosis of prosthetic knee infection. Am J Med. 2004;117:556–562.

[17] Ghanem E, Parvizi J, Burnett RS, et al. Cell count and differential of aspirated fluid in the diagnosis of infection at the site of total knee arthroplasty. J Bone Joint Surg Am. 2008;90:1637–1643.

[18] Schinsky MF, Della Valle CJ, Sporer SM, Paprosky WG. Perioperative testing for joint infection in patients undergoing revision total hip arthroplasty. J Bone Joint Surg Am. 2008;90:1869–1875.

[19] Cyteval C, Hamm V, Sarrabere MP, Lopez FM, Maury P, Taourel P. Painful infection at the site of hip prosthesis: CT imaging. Radiology. 2002;224:477–483.

[20] Glaudemans AW, Galli F, Pacilio M, Signore A. Leukocyte and bacteria imaging in prosthetic joint infection. Eur Cell Mater. 2013;25:61–77.

[21] Rosenthall L, Lepanto L, Raymond F. Radiophosphate uptake in asymptomatic knee arthroplasty. J Nucl Med. 1987;28:1546–1549.

[22] Love C, Marwin SE, Tomas MB, Krauss ES, Tronco GG, Bhargava KK, Nichols KJ, Palestro CJ. Diagnosing infection in the failed joint replacement: a comparison of coincidence detection 18F-FDG and 111In-labeled leukocyte/99mTc-sulfur colloid marrow imaging. J Nucl Med. 2004;45:1864–1871.

[23] Scher DM, Pak K, Lonner JH, Finkel JE, Zuckerman JD, Di Cesare PE. The predictive value of indium-111 leukocyte scans in the diagnosis of infected total hip, knee, or resection arthroplasties. J Arthroplast. 2000;15:295–300.

[24] Kwee TC, Kwee RM, Alavi A. FDG-PET for diagnosing prosthetic joint infection: systematic review and metaanalysis. Eur J Nucl Med Mol Imaging. 2008;35:2122–2132.

[25] Zimmerli W, Ochsner P. Management of infections associated with prosthetic joints. Infection. 2003;31:99–108.

[26] Zimmerli W, Trampuz A, Ochsner P. Prosthetic joint infections. N Engl J Med. 2004;351:1645–1654.

[27] Wisplinghoff H, Bischoff T, Tallent SM, Seifert H, Wenzel RP, Edmond MB. Nosocomial bloodstream infections in US hospitals: analysis of 24,179 cases from a prospective nationwide surveillance study. Clin Infect Dis. 2004;39:309–317.

[28] Friedman ND, Kaye KS, Stout JE, McGarry SA, Trivette SL, Briggs JP, Lamm W, Clark C, MacFarquhar J, Walton AL, Reller LB, Sexton DJ. Health care-associated bloodstream infections in adults: a reason to change the accepted definition of community-acquired infections. Ann Intern Med. 2002;137:791–797.

[29] Jensen AG, Wachmann CH, Poulsen KB, Espersen F, Scheibel J, Skinhoj P, Frimodt-Moller N. Risk factors for hospital-acquired Staphylococcus aureus bacteremia. Arch Intern Med. 1999;159:1437–1444.

[30] Jacobsson G, Dashti S, Wahlberg T, Andersson R. The epidemiology of and risk factors for invasive Staphylococcus aureus infections in western Sweden. Scand J Infect Dis. 2007;39:6–13.

[31] Harris LG, El-Bouri K, Johnston S, Rees E, Frommelt L, Siemssen N, Christner M, Davies AP, Rohde H, Mack D. Rapid identification of staphylococci from prosthetic joint infections using MALDI-TOF massspectrometry. Int J Artif Organs. 2010;33:568–574.

[32] Fey PD, Olson ME Current concepts in biofilm formation of Staphylococcus epidermidis. Future Microbiol. 2010;5:917–933.

[33] Vuong C, Durr M, Carmody AB, Peschel A, Klebanoff SJ, Otto M. Regulated expression of pathogen-associated molecular pattern molecules in Staphylococcus epidermidis: quorum-sensing determines pro-inflammatory capacity and production of phenol-soluble modulins. Cell Microbiol. 2004;6:753–759.

[34] Meehan AM, Osmon DR, Duffy MC, Hanssen AD, Keating MR. Outcome of penicillin-susceptible streptococcal prosthetic joint infection treated with debridement and retention of the prosthesis. Clin Infect Dis. 2003;36:845–849.

[35] Sprot H, Efstratiou A, Hubble M, Morgan M. Man's best friend? First report of prosthetic joint infection with Streptococcus pyogenes from a canine source. J Infect. 2012;64:625–627.

[36] Cobo J, Miguel LG, Euba G, Rodriguez D, GarciaLechuz JM, Riera M, Falgueras L, Palomino J, Benito N, del Toro MD, Pigrau C, Ariza J. Early prosthetic joint infection: outcomes with debridement and implant retention followed by antibiotic therapy. Clin Microbiol Infect. 2011;17:1632–1637.

[37] Peel TN, Cheng AC, Choong PF, Buising KL. Early onset prosthetic hip and knee joint infection: treatment and outcomes in Victoria, Australia. J Hosp Infect. 2012;82:248–253.

[38] Marculescu CE, Cantey JR. Polymicrobial prosthetic joint infections: risk factors and outcome. Clin Orthop Relat Res. 2008;466:1397–1404.

[39] Rodriguez D, Pigrau C, Euba G, Cobo J, GarciaLechuz J, Palomino J, Riera M, Del Toro MD, Granados A, Ariza X. Acute haematogenous prosthetic joint infection: prospective evaluation of medical and surgical management. Clin Microbiol Infect. 2010;16:1789–1795.

[40] Berthelot P, Carricajo A, Aubert G, Akhavan H, Gazielly D, Lucht F. Outbreak of postoperative shoulder arthritis due to Propionibacterium acnes infection in nondebilitated patients. Infect Control Hosp Epidemiol. 2006;27:987–990.

[41] Piper KE, Jacobson MJ, Cofield RH, Sperling JW, Sanchez-Sotelo J, Osmon DR, McDowell A, Patrick S, Steckelberg JM, Mandrekar JN, Fernandez Sampedro M, Patel R. Microbiologic diagnosis of prosthetic shoulder infection by use of implant sonication. J Clin Microbiol. 2009;47:1878–1884.

[42] Achermann Y, Trampuz A, Moro F, Wust J, Vogt M. Corynebacterium bovis shoulder prosthetic joint infection: the first reported case. Diagn Microbiol Infect Dis. 2009;64:213–215.

[43] Cazanave C, Greenwood-Quaintance KE, Hanssen AD, Patel R. Corynebacterium prosthetic joint infection. J Clin Microbiol. 2012;50:1518–1523.

[44] Roux V, Drancourt M, Stein A, Riegel P, Raoult D, La Scola B. Corynebacterium species isolated from bone and joint infections identified by 16S rRNA gene sequence analysis. J Clin Microbiol. 2004;42:2231–2233.

[45] von Graevenitz A, Frommelt L, Punter-Streit V, Funke G. Diversity of coryneforms found in infections following prosthetic joint insertion and open fractures. Infection. 1998;26:36–3.

[46] Hwang BH, Yoon JY, Nam CH, Jung KA, Lee SC, Han CD, Moon SH. Fungal peri-prosthetic joint infection after primary total knee replacement. J Bone Joint Surg Br. 2012;94:656–659.

[47] Azzam K, Parvizi J, Jungkind D, Hanssen A, Fehring T, Springer B, Bozic K, Della Valle C, Pulido L, Barrack R. Microbiological, clinical, and surgical features of fungal prosthetic joint infections: a multi-institutional experience. J Bone Joint Surg Am.2009;91（Suppl 6）:142–149.

[48] Malekzadeh D, Osmon DR, Lahr BD, Hanssen AD, Berbari EF. Prior use of antimicrobial therapy is a risk factor for culture-negative prosthetic joint infection. Clin Orthop Relat Res. 2010;468:2039–2045.

[49] Trampuz A, Piper KE, Jacobson MJ. Sonication of removed hip and knee prostheses for diagnosis of infection. N Engl J Med. 2007;357:654–663.

[50] Cheung EV, Morrey BF. The infected total elbow arthroplasty. In: Morrey BF, An KN, Sperling JW, editors. Joint replacement arthroplasty: basic science, elbow and shoulder. Philadelphia: Lippincott Williams & Wilkins; 2011. p. 181–188.

[51] Berbari EF, Marculescu C, Sia I, Lahr BD, Hanssen AD, Steckelberg JM, et al. Culture negative prosthetic joint infection. Clin Infect Dis. 2007;45（9）:1113–1119.

[52] Trampuza A, Zimmerli W. Prosthetic joint infections: update in diagnosis and treatment. Swiss Med Wkly. 2005;135:243–251.

[53] Ralph ED, Bourne RB. Toxic shock syndrome in association with group-A streptococcal infection of a knee joint after a total knee arthroplasty: a case report. J Bone Joint Surg Am. 1998;80:96–98.

[54] Azzam KA, Seeley M, Ghanem E, Austin MS, Purtill JJ, Parvizi J. Irrigation and debridement in the management of prosthetic joint infection: traditional indications revisited. J Arthroplast. 2010;25:1022–1027.

[55] Marculescu CE, Berbari EF, Hanssen AD, Steckelberg JM, Harmsen SW, Mandrekar JN, Osmon DR. Outcome of prosthetic joint infections treated with debridement and retention of components. Clin Infect Dis. 2006;42:471–478.

[56] Crockarell JR, Hanssen AD, Osmon DR, Morrey BF. Treatment of infection with debridement and retention of the components following hip arthroplasty. J Bone Joint Surg Am. 1998;80:1306–1313.

[57] Celli A. A new posterior triceps approach for total elbow arthroplasty in patients with osteoarthritis secondary to fracture: preliminary clinical experience. J Shoulder Elb Surg. 2016;25（8）:e223–e231.

[58] Klouche S, Leonard P, Zeller V, Lhotellier L, Graff W, Leclerc P, Mamoudy P, Sariali E. Infected total hip arthroplasty revision: one- or two-stage procedure? Orthop Traumatol Surg Res. 2012;98:144–150.

[59] Ure KJ, Amstutz HC, Nasser S, Schmalzried TP. Direct-exchange arthroplasty for the treatment of infection after total hip replacement. An average tenyear follow-up. J Bone Joint Surg Am. 1998;80:961–968.

[60] Buechel FF, Femino FP, D'Alessio J. Primary exchange revision arthroplasty for infected total knee replacement: a long-term study. Am J Orthop. 2004;33:190–198.

[61] Mahmud T, Lyons MC, Naudie DD, Macdonald SJ, McCalden RW. Assessing the gold standard: a review of 253 two-stage revisions for infected TKA. Clin Orthop Relat Res. 2012;470:2730–2736.

[62] Bejon P, Berendt A, Atkins BL, Green N, Parry H, Masters S, McLardy-Smith P, Gundle R, Byren I. Twostage revision for prosthetic joint infection: predictors of outcome and the role of reimplantation microbiology. J Antimicrob Chemother. 2010;65:569–575.

[63] Betsch BY, Eggli S, Siebenrock KA, Tauber MG, Muhlemann K. Treatment of joint prosthesis infection in accordance with current recommendations improves outcome. Clin Infect Dis. 2008;46:1221–1226.

[64] Mortazavi SM, Vegari D, Ho A, Zmistowski B, Parvizi J. Two stage exchange arthroplasty for infected total knee arthroplasty: predictors of failure. Clin Orthop Relat Res. 2011;469:3049–3054.

[65] Hirakawa K, Stulberg BN, Wilde AH, Bauer TW, Secic M. Results of 2-stage reimplantation for infected total knee arthroplasty. J Arthroplast. 1998;13:22–28.

[66] Peach CA, Nicoletti S, Lawrence TM, Stanley D. Two-stage revision for the treatment of the infected total elbow arthroplasty. J Bone Joint Surg. 2013;95-B（12）:1681–1686.

[67] Rubin R, Salvati EA, Lewis R. Infected total hip replacement after dental procedures. Oral Surg. 1976;41:13–23.

[68] Bender IB, Naidorf IJ, Garvey GJ. Bacterial endocarditis: a consideration for physicians and dentists. J Am Dent Assoc. 1984;109:415–420.

[69] Everett ED, Hirschmann JV. Transient bacteremia and endocarditis prophylaxis: a review. Medicine.1977;56:61–77.

[70] Guntheroth WG. How important are dental procedures as a cause of infective enocarditis? Am J Cardiol. 1984;54:797–801.

[71] Bartzokas CA, Johnson R, Jane M, Martin MV, Pearce PK, Saw Y. Relation between mouth and haematogenous infections in total joint replacement. BMJ. 1994;309:506–508.

[72] Ching DW, Gould IM, Rennie JA, Gibson PH. Prevention of late haematogenous infection in major prosthetic joints. J Antimicrob Chemother. 1989;23:676–680.

全肘关节置换中的假体周围骨折：类型及当前治疗方法

第13章

E. Bellato, I. Zorzolo, L. Comba, A. Marmotti,
G. Ferrero, F. Castoldi

13.1 流行病学和风险因素

假体周围骨折可以发生在术中置入组件时或术后。据研究报道，初次置换术后假体周围肘部骨折的患病率在5%~29%之间。然而，肘关节置换术指征的拓宽和手术适应年龄的降低再结合人口的老龄化可能会导致假体周围肘部损伤的患病数量和患病率的增加。

术后骨折可能是由于单一的创伤事件或继发的大量骨量丢失。骨量丢失在假体周围骨折的发病机制中起着重要作用，多达57%的术后骨折患者没有发生明确的创伤性事件，而只表现为在日常活动中疼痛加剧。

13.2 分型

假体周围肘关节骨折的可使用Mayo分型，此分型是O'Driscoll和Morrey基于髋关节假体周围骨折的温哥华分型创立的。

E. Bellato · F. Castoldi (✉)

Department of Orthopaedic Surgery, San Luigi
Gonzaga Hospital, University of Turin Medical
School, Turin, Italy

University of Turin Medical School, Turin, Italy

I. Zorzolo · L. Comba
University of Turin Medical School, Turin, Italy

A. Marmotti · G. Ferrero
Department of Orthopaedic Surgery, San Luigi
Gonzaga Hospital, University of Turin Medical
School, Turin, Italy

© Springer Nature Switzerland AG 2020
F. Castoldi et al.（eds.），Elbow Arthroplasty, https://doi.org/10.1007/978-3-030-14455-5_13

肱骨（H）和尺骨（U）两侧均可发生骨折。首先，明确骨折部位：

- A型：关节周围。
  - 肱骨：髁、髁上。
  - 尺骨：鹰嘴冠突。
- B型：假体柄周围。
- C型：远离假体柄的骨折。

对于B型骨折，有必要评估组件稳定性和骨量，因为这些方面很大程度上会决定治疗方法：

- 亚型1：固定良好，骨质充足。
- 亚型2：松动，骨质充足。
- 亚型3：松动，严重骨量丢失或骨质溶解。

假体周围骨折最终分型必须考虑术中所见及手术类型（图13.1）。

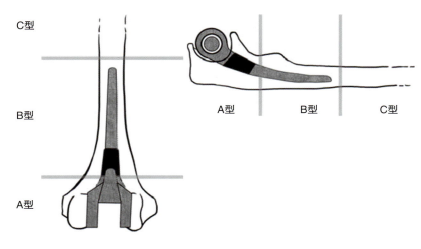

图13.1　肘关节假体周围骨折的Mayo分型

在计划手术时，骨丢失是一个重要的评估因素，因为置入物的类型和植骨的需要取决于它的位置和严重程度。在肱骨侧，骨丢失可分为如下几级：

- 1级：假体关节部分周围到鹰嘴窝骨丢失。
- 2级：假体柄周围骨丢失。
- 3级：假体柄近端骨丢失。

在尺骨侧：

- 1级：鹰嘴包括肱三头肌腱附着点的骨丢失。
- 2级：假体柄周围骨丢失。
- 3级：假体柄远端骨丢失。

13.3 临床表现

13.3.1 病史

为辨别骨量丢失的可能诱因，病史采集的重点应是骨折机制：

骨折或发生在健康骨骼受到创伤之后，或发生在继发于种植体失效过程的假体周围骨丢失。

为了计划手术，必须尽可能多地了解任何既往的手术：

更换关节的初始指征，使用何种假体，假体大小，置入年份，手术入路，尺神经的处理，以及任何围术期并发症（尤其是感染性的）。

在非创伤性情况下发生的骨折，随着时间的推移导致急性疼痛恶化的症状必须加以说明。

应根据疼痛的发作、进展、强度、加重和缓解因素以及是否在休息时出现疼痛进行评估。

在任何情况下，都必须通过临床病史和简单的血液检查（包括白细胞计数和C反应蛋白水平）来排除感染。如果怀疑有感染，应考虑进行两期复查。即使没有临床或实验室症状，术中拭子和组织取样进行细菌学培养检查也很重要，如果可能的话，应进行α-防御素检查和置入物超声检查。

13.3.2 影像

首先要做的检查是X线片。

肘关节正侧位片一般就足以诊断假体周围骨折。

斜位视图和二次CT扫描，特别是在有金属伪影还原序列的情况下，可以用于确定骨储量、皮质穿孔和骨水泥挤压。

X线和CT扫描有助于外科医生了解几个方面。①骨折类型（位置、方位、延伸、移位、粉碎）。②假体组件的稳定性：松动的组件周围可能有辐射线，水泥包层变薄或其中有裂缝。与以前的X线片进行比较可以帮助阐明失效的机制：两个假体组件上的放射线或初始骨溶解提示急性失效，骨折叠加在脓毒症或机械失败的缓慢过程之上。另一方面，仅影响一个部件的松动表明骨水泥固定技术质量差或特定的设计问题。③骨存量：骨溶解程度可以根据Mansat等的指南进行评估。必须对皮质骨进行分析，以防骨水泥挤压穿孔和骨水泥区域变薄，因为这些都是术中骨折的危险因素。由于翻修手术中可能需要打压植骨，因此需要注意宽髓内管的骨注入。

13.4 治疗

应根据Mayo分型制订治疗计划。治疗的另一个重要方面是时机，即术中和术后假体周围骨折。

13.4.1 肱骨髁骨折（肱骨 −A 型）

肱骨髁骨折是最常见的假体周围骨折类型，术中发生频率较高。

上髁由于插入组件时的骨切割而变弱。由于屈伸肌腱或副韧带或假体插入时产生张力，骨折可能发生。治疗取决于已置入或即将置入的假体类型：不连接的假体设计需要肱骨柱的完整性才能稳定，因此骨折必须稳定固定（用缝线、张力带或钢板和螺钉）或应考虑术中更换为连接的一体式置入物。连接的假体设计不需要髁部来保持稳定性；因此，可以尝试固定或简单切除断裂的髁突，将屈伸肌腱总腱缝合于肌间隔和三头肌腱边缘。髁固定和切除对肘关节功能无临床差异。当然，切除应限于小的碎片，因为在将来万一出现脓毒症并发症时，切除关节成形术技术需要双柱支撑才能成功。术后骨折通常发生在过度使用肌肉组织或骨溶解之后。

在假体稳定的情况下，这种骨折采取保守治疗，因为通常会愈合为稳定的纤维性骨不连，有时甚至完全愈合。如果种植体的稳定性受到损害，则手术治疗是必需的。

13.4.2 尺骨鹰嘴骨折（尺骨 −A 型）

尺骨A型假体周围骨折最常见的情况是鹰嘴骨折，也包括冠状骨骨折，尽管这非常罕见。

类风湿关节炎患者的尺骨鹰嘴容易骨折，因为尺骨半月切迹因侵蚀而变薄。骨折可发生在术中尺骨预备或假体种植时，在大多数情况下，可进行适当的复位和固定。如果骨头变薄，碎片很小，可以使用通过尺骨钻孔的不可吸收缝合线。如果有好的骨储备和较大的碎片，可以使用环扎线、张力带技术和钢板。然而，更多器械的出现会增加伤口并发症的发生风险。

术后鹰嘴骨折可能发生在伸展位的手臂受到直接打击或跌倒之后，在皮质骨变薄的情况下，可能发生三头肌强力收缩或应力性骨折。治疗基于伸肌组件的功能：如果患者能够主动伸肘对抗重力，则应考虑保守治疗。这些骨折通常愈合为稳定的纤维性骨不连，如果能保持无痛性主动伸直，通常不需要进一步治疗。在伸肌组件缺损或不稳定骨不连的情况下，手术治疗是有意义的。在骨量好的情况下，简单的切开复位固定就足够了，而对于干骺端骨丢失的病例，最好采用皮质松质骨移植。

冠突骨折通常发生在术中。如果骨折块小或无移位，就没有影响。但如果碎片影响尺骨组件的稳定性，则可以通过环形缝线或钢缆固定。

13.4.3 肱骨和尺骨干骨折（假体柄周围或尖端；肱骨 / 尺骨 −B 型）

靠近或位于假体尖端的骨折占不到2%。通常发生在术后，但也可能发生在术中扩髓或假体放置时，特别是在风湿性关节炎引起的骨弱化和变形时，或在翻修手术中移除固定良好的组件时。根据Mayo分型，术后骨折的治疗取决于假体固定状态和剩余骨存量（图13.2）。

13.4.3.1 内置物牢固（肱骨 / 尺骨 −B1 型）

骨折涉及固定良好的种植体是罕见的，通常发生在假体尖端。治疗方法包括保守治疗和切开复位内固定手术治疗，取决于骨折的移位和稳定性以及患者相关因素。

无移位和稳定的肱骨骨折可以用长石膏固定2~3周保守治疗，然后使用定制的支撑保护，直到实现稳固。尺侧无移位和稳定骨折的治疗可以采用长石膏固定3周，再使用肘部可动的短石膏固定3 ~ 5周。

必要时，对于移位和不稳定骨折，手术治疗包括切开复位和内固定，通常使用钢板和螺钉，带或不带环扎线。

13.4.3.2 假体松动骨量充足（肱骨 / 尺骨 −B2 型）

13.4.3.3 松动的种植体通常需要进行翻修手术

如果骨量保存完好，在某些病例中，可以采用更长的假体柄，超过骨折部位骨直径至少2倍的假体翻修来治疗骨折，使用或不使用环扎丝固定以增加稳定性。

在骨折类型延伸至骨干的病例中，单纯的修复要么不能提供足够的稳定性，要么需要太长的假体柄。因此，假体更换必须与钢板或支柱夹板治疗相结合。肘关节周围骨量在解剖学上较小，由于病理过程导致的首次关节置换、既往翻修和骨溶解，骨量可能进一步减少。在这种情况下，钢板和螺钉也许不能提供足够的稳定性并会进一步减少剩余的骨量。同种异体骨支柱已被提倡用于稳定肱骨和尺侧脆弱的溶骨性骨碎片的骨折。这项技术的优点是最终能改善骨存量。

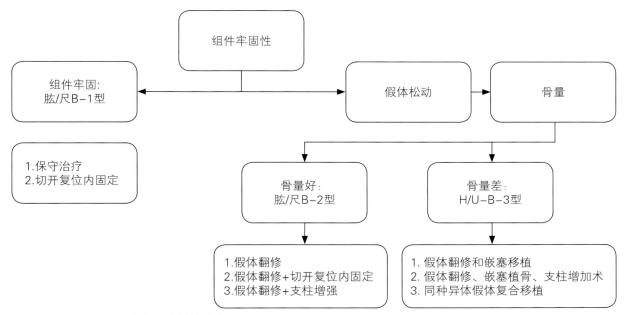

图13.2　B型假体周围肘关节骨折的治疗方法

13.4.3.4 假体松动骨量不足（肱骨 / 尺骨 −B3 型）

当假体松动且骨量不足时，翻修手术通常必须与骨增强手术结合。

在干骺端，骨丢失表现为骨皮质注入，髓腔直径增加。考虑到它在其他关节上的成功，嵌塞移植物可以在肘部使用同种异体松质骨来恢复髓内管，并允许使用非定制的专业材料。

当骨存量不足以支撑常规假体时，可以使用同种异体复合假体（APC）：使用整个环向结构的同种异体骨来重建骨干骨缺损。这种类型的重建手术适用于＞8cm的肱骨缺损。之所以能够做到这一点，是因为肱骨可以被缩短2cm而不会失去明显的强度，并且当使用长柄长凸缘的肱骨构件时，6cm的骨丢失在尺侧不会影响假体的稳定性，如果骨丢失影响到整个鹰嘴和干骺端，且长度至少为6cm，则提示APC。同种异体骨与自身骨的接触面积及其稳定的固定是骨愈合的关键因素。为了改善接触和最大限度的骨融合，需要说明如下3种类型的本体-同种异体骨组合。

1类：当髓腔充气时，同种异体移植物假体复合材料与本体骨发生嵌套复合。

2类：将假体柄的远端插入本体骨髓腔，使种植骨向外延伸至皮质。这种接口在广泛干骺端骨丢失的情况下是有用的。

3类：除了干骺端骨丢失外，假体的稳定性也受到排列不齐的影响，这时依靠的是同种异体骨与宿主骨之间的侧对侧接触。

定制的置入物和大型假体可用于治疗创伤后畸形、晚期风湿性关节炎和肿瘤后切除的肘关节周围严重骨缺损，但在假体周围骨折的应用中未见报道。

13.4.4 超过假体柄尖端的肱骨和尺骨骨折（肱骨 / 尺骨 -C 型）

根据骨折的位置和移位情况，可以保守治疗或切开复位内固定。手术的选择只受假体柄存在的限制，这阻止了髓内钉的使用。

13.5 预后和并发症

假体周围骨折是翻修第三大原因，仅次于无菌性松动和感染。然而，由于全肘关节置换术并不常见，有关该主题的文献中只有少数聚焦于B-2和B-3型骨折的回顾性病例研究，而病例报道和更大规模的病例序列研究则广泛聚焦于肘关节置换翻修手术。

13.5.1 假体周围的尺骨骨折

最大的假体周围尺侧骨折序列研究由Foruria等在2011年报道，共30例B-2和B-3型骨折。其中2例通过简单假体置换完成了固定，20例肘关节采用同种异体植骨支撑和环扎术治疗（其中8例与嵌塞植骨术结合），3列采用嵌塞种植骨作为改良技术，其余5例采用同种异体假体复合材料治疗重度骨缺损。在平均5年的随访时间内，所有21例骨折患者均愈合，平均Mayo肘功能评分（MEPS）为81。肘关节测试结果分别为10例优秀，5例良好，4例尚可，2例差。最常见的并发症是感染（深部4例，浅表1例）。他们还报道了1例无菌性松动合并鹰嘴骨折和假体周围肱骨骨折。

Tokunaga等报道了1例采用2阶段入路治疗尺骨B-3型骨折患者。第一阶段包括使用钢板、螺钉和带髂骨移植的环扎进行骨折固定。在影像学检查愈合后，更换为长柄假体并嵌塞骨移植。随访约1年，肘部无疼痛。尺部成分周围无松动迹象；患者对治疗结果满意，可以进行日常生活活动。

13.5.2 假体周围的肱骨骨折

Sanchez-Sotelo等报道了11例B-2型骨折患者采用假体翻修和同种异体植骨支撑治疗。在这个系列中没有报道假体周围感染。然而，1例患者发生骨折不愈合并发症，1例发生术后永久性尺神经麻痹，1例发生三头肌功能不全，1例发生无菌愈合合并尺骨尖骨折，1例发生无移位性肱骨骨折。其中3例接受了手术后翻修。随访3年，在8例未行翻修手术的患者中，MEPS均值为79，4例为优，4例为良，3例为差。除一人外，所有患者均有功能性活动度。与上文所述的治疗原则相反，Fang等仅使用锁定钢板和环扎治疗了2例松动的长柄假体周围肱骨B-2型骨折患者。2名患者在2年后的旋转稳定骨接合与重建稳定均是明显的。

Kawano等报道了一种定制的解决方案，用于治疗1例复杂的肱骨C型骨折不愈合的患者，该患者已经接受了两期深度感染修复。由于患者因信仰原因拒绝接受同种异体骨移植，我们定制了一个中空的髓内钉作为袖子，在里面嵌有肱骨假体的柄。术后4个月愈合，随访3年，肘关节无疼痛，活动肘关节屈曲范围在10° ~120° 之间。

2例报告描述了单纯性C型骨折采用钢板治疗的成功。肩关节和肘关节成形术中发生的C型骨折更常见。Carroll等使用3枚拉力螺钉和1个90-90双板结构固定骨折。随访7个月，患者无疼痛，无并发症。Kieser等报道了1个更具有挑战性的假体间骨折病例：肩关节半置换术和用同种异体支架翻修的长柄肘关节置换术之间的骨折。切开复位显示肱骨远端没有愈合的迹象和假体不稳定。因此，进行了2型APC固定钢板和环扎翻修手术。在1年的随访中，患者的疼痛减轻，并且恢复了正常的日常活动。

参考文献

[1] O'Driscoll SW, Morrey BF. Periprosthetic frac tures about the elbow. Orthop Clin North Am. 1999;30:319–325.
[2] Morrey BF, Adams RA. Semiconstrained arthroplasty for the treatment of rheumatoid arthritis of the elbow. J Bone Joint Surg Am. 1992;74:479–490.
[3] Hildebrand KA, Patterson S, Regan W, et al. Functional outcome of semiconstrained total elbow arthroplasty. J Bone Joint Surg Am. 2000;82–A:1379–1386.
[4] Capone A, Congia S, Civinini R, Marongiu G. Periprosthetic fractures: epidemiology and current treatment. Clin Cases Miner Bone Metab. 2017;14:189–196.
[5] Foruria AM, Sanchez-sotelo J. Periprosthetic elbow fractures. In: Morrey's the elbow and its disorders. 5th ed. Philadelphia: Saunders; 2018. p. 1232.
[6] Morrey BF, Bryan RS. Revision total elbow arthroplasty. J Bone Joint Surg Am. 1987;69（4）:523–532.
[7] Foruria AM, Sanchez-Sotelo J, Oh LS, et al. The surgical treatment of periprosthetic elbow fractures around the ulnar stem following semiconstrained total elbow arthroplasty. J Bone Joint Surg. 2011;93:1399–1407.
[8] Duncan CP, Masterson EL, Masri BA. Impaction allografting with cement for the management of femoral bone loss. Orthop Clin North Am. 1998;29:297–305.
[9] Mansat P, Adams RA, Morrey BF. Allograft prosthesis composite for revision of catastrophic failure of total elbow arthroplasty. J Bone Joint Surg Am. 2004;86-A:724–735.
[10] Vergidis P, Greenwood-Quaintance KE, Sanchez Sotelo J, et al. Implant sonication for the diagnosis of prosthetic elbow infection. J Shoulder Elb Surg. 2011;20:1275–1281.

[11] Loebenberg MI, Adams R, O'Driscoll SW, Morrey BF. Impaction grafting in revision total elbow arthro plasty. J Bone Joint Surg Am. 2005;87:99–106.

[12] Morrey BF, Adams RA. Semiconstrained elbow replacement for distal humeral nonunion. J Bone Joint Surg Br. 1995;77:67–72.

[13] Cobb TK, Morrey BF. Total elbow arthroplasty as primary treatment for distal humeral fractures in elderly patients. J Bone Joint Surg Am. 1997;79:826–832.

[14] McKee MD, Pugh DMW, Richards RR, et al. Effect of humeral condylar resection on strength and functional outcome after semiconstrained total elbow arthro plasty. J Bone Joint Surg Am. 2003;85–A:802–7.

[15] Papagelopoulos PJ, Morrey BF. Treatment of nonunion of olecranon fractures. J Bone Joint Surg Br. 1994;76:627–635.

[16] Marra G, Morrey BF, Gallay SH, et al. Fracture and nonunion of the olecranon in total elbow arthroplasty. J Shoulder Elb Surg. 2006;15:486–494.

[17] Dehghan N, Chehade M, Mckee MD, Frcs C. Current perspectives in the treatment of periprosthetic upper extremity fractures. J Orthop Trauma. 2011;25（Suppl 2）:S71–576.

[18] Sanchez-Sotelo J, O'Driscoll S, Morrey BF. Periprosthetic humeral fractures after total elbow arthroplasty: treatment with implant revision and strut allograft augmentation. J Bone Joint Surg Am. 2002;84–A:1642–1650.

[19] Kamineni S, Morrey BF. Proximal ulnar reconstruction with strut allograft in revision total elbow arthroplasty. J Bone Joint Surg Am. 2004;86–A:1223–1229.

[20] Gie GA, Linder L, Ling RS, et al. Impacted can cellous allografts and cement for revision total hip arthroplasty. J Bone Joint Surg Br. 1993;75:14–21.

[21] Lucas RM, Hsu JE, Gee AO, et al. Impaction auto grafting: bone-preserving, secure fixation of a standard humeral component. J Shoulder Elb Surg. 2016;25:1787–1794.

[22] Morrey ME, Sanchez-Sotelo J, Abdel MP, Morrey BF. Allograft-prosthetic composite reconstruction for massive bone loss including catastrophic failure in total elbow arthroplasty. J Bone Joint Surg Am. 2013;95:1117–1124.

[23] Figgie HE, Inglis AE, Mow C. Total elbow arthro plasty in the face of significant bone stock or soft tissue losses. J Arthroplast. 1986;1:71–81.

[24] Franke A, Bieler D, Hentsch S, et al. Reconstruction of an elbow joint after blast injury by arthroplasty with a custom-made modified total elbow prosthesis: a case report. J Shoulder Elb Surg. 2014;23:e81–e87.

[25] Tang X, Guo W, Yang R, et al. Custom-made prosthesis replacement for reconstruction of elbow after tumor resection. J Shoulder Elb Surg. 2009;18:796–803.

[26] Capanna R, Muratori F, Campo FR, et al. Modular megaprosthesis reconstruction for oncological and non-oncological resection of the elbow joint. Injury. 2016;47:S78–583.

[27] Prkic A, Welsink C, The B, et al. Why does total elbow arthroplasty fail today? A systematic review of recent literature. Arch Orthop Trauma Surg. 2017.

[28] Tokunaga D, Hojo T, Ohashi S, et al. Periprosthetic ulnar fracture after loosening of total elbow arthroplasty treated by two-stage implant revision: a case report. J Shoulder Elb Surg. 2006;15:23–26.

[29] Fang C, Yan CH, Yee D, et al. Restoration of humeral bone stock two years after internal fixation of a periprosthetic fracture with a loose stem: a report of two cases. JBJS Case Connect. 2017;7:e17.

[30] Kawano Y, Okazaki M, Ikegami H, et al. The "docking" method for periprosthetic humeral fracture after total elbow arthroplasty: a case report. J Bone Joint Surg. 2010;92:1988–991.

[31] Hanyu T, Nakazono K, Ishikawa H. Humeral shaft fracture after a total elbow arthroplasty. J Shoulder Elb Surg. 1998;7:541–544.

[32] Kent ME, Sinopidis C, Brown DJ, Frostick SP. The locking compression plate in periprosthetic humeral fractures: a review of two cases. Injury. 2005;36:1241–1245.

[33] Carroll EA, Lorich DG, Helfet DL. Surgical man agement of a periprosthetic fracture between a total elbow and total shoulder prostheses: a case report. J Shoulder Elb Surg. 2009;18:e9–e12.

[34] Kieser DC, Fraser T, Bal CM. The allograft sleeve: a case report of the surgical management of an interprosthetic fracture between a shoulder and elbow joint replacement. J Shoulder Elb Surg. 2011;20:e4–e9.

半限制型肘关节置换失败：无菌性松动和翻修

第 14 章

Celli Andrea, De Luise Guglielmo, Celli Luigi

在过去的10年中，肘关节置换的应用范围不断拓展，在退变性和创伤后肘关节疾病的治疗中也有使用。

关节置换的主要指征是经保守治疗无效的晚期关节炎伴持续的疼痛、僵硬或者关节不稳。

创伤相关的病患中，新鲜的复杂性关节内骨折及老年性的长期肱骨远端畸形愈合或不愈合采用全肘关节置换治疗在近几年不断增加，除此之外，其他的情况采用关节置换则存在争议。

全肘关节置换的禁忌证包括：活动性的败血症，软组织覆盖不足，神经病性关节病以及那些术后早期和长期对全肘关节置换后功能限制的依从性差的患者。对功能要求过高是相对禁忌证。

手术出现并发症会导致置入物失效、严重关节不稳，最终需要假体翻修。最常见的并发症包括无菌性松动、感染、假体周围骨折、三头肌功能不全、假体不稳定和尺神经病变。有临床意义的无菌性松动的发生率为7%~15%，但没有临床症状的假体周围放射性透亮影的发生率更高。

根据Morrey等的研究，半限制型假体松动的发生率，在类风湿关节炎患者术后10~15年的随访中低于8%，在创伤性关节炎患者术后15年的随访中约为10%。

半限制型假体的铰链装置具有一定的松弛度，允许7°~10°的内外翻和7°~10°的轴向旋转活动。非链接型假体与肘关节的解剖结构更加相近，其稳定性依赖于重建的韧带。在这类假体中，能量会由假体周围的软组织分散出去，而半限制型假体内在稳定性更强，在肘关节的屈伸活动中可以承受更大的应力。

链接型假体的骨–骨水泥界面承担的应力更大，所以最常见的并发症类型就是松动、垫圈磨损和假体断裂。链接型假体需要更长的柄和更坚固的固定。

C. Andrea (✉) · D. L. Guglielmo · C. Luigi

Shoulder and Elbow Unit, Orthopaedic Department,
Hesperia Hospital, Modena, Italy

© Springer Nature Switzerland AG 2020　171
F. Castoldi et al. (eds.), Elbow Arthroplasty, https://doi.org/10.1007/978-3-030-14455-5_14

14.1 假体组件松动的风险因素

尽管假体设计和手术方法在不断改进，还是常会出现无菌性松动。解剖型置换可以恢复屈伸活动轴，保留或恢复肌肉的力臂，从而使主动活动保持平衡，控制链接装置的功能活动。

通常在病理状态下，骨性关节面扭曲，旋转轴无法确定。要想恢复，在技术上非常困难；即使恢复也不能改善功能。这种状态下，并发症的发生率更高，包括无菌性假体组件松动。无菌性松动是后期假体失效的最常见因素。

导致假体组件松动的原因很多，其中最常见的危险因素包括：

（1）机械性失效。

（2）手术技术不完备。

（3）患者依从性差。

14.1.1 机械性失效

铰链处聚乙烯磨损取决于聚乙烯垫圈的厚度以及承重的量和类型。

大多数链接型肘关节假体都会使用聚乙烯衬垫。过度地使用和反复应力作用于薄薄的聚乙烯垫圈边缘即会导致磨损，铰链处内外翻和旋转活动增加会加速磨损的进程。严重的聚乙烯磨损会导致金属对金属的直接接触，从而发生金属磨损，形成颗粒残骸，最终诱发滑膜炎和骨溶解。在这些患者中，关节周围的骨溶解主要源自聚乙烯组件的磨损。没有金属接触发生时，单纯聚乙烯颗粒引发的组织反应不是黑色的，而是灰白的。对于临床和放射影像学上提示假体周围出现进行性骨溶解的患者，需要进行手术翻修来防止进一步的骨丢失及其他并发症。在翻修手术中，假体周围的黑色金属碎屑必须仔细清除，以防止发生加速骨吸收的酶反应。根据最新的文献，广泛的远端骨溶解与假体柄松动相关，而非聚乙烯磨损。

尺骨假体预涂的聚甲基丙烯酸甲酯（PMMA）失效也会导致无菌性松动。

预涂PMMA尺骨假体的机械性失效具有典型的特征，包括严重的近端骨溶解（远端或广泛骨溶解），骨溶解是因为钛与骨水泥接触产生的以及假体在骨水泥鞘内来回摩擦产生的黑色金属碎屑。在过去的几年中，尺骨假体表面等离子体喷涂减少了因骨溶解引起的假体柄松动。在这些病例中，颗粒碎屑导致的组织反应更倾向于灰白色而非黑色。尺骨假体的远端常会发现严重的骨溶解，因为远端等离子体涂层失效，这可能是由于假体与骨水泥之间的微动，抑或经常出现的骨水泥填充不够充分。聚乙烯、金属或骨水泥碎屑会在骨–骨水泥或骨–假体界面促使巨噬细胞系统诱导的骨溶解发生。在那些存在骨溶解的患者中，即使是轻微的外伤也可能引起假体周围骨折。

14.1.2 手术技术不完备

组件安装位置不正

任何假体都会因为组件位置不正受到影响。肱骨柄安装时出现外翻、内翻或旋转不正，虽不会破坏肱骨假体自身，但会导致肘关节功能异常。肱骨组件太靠近端，肌肉缩短，屈肘力量下降；太靠远端则降低伸肘力量，并会导致其他并发症。

尺骨组件位置不正可能是因旋转位置或尺骨假体置入深度异常。外旋会限制伸肘（外旋30°将使伸肘力量丧失）；假体置入过深会撞击肱骨组件，影响屈肘（图14.1）。

冠突成形后，如果尺骨假体安装位置正确，那么肘关节可以全范围屈伸；如果假体插入过深，会和肱骨假体的前方凸翼发生撞击，从而影响关节屈曲。这在铰链式全肘关节置换中，是尺骨假体机械性松动的一个可以预防的因素。

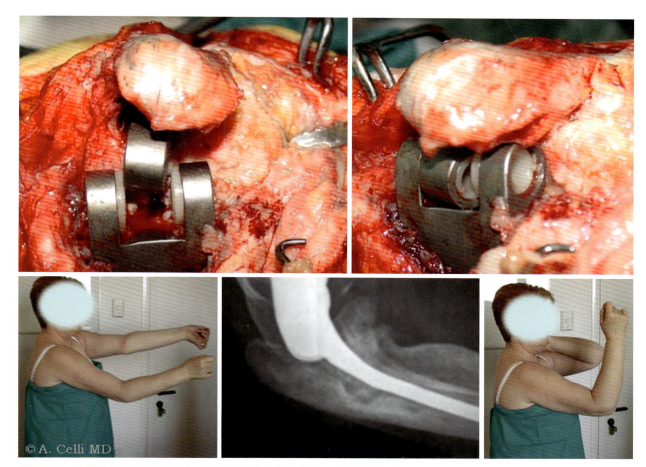

图14.1　尺骨位置不正可能是与尺骨假体放置的旋转位置和深度有关

肘关节被动过伸时，尺骨与尺骨假体之间的分离应力会增大（图14.2）。在有前方撞击（源于冠突、异位骨化、假体组件对位不佳或仅仅是软组织臃肿等）的患者中，尺骨假体的活塞效应会造成一个前方的支点，导致假体组件在尺骨髓腔内发生来回滑动（图14.3）。在术中通过屈伸关节检查前方是否有撞击，清除多余的骨水泥、突出的冠突或者骨赘，可以预防此类问题的发生。

骨水泥技术不完备

使用传统的手工骨水泥技术时，骨-骨水泥界面不规则，对假体柄的固定不够牢靠。在肘关节抗阻屈曲时，重力的牵张会导致微动及内层皮质的磨损，进而可能产生金属颗粒残骸。骨水泥鞘的松动

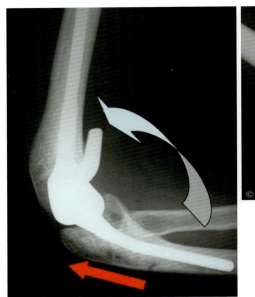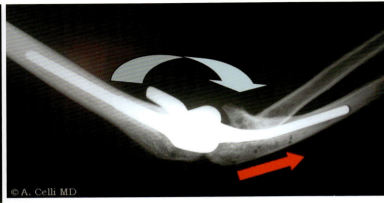

图14.2　肘关节被动活动时，尺骨与尺骨假体之间的分离应力会增大

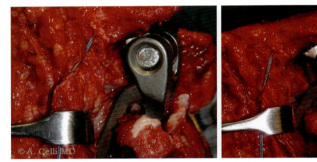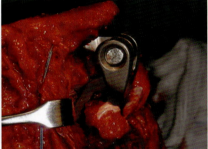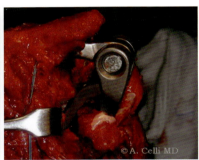

图14.3　尺骨组件的活塞效应，见于存在前方撞击的患者，会形成一个前方的支点，导致假体在尺骨髓腔内发生来回滑动

会进一步破坏骨与假体之间本就薄弱的结合。

假体柄的松动可能与初期骨-骨水泥界面失效有关，微动会造成假体柄碎屑和松动的出现，伴或不伴骨量丢失。

高级骨水泥技术包括髓腔灌洗、放置髓腔塞以及使用骨水泥枪注入。先将髓腔内的骨碎片清除干净，放入髓腔塞，以保证骨水泥能够加压、防止外溢并减少骨-假体间的骨水泥用量。使用骨水泥枪和合适的喷嘴，能够向髓腔内均衡地注入骨水泥，减少空洞和分层的发生，从而提供了更加坚强地固定。

14.1.3 患者依从性差

全肘关节置换术后患者的合作性至关重要，特别是那些年轻的、活动量大的患者。这类患者，因为工作或业余活动的需求，会存在假体机械性失效的风险。患者要能接受永久性的活动限制。重体力劳动是全肘关节置换术的绝对禁忌证。反复、过度地轴向弯曲、扭转在假体与骨水泥之间产生的应力会导致假体的微动、松动，最终会出现严重的骨萎缩。反复地肘关节屈伸活动中，内、外翻接近极限，会导致聚乙烯垫圈磨损，增加早期假体失效的风险，引起骨溶解，最终导致假体松动。在这些患者中，肘关节反复屈伸时，其内、外翻活动超出了假体铰链允许的范围，在矢状面上假体组件与骨面之间的旋转应力增大，这就是假体失效最为常见的机制。尺骨组件存在异常旋转会加大这种风险。Schuind等曾经报道，半限制型肘关节假体的肱骨组件存在仅仅10°的内、外旋时，在手工劳动中就会达到内、外翻的极限。

根据一些临床研究，无菌性松动的发生率与患者的活动强度相关。年轻的、要求高的创伤性关节炎患者，更容易发生早期负重磨损和早期无菌性松动。Shi等报道，在平均7年的随访中，创伤性关节炎患者的失败率大约为40%，类风湿关节炎患者约为19%。近期的一次对49例年龄在40岁以下、使用Coonrad-Morrey半限制型假体患者进行的5年以上的回顾研究中，Celli和Morrey发现，平均91个月的随访中有22%的翻修率；创伤后患者的翻修率显著高于炎症性关节炎患者。

对于60岁以下的患者，必须告知不能持重4~5kg及以上（单次），或者反复持重超过1kg。不鼓励参加像高尔夫球、网球和手工劳动一类的体育运动，尽管Mayo的一项研究显示他们的全肘关节置换患者中的94%可以进行中等强度的活动，40%可以进行上肢高强度活动，特别是那些创伤后的男性患者。

14.2 临床表现

肘关节假体失效可能会很快发生，也可能缓慢发生。快速、急剧的假体失效可能是感染、假体周围骨折或假体组件断裂的结果；而假体松动引起的失效通常是原先功能良好的患者隐匿出现异常，相对来说非常缓慢，伴有肘关节疼痛、滑膜炎。疼痛加重导致的活动受限和疼痛越来越难缓解，甚至出现在休息状态。X线片上有假体松动迹象的患者可能并无症状，但需要定期复查X线片监测病情进展，必要时进行假体翻修手术。手术翻修的指征是基于对肘关节功能、疼痛对日常生活能力的限制和静息痛的评估。体格检查要注意感染的迹象，比如红斑、发热、肿胀和窦道。

要检查关节的屈伸、旋转活动范围以及松弛程度和异常的活动轨道。在影像监视下检查轴向推拉试验可以帮助评估假体组装件在髓腔内的活动，检查内、外翻试验可以帮助检测垫圈磨损，此时铰链部位松弛程度增大、出现金属撞击。临床上出现吱吱声、叮当声或研磨声，可能表明尺骨假体存在活塞运动。临床检查中还要完善对所有并发症的评估，包括糖尿病、过敏史及目前用药情况等。患肢的肌肉和神经功能也需要评估，特别是伸肌装置。还必须仔细记录肩、手功能。要触诊尺神经，按其走行尽可能向远端追踪，检查Tinel征，记录手部的感觉和运动功能。常规做血液检查，评估白细胞计数、血沉、C反应蛋白这3项炎症指标，患者出现感染时这些指标会有升高。临床和放射学检查提示感染存在时，要尽快施行关节穿刺抽吸，检测穿刺液的白细胞计数和细菌培养。三相骨扫描（锝-99m磷酸盐显像）可以精确鉴别出感染性松动的患者，因为感染部位的核素摄取会增加。白细胞的标记示踪对诊断感染也是高度敏感的。

14.3 影像诊断

放射影像学评估可以辅助对假体松动进行分期并显示其主要特征。通常都要检查前后位和侧位的X线片，能够获取金属假体、皮质骨完整性以及假体力线的信息。而CT对测量假体松动和骨丢失的具体范围有帮助。应力位摄片可用于评估聚乙烯假体的磨损（图14.4）。动态透视下的轴向推拉试验可以详细观察尺骨假体的活塞运动和组件松动。拍摄标准的侧位X线片时要把肘关节屈曲90°，坚持一手固定住患者上臂，另一手握住患者前臂，沿前后方向推拉以检查尺骨组件的松动状况，沿上下方向推拉以检查肱骨组件的松动状况。

骨-骨水泥界面出现放射透亮线提示骨-假体界面存在无菌性松动和骨溶解。假体松动越严重，伴发的骨溶解通常也越严重。Morrey等根据放射透亮影的范围将骨-骨水泥界面的状态分型如下：

0型：无放射透亮影。

1型：非进展性放射透亮影，范围占全部界面的比例＜50%。

2型：非进展性放射透亮影，范围占全部界面的比例＞50%。

3型：进展性放射透亮影，范围＜50%。

4型：进展性放射透亮影，范围＞50%。

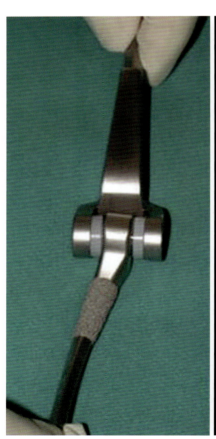
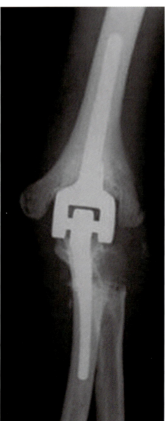
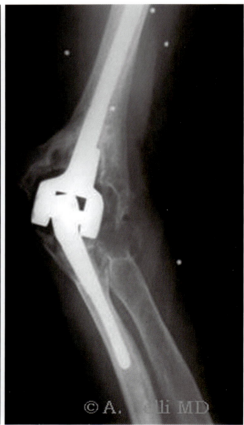

图14.4 应力位摄片可用于评估聚乙烯垫圈磨损

5型：假体严重松动。

Mansat等（图14.5）将假体周围骨丢失进行了分类：

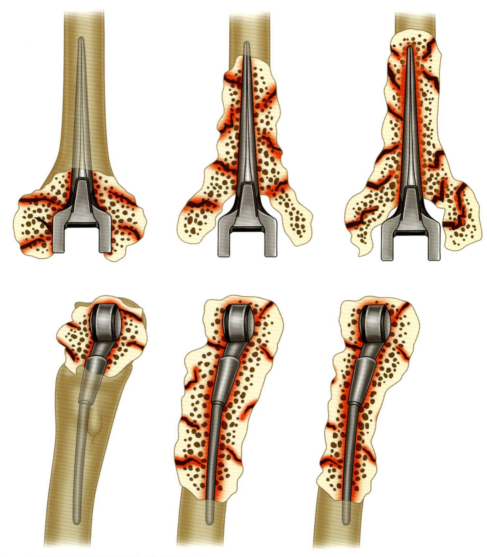

图14.5　Mansat等将假体周围骨丢失进行了分类

肱骨骨丢失

−1级：仅累及关节部分，到达鹰嘴窝水平。

−2级：假体柄周围骨丢失。

−3级：假体柄近端骨丢失。

尺骨骨丢失

−1级：仅累及尺骨鹰嘴。

−2级：假体柄周围骨丢失。

−3级：假体柄远端骨丢失。

如果怀疑存在感染性松动，在翻修之前要检查血液感染指标（白细胞计数、血沉、C反应蛋白），并进行关节穿刺抽吸，检测穿刺液（革兰染色和白细胞计数）。

14.4 手术治疗

连接型半限制型假体的手术翻修指征通常是聚乙烯垫圈磨损或伴有症状的松动。对于存在进展性放射透亮影或者广泛骨溶解的患者，即便没有症状，也需要考虑翻修手术。但在计划再次手术假体置换之前，要判断假体失效的类型。仔细评估患者的病史、体检和影像学结果。翻修的成功取决于骨质状况，因为存在大量骨丢失时重建非常困难。全肘关节置换失效伴有有限或轻度的骨缺损时，可以更换为更长的假体柄，越过骨缺损区。而伴有广泛的骨缺损时，假体就很难稳定固定，需要进行自体松质骨植骨、打压植骨或者结构性异体骨植骨。手术成功与否和肱骨、尺骨的骨质状况直接相关。

术前制订手术计划需要利用影像学数据评估

·骨量状况和骨质量。

·骨溶解。

·组件松动和假体状态。

　–骨质量要看是否出现骨皮质变薄、膨胀或骨折。

　–可以根据以下情况诊断进展性骨溶解：

　　骨–骨水泥、骨–假体或骨水泥–假体界面的间隙增宽。

　　骨水泥破碎或缺损。

　　表层多孔假体出现泡珠脱落。

　–垫圈磨损。

　–假体组件偏移或下沉。

诊断垫圈磨损时，可在肘关节完全伸直的前后位X线片上进行如下测量：先沿肱骨假体铰链画一条平行线，再沿尺骨假体的内侧或外侧关节面画一条平行线（图14.4）。两条线的夹角超过10°，提示存在垫圈磨损。另外，还可以根据内外翻应力位摄片进行评估。

组件偏移可通过肘关节屈曲90°时在透视下做推拉试验来评估。试验前后的位置变化即假体柄在髓腔内出现了偏移。

14.5 手术管理

无菌性松动再次手术的最常见指征包括：

垫圈更换。

假体重新置入。

–不需骨增量。

–需要骨增量。

14.6 手术技巧

患者体位和切口与初次置换手术相同。继续使用前次手术切口。对于尺神经，必须常规予以辨认、减压、从瘢痕组织中游离出来，并在整个手术过程中仔细保护。在清理肱骨骨水泥、置入新假体时，必须辨认并游离桡神经，因为肱骨皮质有破坏后，高温骨水泥会溢出造成神经损伤。然后显露假体内外侧，分离内外上髁肌腱起点。对肱三头肌的显露和处理根据翻修步骤会有所不同。要尽可能保留肱三头肌在鹰嘴上的止点，在解锁肱尺关节假体时小心避免鹰嘴骨折的发生，特别是类风湿关节炎患者。如果保留肱三头肌的入路无法做到充分显露，那就推荐采取三头肌劈开入路。我们喜欢采用肘肌-三头肌外侧瓣入路，保留三头肌内侧半在鹰嘴上的附着，而将外侧扩张部连同肘肌掀起，对假体置入、关节周围的软组织，以及肱骨远端和尺骨近端都可充分显露。

14.7 垫圈更换

· 原切口切开后，将皮肤筋膜全层掀起；若有尺神经症状需将神经游离，否则就触到神经走行，如有医源性损伤的风险再将其解剖出来。

· 尽可能采用保留三头肌入路，不破坏三头肌在鹰嘴上的附着。松解前、内、外、后方的关节囊和肌肉止点，显露假体的铰链部位。

· 如果内侧发现金属碎屑，要仔细进行滑膜切除。金属碎屑沉积会进一步破坏骨-假体界面，导致骨侵蚀、假体松动。切除了发黑的组织之后，还要充分去除骨质，才能显露假体铰链的锁定装置（图14.6a、b）。

图14.6 （a、b）切除发黑的组织，清除足量的骨质显露锁定装置

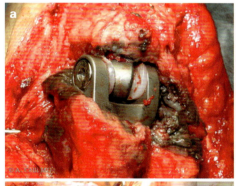
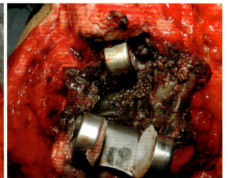
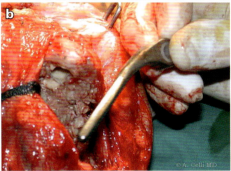

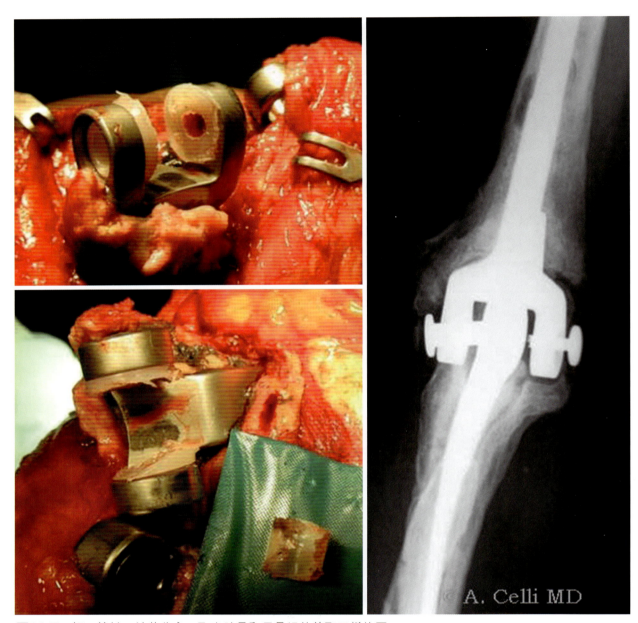

图14.7　解开铰链，关节分离，取出肱骨和尺骨组件的聚乙烯垫圈

・显露锁定装置通常需要从肱骨内、外侧去除骨质。

・在关节分离之前，先要评估假体内、外翻成角和力线。然后通过对假体组件进行应力试验，观察存在的异常活动，很可能是非常细微的活动，来检查假体松动的状况。

・假体周围软组织清理后，就可以辨别有无骨性缺损。检查骨-假体界面是否有骨吸收。关节松动常与金属磨损有关，而假体柄松动后更容易发生广泛的骨溶解。如果术前X线片和术中检查足以证明假体和垫圈表面磨损，或者假体组件对线异常，那就需要更换假体以避免失效。

・解开铰链，关节分离，取出肱骨和尺骨组件的聚乙烯垫圈（图14.7）。假体周围填充PMMA骨水泥。然后放置新的垫圈，将关节连接起来。

・关节活动受限及尺骨假体运动轨迹异常可能提示软组织不平衡或者假体组件的力线不正。

14.8 无菌性松动和翻修手术

对于有大范围的皮质骨溶解的患者，骨-假体柄固定可能只保留部分强度，或者已经松动。

·渐进的无菌性松动，伴广泛的关节周围骨溶解和内置物移位，是需要取出假体最常见的原因。

·无菌性松动，伴有渐进性骨质吸收，皮质骨变薄，髓腔膨大（气球样改变），会导致骨质变差，很容易发生骨折。如果患者日常活动有局部疼痛症状，即使内置物当前是稳定的，也建议行手术翻修，避免骨折的发生。

·暴露肱骨和尺骨的组件，将干骺端周围的骨水泥用骨刀或者骨钻去除，尽量避免损伤正常骨质。通过施加压力观察活动判断假体是否有松动。

·将取拔器安装在假体组件上，并施加纵向牵引力。击打锤能提供适当的直接力量破坏组件和骨水泥之间的结合。松动的假体很容易取出（图14.8）。

·如果无法将假体取出，需要移除骨水泥覆盖层，特别是有珠状涂层的柄。尽管使用小的截骨刀和骨钻，但仍有可能发生医源性穿透肱骨皮质，增加了质骨薄弱处骨折和桡神经损伤的风险。这可以通过肱骨和尺骨截骨术来避免。

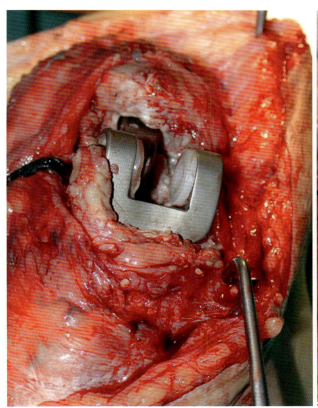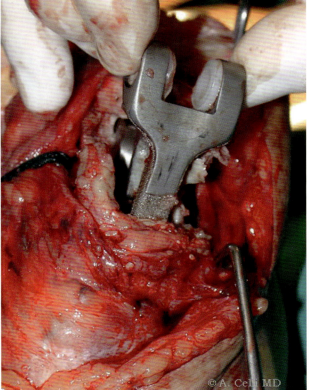

图14.8　松动的假体容易取出

·进行肱骨截骨术（图14.9）。

·在肱骨远端皮质后方、关节的近端，进行有限梯形截骨术，以保护外侧柱和内侧柱及肱骨髁。截骨可以一直延伸到假体组件的最近端，以充分去除骨水泥，使新的更长的假体能够置入。术中透视以确保在正确的位置截骨。

·在肱骨进行预钻孔有助于截骨。通过骨窗达到骨水泥层，可以安全取出假体和骨水泥。在插入翻修假体之前，关闭骨窗并用钢丝环扎固定（图14.10）。

·环扎固定后，沿截骨间隙插入自体髂嵴移植物，以填补全部骨缺损，促进愈合，并避免骨水泥外渗。对于骨量较差的患者，截骨部位可采用同种异体骨移植进行加强。

·用脉冲枪清理肱骨隧道，在近端放置水泥限制器，以确保肱骨柄（长柄假体）超过截骨处至少2~3cm。同时必须保留足够的骨量以便固定肱骨翻修假体的前缘。

·选择与髓腔匹配的喷嘴再次注入骨水泥。最后，将假体插入髓腔。

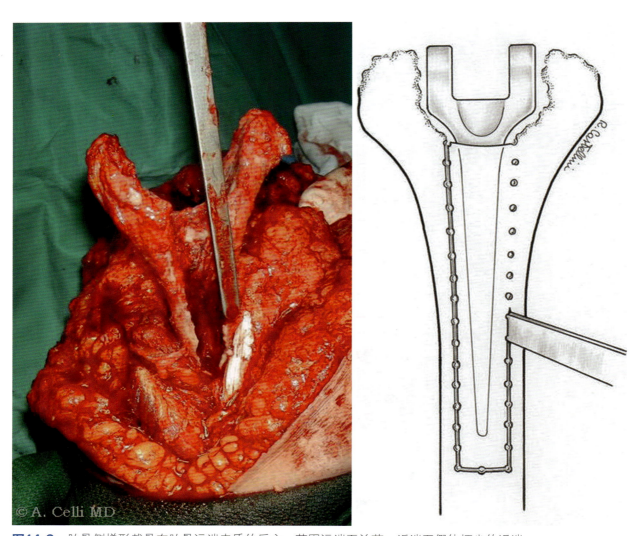

图14.9　肱骨侧梯形截骨在肱骨远端皮质的后方，范围远端至关节、近端至假体柄尖的近端

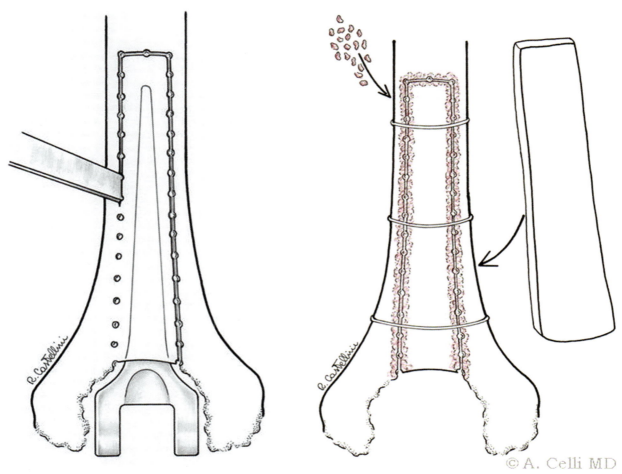

图14.10　置入翻修假体前，关闭骨窗并用钢丝环扎固定

14.8.1 尺骨截骨（图 14.11）

·对于尺骨端有假体，需要进行尺骨截骨来暴露和取出假体与骨水泥块。用摆锯在尺骨近端内侧做梯形截骨，预钻有助于进行截骨。截骨范围从乙状切迹至假体远端以远2~3cm。截骨包括骨性截骨以及取出骨水泥。用小骨刀或者细钻去除假体周围的骨水泥，以便用击打锤取出假体。如果排除感染，同时不影响新的假体置入，固定牢靠的骨水泥可以保留。

·骨窗范围应该尽量小，并且在置入新的假体前环扎固定牢靠。可以用自体或者异体骨移植加强固定强度（图14.12）。

·新的尺骨端假体用骨水泥固定，避免异常旋转，这可能加速磨损和假体松动。

14.9 打压植骨技术（图 14.13~ 图 14.17）

·为了处理骨溶解导致的骨皮质气球样膨胀，用数毫米的松质同种异体骨片进行打压植骨。它

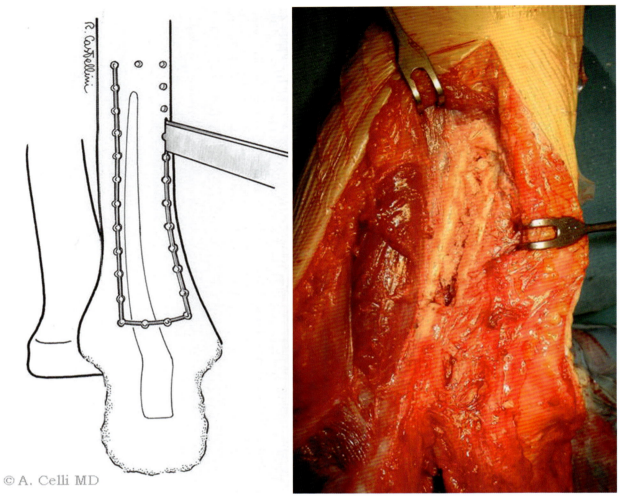

图14.11 在尺骨近端后方进行尺骨端截骨。梯形骨窗可以暴露从假体的近端至最远端的假体柄和骨水泥

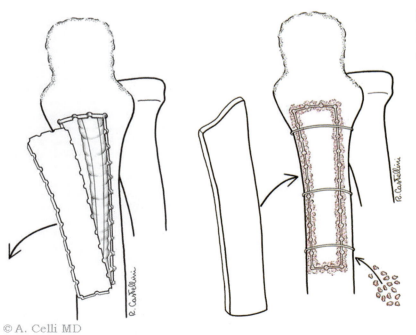

图14.12 置入新的假体前，将开窗的骨块复位并用钢丝环扎固定。可采用自体或者异体骨移植加强固定

可以单独应用，用于修复局限的皮质缺陷，或者结合同种异体骨支架，修复需要增加强度的薄并且脆弱的骨质。

·在取出松动假体，清理周围组织、骨水泥碎屑的同时，要小心操作，避免穿透薄弱的皮质。骨支架可用于修复皮质缺损。

·清理髓腔，处理原假体最远端以远的髓腔，以便置入标准的长柄假体。长导丝结合透视不仅有助于标记假体置入的区域，从而避免对骨皮质的额外损伤，而且可以将异体骨打压置入正确的位置。

·将一根直径1cm的注射管置入皮质膨胀的髓腔，从粗管中插入一根细管，直至正常髓腔区域。

·用小的髋臼骨刀取2~3mm大小的骨片用作骨移植物。同种异体移植物最好是厚的、软的、粉碎的。

图14.13　将小直径的管置入大直径的管内，两根管同时插入至正常骨髓腔处，将细管往远端插入2~3cm至正常髓腔内

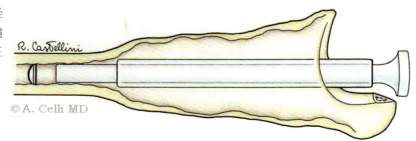

图14.14　粗管插入至溶解膨胀（气球样改变）的皮质骨的最深处后，将同种异体骨水泥或2~3mm大小的碎块打压置入粗管周围

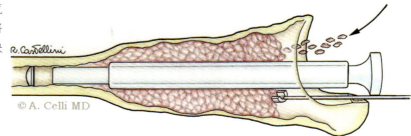

图14.15　骨水泥通过细管注入正常髓腔，直至骨干处

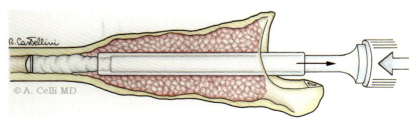

图14.16　将粗、细管一起取出，空隙用骨水泥填满

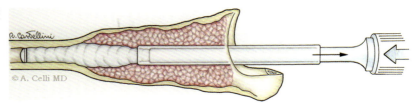

· 在粗管周围打压植骨，将骨移植物与膨胀的皮质紧密压实。

· 在尺骨或肱骨填充同种异体骨后，将骨水泥枪连接到骨水泥输送系统，插入内层的细管。

· 将骨水泥填充至正常的髓腔后，将粗细两根管同时取出。

· 长柄翻修假体插入骨水泥和压实的松质骨，直至正常的骨区域。

打压植骨也可以不用粗细管来完成。在这种情况下，为了保留假体和骨水泥填充的空间，插入最大的试模并保持它在髓腔的中心；将骨片填充到缺损处，并用打击器在假体周围轻柔打实，直到填满空隙。然后取出试模，并插入一个细的水泥喷嘴。最终的长柄假体用骨水泥固定。在取出试模和注入骨水泥时，应注意防止骨移植物阻塞骨隧道，从而影响假体置入（图14.18、图14.19）。

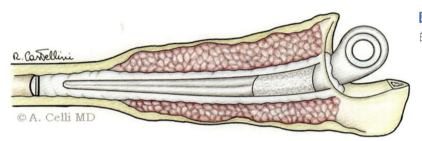

图14.17　长柄假体插入填充骨水泥的新的隧道，直至正常的骨髓腔

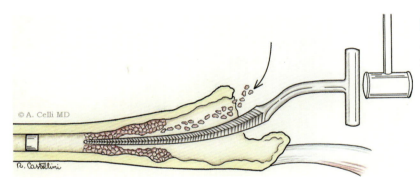

图14.18　用大号试模替代"管中管方法"。试模插入髓腔穿过骨溶解区域，确定试模的最远端达到正常的髓腔

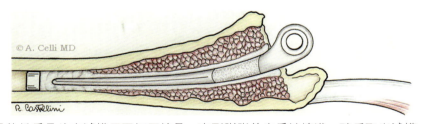

图14.19　同种异体松质骨片在试模周围打压植骨，直到膨胀的皮质被填满。随后取出试模，用细嘴骨水泥枪注入骨水泥，再置入假体。仔细操作，避免同种异体骨移植物进入新的骨隧道，从而影响假体的放置

14.10 结论

全肘关节置换后的无菌性松动主要有以下几点原因：

-铰链处聚乙烯磨损，形成黑色微粒碎屑（金对金接触面），导致滑膜炎和骨溶解。

-肱骨端假体放置不正（内外翻或者旋转），影响假体的正常活动轨迹。

-尺骨端假体旋转放置不正，可能导致铰链不稳定和磨损。

-尺骨柄插入过深，屈肘时肱骨假体的前方与冠突撞击。结果是受限的肘关节屈曲活动会对尺骨端假体产生拔出力，最终导致骨-骨水泥界面松动。冠突成形术可以减少拔出风险。

-不恰当的骨水泥注入方法，可能形成不良的骨水泥-骨接触，导致柄的固定不够牢靠。

·全肘关节置换术后无菌性松动的翻修需要较高的技术。

通过仔细的临床和影像学评估，分析手术失败的原因后，手术翻修的主要步骤包括：

-更换内衬。

骨溶解通常涉及从肱骨远端关节表面至鹰嘴窝，以及尺骨从鹰嘴最近端到柄。

-如果涉及固定的假体，梯形开窗控制性截骨有利于取出骨水泥和假体，避免医源性骨折和皮质穿透。在重新置入假体后，开窗的地方要牢固固定好。

-打压植骨。

骨量和假体稳定性的恢复对于翻修手术的成功至关重要。对于局限于薄皮质范围内，干骺端有明显骨缺损（骨溶解通常会导致皮质膨胀，即气球样改变）的患者，有必要进行打压植骨。

·相比于初次置换，无菌性松动的翻修因为更高的并发症发生率，因此对技术要求很高。然而，对于有经验的外科医生，不断更新的假体设计和更好的骨水泥技术可以帮助获得更好的临床疗效和患者满意度。

参考文献

[1] Little CP, Graham AJ, Carr AJ. A systematic review of the literature in the English language until the end of the 2003. J Bone Joint Surg（Br）. 2005;87:437–444.

[2] Alolridge JM III, Lightdale NR, Mallan WJ, Coonrad RW. Total elbow arthroplasty with the Coonrad/ Coonrad-Morrey prosthesis a 10 to 31 year survival analysis. J Bone Joint Surg（Br）. 2006;88B:509–514.

[3] Morrey BF. Results by design: linked versus unlinked implants. In: Morrey BF, An KN, Sperling JW, editors. Joint replacement arthroplasty: basic science, elbow and shoulder. Philadelphia, PA: Lippincott Williams and Wilkins; 2011. p. 92–97. Chapter 10.

[4] Voloshin I, Morrey BF. Complications of total elbow arthroplasty. In: Morrey BF, An KN, Sperling JW, editors. Joint replacement arthroplasty: basic science, elbow and shoulder. Philadelphia: Lippincott Williams and Wilkins; 2011. p. 150–166. Chapter 17.

[5] Schneeberger AG, Meyer DL, Yan EH. CoonradMorrey total elbow replacement for primary and revision surgery: a 2 to 7,5 year fall-up study. J Shoulder Elb Surg. 2007;16:547–554.

[6] Schuind F, O'Driscoll S, Korine KS, An KN, Morrey BF. Loose-hinge total elbow arthroplasty: an experimental study of the effect of implant alignment on three-dimensional elbow kinematic. J Arthroplast. 1995;10:670–678.

[7] Cheung EV, O'Driscoll SW. Total elbow prosthesis loosening caused by ulnar component pistoning. J Bone Joint Surg Am. 2007;89:1269–1274.

[8] Morrey BF, Bryan RS. Revision total elbow arthroplasty. J Bone Joint Surg Am. 1987;69（4）:523–532.

[9] Deut CM, Hoy G, Stanley JK. Revision of failed total elbow arthroplasty. J Bone Joint Surg（Br）. 1995;77（5）:691–695.

[10] Shi LL, Zurokowski Jones DG, Koris MJ, Thornhill TS. Semiconstrained primary and revision total elbow arthroplasty with use of the Coonrad-Morrey prosthesis. J Bone Joint Surg Am. 2007;89:1467–475.

[11] Celli A, Morrey BF. Total elbow arthroplasty in patients forty years of age or less. J Bone Joint Surg Am. 2009;91（6）:1414–1418.

[12] Morrey BF. Linked elbow arthroplasty rational, design concept and surgical technique. In: Morrey BF, Sanchez Sotelo J, Morrey M, editors. Morrey's the elbow and its disorders. 5th ed. Amsterdam: Elsevier; 2018. p. 855–868.

[13] Barlow JD, Morrey BF, O'Driscoll SW. Activities after total elbow arthroplasty. J Shoulder Elb Surg. 2013;22:797.

[14] Lee BP, Adams RA, Morrey BF. Polyethylene wear after total elbow arthroplasty. J Bone Joint Surg Am. 2005;87:1080–1087.

[15] Chon RKW, King GJW. The management of the failed total elbow arthroplasty. In: Stanley D, Trail I, editors. Operative elbow surgery. Edinburgh: Elsevier; 2012. p. 665–694.

[16] Mansat P, Adams RA, Morrey BF. Allograft prosthesis composite for revision of catastrophic failure of total elbow arthroplasty. J Bone Joint Surg Am. 2004;86:724–735.

[17] Celli A, Bonucci P. The Anconeus-triceps lateral flap approach for total elbow arthroplasty in rheumatoid arthritis. Musculoskelet Surg. 2016;100（Suppl1）:73–83.

[18] Celli A. A new posterior triceps approach for total elbow arthroplasty in patients with osteoarthritis secondary to fracture: preliminary clinical experience. J Shoulder Elb Surg. 2016;25（8）:e223–e231.

[19] King GJW. Reoperative conditions following total elbow arthroplasty. In: Ducan S, editor. Reoperative hand surgery: Springer Science Business Media; 2012. p. 199–225.

骨量丢失的全肘关节置换翻修术：外科技术和预期效果

第 15 章

A. Ritali, M. Cavallo, R. Zaccaro, M. Ricciarelli,
R. Rotini

与其他关节置换相比，肘关节置换具有一些独特的特征。实际上，肘关节比较小，它的稳定性主要依赖于其周围完整的韧带。尽管关节假体设计和外科技术不断改进，目前仍存在一定比例的并发症，如松动、感染、肱三头肌无力和尺神经损伤。当面对骨量丢失需要进行肘关节置换翻修术时，骨增强（植骨）技术提供了一个理想的治疗方案。

全肘关节置换术松动是相当少见的，尤其是伴有骨量丢失的情况下，这会使外科医生经历一个艰难的决策过程：手术技术要求很高；局部的皮肤条件常常因以前的手术瘢痕的挛缩和萎缩而变得复杂；感染风险高。同时需要多种手术设备、移植物和专用器械。另一方面，拖延手术时机会导致进一步骨量丢失，使肌肉萎缩加重并增加骨折风险。

充分认识假体置入物失败的机制是非常重要的，首先要明确假体置入物松动的原因是感染性的、无菌性还是假体周围骨折。无菌性松动是假体置入物的失败最常见的原因，在不同的病例报道中假体置入物松动的发生率也是不同的，如受到手术适应证和所选用假体置入物类型的影响（假体置入物的限制性越多，松动的概率就越大），目前文献认为15%的肘关节假体置换受到无菌性松动的影响。本章节的目的是探讨最难处理的肘关节无菌性松动翻修–无菌性松动伴骨缺损。

A. Ritali (✉) · M. Cavallo · R. Zaccaro

M. Ricciarelli
UO Chirurgia Spalla e Gomito, Istituto Ortopedico
Rizzoli, Bologna, Italy
e-mail: alice.ritali@ior.it; marco.cavallo@ior.it;
roberta.zaccaro@ior.it; marco.ricciarelli@ior.it

R. Rotini
Department Shoulder and Elbow Surgery,
IRCCS Rizzoli Orthopaedic Institute, Bologna, Italy
e-mail: roberto.rotini@ior.it

© Springer Nature Switzerland AG 2020
F. Castoldi et al.（eds.），Elbow Arthroplasty, https://doi.org/10.1007/978-3-030-14455-5_15

15.1 临床检查和术前评估

大多数需要假体翻修手术的患者都是老年人，他们有很高的基础疾病的发病率。无菌性松动的症状通常是隐匿的和轻微的，患者往往仅主诉不明原因的疼痛。无菌性松动的晚期，随着骨量的丢失增加，假体的不稳定会伴随疼痛，患者主诉在前臂旋转活动中难以控制前臂和手的活动，此时表现出浮肘的典型特征。准确细致的病史采集是必需的，同时要评估是否存在感染的风险因素（如局部是否有感染史、肘部的手术史、是否存在可能导致继发性免疫抑制的疾病，如糖尿病、银屑病性关节炎或严重的类风湿关节炎）。为了明确是否存在假体松动的机械性因素，了解患者的工作性质和业余爱好也是很重要的。

在体格检查过程中，首先需要评估肘关节的局部皮肤情况，如局部是否有皮肤发红和/或分泌物，以及手术瘢痕的状态。随后，我们要检查肘关节外翻角度、肘关节屈伸和前臂旋前旋后的主动和被动活动范围，以及在肘关节活动过程中假体置入物产生的疼痛和金属声。最后，需要检查肘关节的稳定性，评估其功能和尺神经是否已前置。全面的血液学检查是必要的，术前评估全血细胞计数、血红蛋白量、红细胞沉降率和C反应蛋白。在术前访谈时，要仔细告知患者手术的难度、手术的期望值、可能发生的并发症（包括神经损伤、感染、早期或晚期假体的松动、术中和术后发生骨折等风险）。

15.2 影像学检查和术前计划

由于翻修手术技术要求高的特点，准确细致的术前计划是非常必要的。术前必须拍摄肘关节的前后位和侧位X线片，X线片包括肱骨的全长，尺骨侧要包括到正常的尺骨：重点观察髓腔内骨水泥和金属假体的位置，翻修部位附近是否存在应力性骨折，以及局部骨骼的变化。应该同时拍摄对侧正常的肘关节X线片，以便术前估计需要在肱骨和尺骨的植骨量大小。CT扫描通常是有用的，可以更好地显示和了解骨缺损的区域，指导需要植骨和钢板的数量及其安放的位置。最近，文献报道双能CT扫描在有金属假体存在的情况下，对骨结构有良好的可视化效果，它可以提高术前评估的准确性。有条件的情况下，建议术前进行该检查。

最后，白细胞闪烁扫描术是检测骨感染的一种特异性很强的方法。

15.3 治疗方案

在一些特殊的病例中，可以用永久性的肘关节支具进行终极保守治疗。在患者始终存在肘关节局部和全身的严重并发症风险时，充分考虑到患者的特点、危险因素和肘关节的局部情况而选择这样的治疗方案。

我们倾向于使用Stanley在2012年提出的分类系统来做术前计划。这种分类系统很简单，对规划肘关节置换翻修手术很实用。

在这个分类系统中，将骨量丢失分为3种类型（图15.1）：

（1）Ⅰ型：少量的骨量丢失。

（2）Ⅱ型：髓内的骨量丢失。

（3）Ⅲ型：结构性的皮质骨丢失。

为了填充骨缺损，肘关节翻修手术中必须提供骨增强术（植骨）。移植（植骨）材料目前主要有以下3种类型：

（1）皮质骨移植。

（2）松质骨移植。

（3）同种异体骨和假体复合体（APC）。

手术方式应以骨缺损的大小和部位来进行选择。在任何情况下，有骨缺损的肘关节翻修时植骨是必需的。因为植骨增加了骨储备，有助于修复骨缺损，为术后假体提供临时的结构支撑而增加其即刻稳定性。

图15.1 （a、b）Ⅰ型：少量的骨量丢失。（c、d）Ⅱ型：髓内的骨量丢失。（e、f）Ⅲ型：结构性的皮质骨丢失（e.尺骨皮质骨丢失；f.肱骨皮质骨丢失）

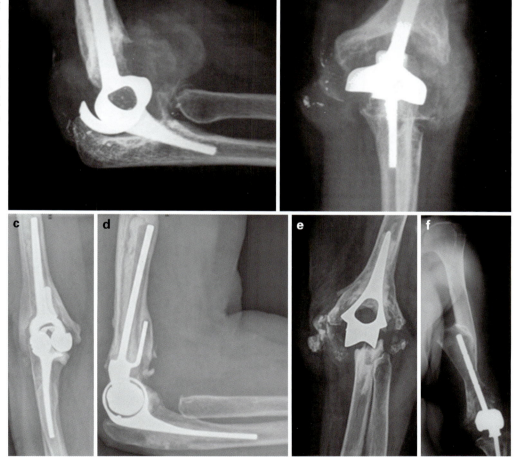

15.3.1 I 型

15.3.1.1 少量的骨量丢失

少量的骨量丢失（图15.1a、b）常见于肘关节假体置换的长期随访患者，而不发生在近期进行肘关节置换术的患者。在这种类型中，骨量丢失影响到干骺端区，没有涉及假体柄区域（图15.2）。这种类型的骨量丢失可能与金属和聚乙烯磨损导致肉芽组织形成相关。如果骨量丢失很少，外科医生可以在翻修手术中使用标准的肘关节假体，骨缺损可以直接用水泥进行填充（图15.3）。

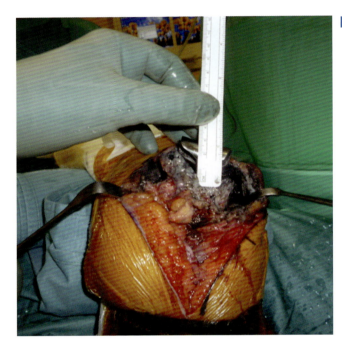

图15.2　术中测量骨缺损

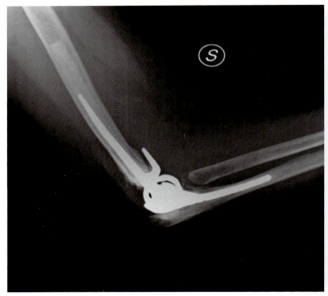
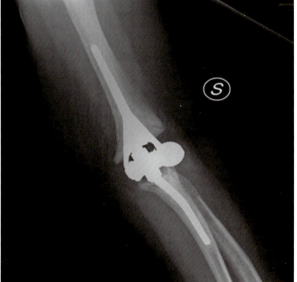

图15.3　I 型骨量丢失的术后X线片

15.3.2　Ⅱ型

15.3.2.1 髓内的骨量丢失

在Ⅱ型骨量丢失中，髓内的假体周围骨受到累及，周围皮质骨通常变薄，但其完整性保存完好（图15.1b、c）。在这种情况下，进行肘关节翻修时，外科医生应该将假体和骨水泥完全取出。最好是通过髓内取出骨水泥，但如果骨水泥无法通过髓内取出，我们建议沿着骨干较厚的一侧开一个骨窗。骨窗的长度是非常重要的：它应该包括髓内帽，并且骨窗宽度至少是骨干直径的1/3。为了更容易复位截骨下的皮质骨和复位后更好的皮质骨间的接触，推荐斜形截骨术（图15.4a、b）。

15.3.3　Ⅲ型

15.3.3.1 结构性的皮质骨丢失

大量的骨量丢失常累及肱骨远端，而尺骨近端或两者同时累及比较少见（图15.1e、f）。在结构性的皮质骨丢失中，肘关节翻修手术方式要根据骨量丢失模式计划：如果有大部分骨皮质保存，外科医生可以简单地用松质骨颗粒植骨进行髓腔内填充，并用皮质骨进行结构性植骨来加固骨皮质壁；如果骨量不足或骨皮质大部分缺损，则有必要使用APC技术。在第一种技术中，在肱骨和尺骨表面进行皮质骨结构性植骨。皮质骨结构性植骨早期具有机械支持作用，晚期它在假体周围的骨整合和骨重建中扮演着重要作用。髓腔内松质骨颗粒植骨可以填充髓腔内的骨缺损，从而减少术中骨水泥的使用量。

（1）开骨窗去除之前的骨水泥。骨窗的长度应包括髓内帽，并且骨窗宽度至少是骨干直径的1/3。为了更容易复位截骨下的皮质骨和复位后有更好的皮质骨间的接触，推荐进行斜形截骨术。

（2）用骨刀和高速磨钻去除骨水泥后（注意尽可能多地保留骨量），关闭骨窗。

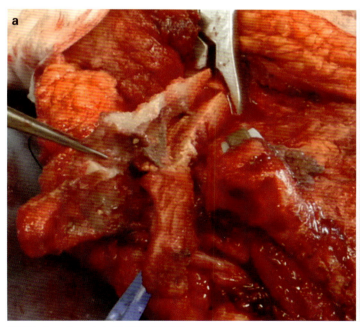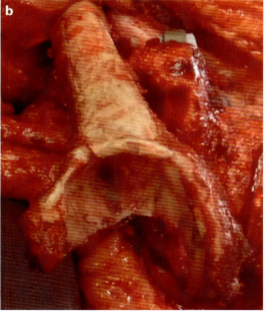

图15.4　（a、b）Ⅱ型骨量丢失

患者可取平卧位，患肢放置在胸部前方或者采用侧卧位。我们通常喜欢采用侧卧位，因为肱骨在上臂托中更加稳定。安放好无菌止血带，做手术皮肤切口，切口通常在肘关节后部之前的手术瘢痕上。然而，为降低皮肤感染风险，有必要考虑使用新切口。当尺神经受压时，必须首先将其进行松解，如果尺神经之前还没有前置，将其进行前置。手术入路选择则取决于外科医生个人的喜好。在我们科室中，我们更喜欢使用TRAP手术入路，该入路包括从尺骨上分离肘肌，在该肌瓣的引导下从尺骨鹰嘴上游离下带有一个骨块的肱三头肌（图15.5）。尽管伸肘装置从骨的附着点被剥离，这个手术入路仍保证伸肘装置的所有软组织结构完好无损。

在这个病例中，我们使用TRAP手术入路，用APC技术进行肘关节翻修。

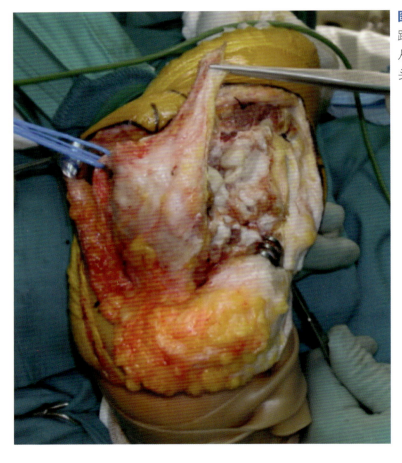

图15.5 S.W.O'Driscoll描述的TRAP手术入路：尺骨上分离肘肌，在该肌瓣的引导下从尺骨鹰嘴上游离下带有一个骨块的肱三头肌

当暴露到肘关节假体，有必要对假体的松动程度和局部存在的金属或聚乙烯碎片进行评估，并仔细地将这些碎片清除。由于局部的骨质疏松和骨皮质变薄，骨组织质量通常较差，在取出肘关节假体时要特别小心。术中避免发生假体周围骨折，因为假体周围骨折会增加手术难度和相关并发症。一旦肘关节假体被拆开，可用骨刀和高速磨钻取出松动的假体（多数情况下是肱骨端假体）和骨水泥层，此时要注意尽可能多地保留骨量。为了取出固定仍牢靠的假体和骨水泥，需要进行骨的梯形开窗（肱骨后方或尺骨内侧）（图15.4）。然后，切除部分骨的残端，直到有活性的骨组织，使其残端规则。

从骨窗处，可以置入松质骨颗粒来填充髓内的骨量丢失，并用骨水泥枪（通常添加万古霉素）进行新的骨水泥固定（图15.6）。接下来，我们继续准备进行皮质骨结构植骨。皮质骨移植物最好能来源于同一解剖区域，并按照肱骨或尺骨的自然曲度将其修剪。

根据骨量丢失部位的病理解剖特点，使用特殊的切割工具对皮质骨移植物进行准备。

如果患者的骨骼严重骨质疏松，可以进行单侧或双侧的皮质骨结构植骨（肱骨侧）。如果进行单侧皮质骨结构植骨，则应将其置于肱骨后部；如果是双侧的皮质骨结构植骨，则推荐将皮质骨成180°放置在肱骨的前方和后方（图15.7a）。在尺骨侧皮质骨结构植骨，为了避免桡骨受到撞击，通常将皮质骨放置在尺骨的内侧，为了重建肱三头肌腱的止点，少数情况下将皮质骨放置在尺骨的后方。在肘关节假体周围骨折的情况下，皮质骨结构植骨长度必须满足在骨折线外能拧入2枚皮质骨螺钉，从而确保有效的结构支持。选择假体柄最长的肘关节假体，以确保假体置入后获得更好的稳定

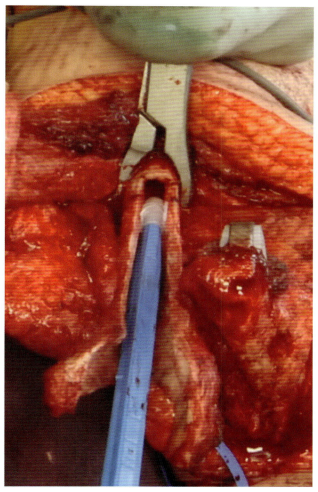

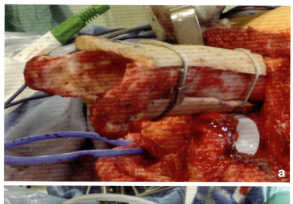

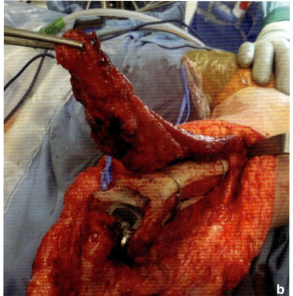

图15.6 在用新骨水泥填充髓腔之前，通过骨窗插入髓内帽

图15.7 选择假体柄最长的肘关节假体，以确保假体置入后获得更好的稳定性。（a）双侧皮质骨结构植骨（前部和后部）及金属钢丝进行捆扎固定。（b）最终的假体置入情况

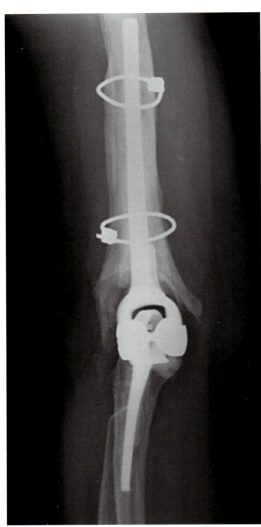
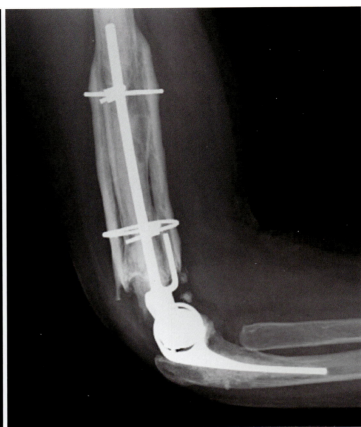

图15.8　图15.6所示病例随访1年的X线片，显示同种异体骨移植整合良好

性。将骨窗关闭并置入假体后，用金属钢丝对皮质骨结构植骨进行捆扎固定（图15.8、图15.9）。此外，皮质骨结构植骨也可为松质骨颗粒植骨提供容纳空间，从而改善骨整合。至此，假体与骨移植物整合在一起，可以进行骨水泥的黏合和最终的肘关节假体的放置。在骨水泥发生聚合后，就可将肘关节假体两个组成部分（肱骨侧和尺骨侧）进行装配。

实现假体置入物良好功能的一个关键点是，肘关节有正常的软组织张力和伸肘装置（图15.7b）。然而，在骨量丢失的情况下，没有可使用的骨性标志，使重建上述结构变得困难重重。我们通常根据伸肌装置对假体长度进行测量：在安装好假体试模后，将肘关节进行复位，如果伸肘装置是游离的，将其进行临时复位。然后，将肘关节屈曲90°的情况下，将假体组件从相关的骨骼中依次取出，直到肱三头肌紧张度适中，标记下安装到髓腔中假体组件的长度，根据测量结果确定最终置入假体的长度。

在肘关节置换失败伴有大量骨量丢失的患者，其他骨移植方式无法重建骨缺损时，同种异体骨和假体复合体（APC）是翻修术中一个很重要的补救手段。APC特别适用于严重的骨缺损（4cm以

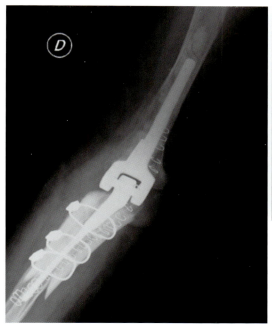
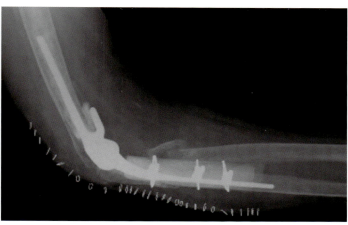

图15.9　本例患者的骨量丢失主要累及尺骨近端。手术采用双侧皮质骨结构植骨及用金属钢丝捆扎

上），如缺损累及全部尺骨鹰嘴、尺骨近端1/3或两者同时受累。

肘关节局部的急性或亚急性感染是APC的绝对禁忌证。

为了假体的完美匹配，在APC技术中，同种异体骨的大小必须非常精确。此外，在安装假体之前，必须使同种异体骨和受区骨骼之间完全匹配，并保证它们之间没有旋转。然后用骨水泥将假体固定在同种异体骨中，该复合体再与宿主骨骼进行结合（图15.10）。最后，建议使用桥接钢板和螺钉固定来增加整体结构的稳定性，也可以直接或附加使用金属捆扎带进行固定，但是要注意，不要造成宿主骨骼或皮质骨移植物的骨折（图15.11）。

15.4 讨论和结论

肘关节假体翻修，尤其在伴有骨量丢失的情况下，翻修手术要求非常高。这是一种抢救性手术，外科医生需要高度重视以下关键步骤：

（1）通过分析血液学检查结果、白细胞闪烁扫描术和微生物学培养结果，必须排除败血症的存在。

（2）一个正确的术前计划是非常重要的，这样可以为每一个病例选择正确的手术技术和合理的移植物。

如果在翻修术中，骨皮质足以覆盖假体并避免假体松动，则应优先使用皮质骨支持植骨结合松质骨颗粒植骨。在巨大的皮质骨量丢失的情况下，我们更倾向于采用APC技术。我们要时刻记住肘关节置换手术（尤其是翻修手术）有很高的并发症。Sanchez Sotelo和其他主要作者报道在11例肘关节

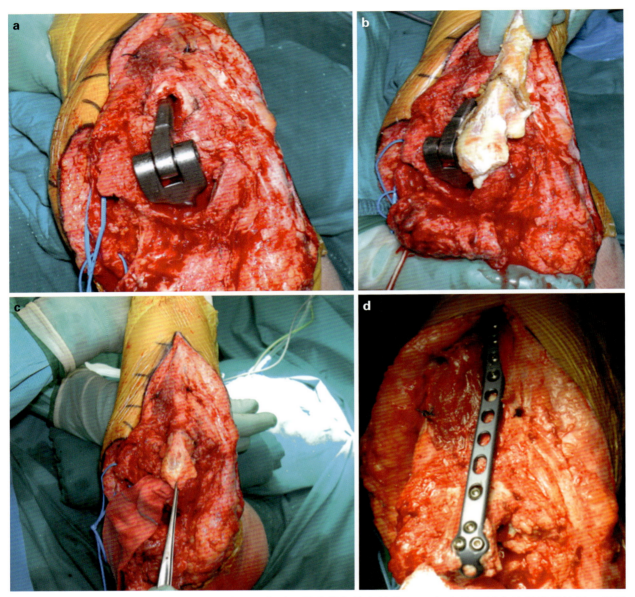

图15.10   APC技术。（a）在尺骨骨量大量丢失时，最佳的假体安放位置。（b）为了填充这里的骨缺损，尺骨近端移植物按照局部的解剖形态进行塑形。（c）同种异体骨和假体复合体放置在宿主骨骼上。（d）用钢板和螺钉进行固定

翻修手术中有6例出现相关并发症。文献报道，由于缺乏骨量，在翻修手术中取出假体时，发生假体周围骨折和皮质穿孔是最常见的并发症。这两种并发症发生在尺骨比较常见，它们占到肘关节假体翻修并发症的75%。另一个相当常见的并发症是神经损伤（不同的病例报道中，发生率在6%~27%之间）；尺神经损伤最常见，但是正中神经或桡神经也会损伤。如果尺神经没有前置话，我们强烈建议应该将其进行前置。肱骨皮质穿孔导致骨水泥渗漏或者骨水泥取出过程是桡神经损伤最常见的原因，这就是我们为什么建议在取出假体置入物之前要游离并保护桡神经。其他常见的并发症有局部感染和

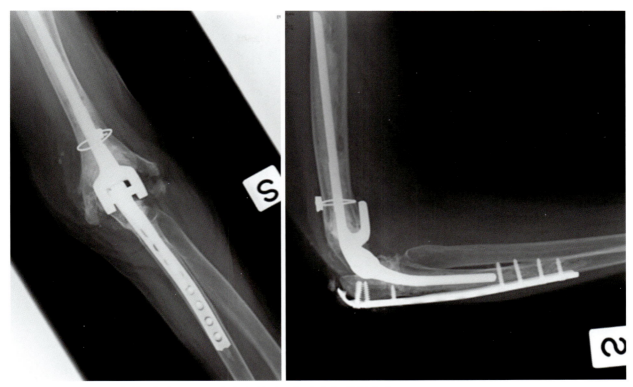

图15.11　1年后复查的X线片显示APC和宿主骨骼之间有良好的骨整合

由于之前的手术瘢痕导致的相关皮肤问题。在不同病例报道中，肱三头肌功能不全或撕脱的发生率在4%~9%之间，根据患者对肘关节功能的要求，决定选择保守治疗还是手术治疗。最后，可能发生的最后一个并发症是假体无菌性松动。

参考文献

[1] Amirfeyz R, Stanley D. Allograft-prosthesis composite reconstruction for the management of failed elbow replacement with massive structural bone loss: a medium-term follow-up. J Bone Joint Surg Br. 2011;93（10）:1382–1388.

[2] Chan RKW, King GJW. The management of the failed total elbow arthroplasty. Operative elbow surgery: Expert Consult. 2012;44:665–695.

[3] Ramirez MA, Cheung EV, Murthi AM. Revision total elbow arthroplasty. J Am Acad Orthop Surg. 2017;25（8）:e166–e174.

[4] Pessis E, Campagna R, Sverzut JM, Bach F, Rodallec M, Guerini H, Feydy A, Drapé JL. Virtual monochromatic spectral imaging with fast kilovoltage switching: reduction of metal artifacts at CT. Radiographics. 2013;33（2）:573–583.

[5] Stanley D. Revision total elbow arthroplasty in the presence of bone deficiency. Operative elbow surgery: Expert Consult. 2012;44:695–716.

[6] Rotini R, Bettelli G, Cavaciocchi M, Savarino L. Pseudotumor due to metallosis after total elbow arthroplasty. Indian J Orthop. 2017;51（1）:103–106.

[7] O'Driscoll SW. The triceps-reflecting anconeus pedicle（TRAP）approach for distal humeral fractures and nonunions. Orthop Clin North Am. 2000;31（1）:91–101.

[8] Bernard F, Morrey BF. Master techniques in orthopaedic surgery: the elbow, Wolters Kluwer 2014;39:773–822.

[9] Rhee YG. Impaction grafting in revision total elbow arthroplasty due to aseptic loosening and bone loss. J Bone Joint Surg Am. 2013;95A（994）.

[10] Mansat P, Adams RA, Morrey BF. Allograftprosthesis composite for revision of catastrophic failure of total elbow arthroplasty. J Bone Joint Surg Am.2004;86-A（4）:724–735.

肘关节切除成形术：预期的临床效果　第 16 章

Peter Constantine Zarkadas，
Gabriel Jonathan Tobias

16.1 简介

与全髋关节置换术或膝关节置换术相比，全肘关节置换术（TEA）已被确定具有更高的术后感染发生率。有文献报道，即使尽最大努力减少围术期感染，仍有高达12%的TEA治疗过程会因感染而变得复杂。因为应对措施有限，TEA术后的感染令人担忧。一旦确诊了深部假体感染，治疗方法包括长期抗生素抑制、清创并保留假体，以及一期或两期翻修（如再置入术、关节融合术、切除术或在极端情况下进行截肢术）。术后感染最常见的治疗方法是二期翻修。然而，再置入使患者处于进一步手术干预和再感染的风险中。

先前，来自德国和意大利的研究报道了在创伤后进行切除术。基于创伤后早期的阳性结果，提示肘关节切除术可能产生优于关节融合术的结果。必须行肘关节切除术的明确指征包括：体弱的患者、切除术后骨干生长不良、患者要求或对所有治疗方式均具有抵抗力的难治性假体感染。

16.2 感染生物

感染的时机可以提供指导治疗的信息，并可指向可能引起感染的病原体。如早期感染（<3个月），最常见的是与手术有关的微生物，即金黄色葡萄球菌。与早期感染相关的其他微生物是革兰阴

P. C. Zarkadas（✉）
Pacific Orthopaedics and Sports Medicine, University of British Columbia, Vancouver, BC, Canada

G. J. Tobias
University of British Columbia,
Vancouver, BC, Canada
e-mail: gabe.tobias@alumni.ubc.ca

© Springer Nature Switzerland AG 2020
F. Castoldi et al.（eds.）, Elbow Arthroplasty, https://doi.org/10.1007/978-3-030-14455-5_16

性杆菌、厌氧菌以及混合型感染。

像早期感染一样，延迟发作的感染或在术后3~12个月发生的感染通常是假体置入期间发生的感染。由于这些感染的进展缓慢，因此它们通常与被认为毒性较低的生物相关，例如凝固酶阴性葡萄球菌或肠球菌。

迟发性感染是指术后12个月以上发生的感染，是血行播种的产物。迟发性感染中常见的典型微生物有金黄色葡萄球菌，乙型溶血性链球菌以及肠杆菌科。

Rhee等在一项针对假体感染的10例切除性关节置换术的研究中，发现他们的大多数人（80%）发生了延迟发作的感染。在微生物引起的感染中，有以下代表：铜绿假单胞菌，耐甲氧西林的金黄色葡萄球菌，耐甲氧西林的金黄色葡萄球菌和凝固酶阴性的葡萄球菌。Yamaguchi等的一项研究，在5个接受肘关节切除术的患者中，发现葡萄球菌是主要的感染生物（表16.1）。

表16.1 肘关节切除术中培养的不同微生物总结。葡萄球菌（54.9%）是最常见的培养细菌。全肘关节置换术失败后切除性置换术的远期疗效

微生物	频率	（N = 51）百分比
甲氧西林敏感金黄色葡萄球菌	15	29.4
耐甲氧西林的金黄色葡萄球菌	2	3.9
耐甲氧西林的表皮葡萄球菌	9	17.6
耐甲氧西林的表皮葡萄球菌	2	3.9
黏质沙雷氏杆菌	1	2
艰难梭菌	1	2
分枝杆菌	1	2
痤疮丙酸杆菌	1	2
铜绿假单胞菌	1	2
多元生物[a]	10	19.6
无细菌培养	8	15.7

[a]多元生物：被定义为培养出一种以上的细菌
引自：Zarkadas PC et al. J Bone Joint Surg Am. 2010 Nov 3;92（15）:2576–2582

16.3 手术步骤

肘关节切除术的主要目的是在保留骨干的同时根除感染，并在可能的情况下保持骨结构的完整性，从而保留肘关节的某些功能。为保持肘关节稳定，Gschwend强调了保留肱骨髁的必要性。因此，手术技术需要移除所有感染的材料，包括假体、所有的骨水泥和所有感染的组织（软组织和骨）。保证神经血管完整性和骨结构所需的关键组织则需要保留。

我们建议使用原皮肤切口来暴露术野，通常是通过后侧入路。必要时切除伤口边缘，以根除坏死或感染的皮肤组织。暴露关节，并从感染区域取深层培养。然后识别尺神经，并在必要时转位。除非患者有尺神经症状，或者如果不转位手术就不能安全进行，否则不需要解剖和转位尺神经。尺神经通常被包裹在瘢痕组织中，所以从近端正常组织中开始探查并且仔细解剖是最重要的。接下来要处理三头肌，从附着点向上到内侧和外侧的部分，它们需要从肱骨的后方被掀起。通常从鹰嘴处掀起三头肌并切开，或者在肌腱内做VY舌状切口以备后续修复。从肱骨组件分离尺骨组件部分取决于假体设计和软组织张力。偶尔也可通过使肘关节脱臼且不破坏肱三头肌结构来移除假体。

关节置换术置入物的类型可以指导抽取和必须从肱骨骨干中取出的骨量。在置入物可见的情况下，确定置入物是松动还是稳定的。松动的置入物取出相对容易，术中骨折的风险较小。牢固的置入物则需要更细心并集中注意力。

对于加入骨水泥固定良好的肱骨干，首选的技术是创建肱骨后窗（图16.1）。窗口呈梯形。向肱骨远端逐渐扩大切除范围，其功能是维持内外侧髁的强度。为了减少对骨质的损伤并降低伴随感染的机会，使用高速磨钻和可变形的扩孔器来去除置入的骨水泥。在这一步骤中必须小心，以便将术中骨折的可能性限制在肱骨髁部。如果认为骨折风险高，Rhee等使用了环扎钢丝来加固部位。置入物和所有剩余的骨水泥被移除后，我们需要将尺骨和肱骨稳定地连接在一起。在需要处进行软组织松解以维持肱骨远端和尺骨近端的平衡。为了进一步稳定，可以用较粗的缝线穿骨。如果术中骨折只发生在肱骨髁，可以使用克氏针或粗缝线来辅助稳定。在关闭伤口时，要注意保护神经血管结构。Rhee等使用在关节间隙有两个引流管的Hemovac闭式伤口引流系统，以帮助愈合。

图16.1 切除固定良好的全肘关节置换术，首先从肱骨后方开梯形骨窗。这个骨窗的长度应该至少是假体远端直径的2倍。这个骨窗之后用5号单丝可吸收缝合线固定（经Morrey BF, Sanchez Sotelo J.许可转载：严重肘部功能障碍的非置入性挽救治疗。出自：Morrey BF, Sanchez Sotelo J. 编辑：肘关节及其紊乱，费城：桑德斯/爱思唯尔；2009年，P912。经Mayo医学教育和研究基金会批准使用）

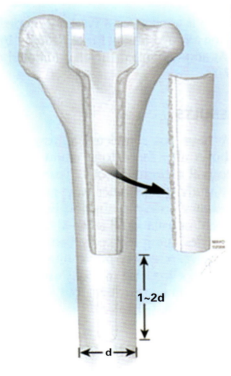
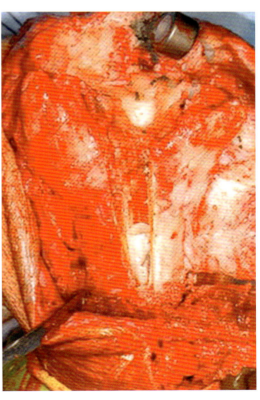

手术完成后，肘部需打上90°石膏，持续6周。其目的是确保成熟的瘢痕形成，允许肱骨远端和尺骨近端有足够的稳定性。有些患者术后需要使用额外的支具。

16.4 结果

肘关节切除成形术后，MEPS评分显著增加。在一项对10例因感染而行肘关节切除置换术的患者的研究中，平均MEPS从术前的50.0分增加到术后的73.5分（平均随访52.4个月）。根据MEPS评分系统，6例评为良好、3例尚可、1例较差。一项包括短期随访的51例和长期随访的30例的研究显示，MEPS评分有类似的改善，术前平均得分为37分，术后早期改善至59分。在长期随访中，29名患者的平均MEPS为60。短期和长期随访的这两个分数没有显著性差异。使用MEPS评分发现，长期随访时5例肘关节被评为稳定，9例被评为中度不稳，16例被评为严重不稳或连枷肘。在Zarkadas等研究的长期随访组中，有8例MEPS评分为良好、11例尚可、11例较差。

在Rhee等的研究中，DASH评分从基线平均评分46.5分提高到最后一次术后随访时的53.0分。Zarkadas等的最后一次随访中，29名患者的平均得分为71分。在Zarkadas的研究里，51名受试者中的21名自我报告说，他们相信支具改善了他们的功能。

16.5 并发症

在Rhee等的研究中10例肘关节出现了1例需要手术治疗的感染。感染需要两次手术，内容包括冲洗、清创和抗生素应用。在这项研究中，没有报道其他并发症，如伤口问题、术中及术后骨折或永久性神经损伤。

在Zarkadas等对51例肘关节的研究中，24例（47%）在切除后需要手术控制感染，12例（24%）有伤口愈合问题，18例（35%）发生术中骨折，9例（18%）患者出现暂时或永久性神经损伤。有一名患者在发生医源性血管损伤后进行了截肢手术。术后因并发症再次手术的平均次数为2.7次。

参考文献

[1] Callaghan JJ, Albright JC, Goetz DD, Olejniczak JP, Johnston RC. Charnley total hip arthroplasty with cement. J Bone Joint Surg-Am. 2000;82:487–497.
[2] Haleem AA, Berry DJ, Hanssen AD. The ChitranjanRanawat award: mid-term to long-term followup of two-stage reimplantation for infected total knee arthroplasty. Clin Orthop Relat Res. 2004;428:35–39.
[3] Zarkadas PC, Cass B, Throckmorton T, Adams R, Sanchez-Sotelo J, Morrey BF. Long-term outcome of resection arthroplasty for the failed total elbow arthroplasty. J Bone Joint Surg-Am. 2010;92: 2576–2582.
[4] Rhee YG, Cho NS, Park JG, Song JH. Resection arthroplasty for periprosthetic infection after total elbow arthroplasty. J Shoulder Elb Surg. 2016;25: 105–111.
[5] Berbari E, Baddour LM. Prosthetic joint infections. 2017. https://www.uptodate.com/contents/prosthetic-joint-infection-treatment?source=search_result&search=prosthetic%20joint%20infections%20treatment&selectedTitle=1~83. Accessed 4 Dec 2017.

[6] Morrey BF, Bryan RS. Infection after total elbow arthroplasty. J Bone Joint Surg. 1983;65:330–338.

[7] Morrey BF, Bryan RS. Revision total elbow arthroplasty. J Bone Joint Surg. 1987;69:523–532.

[8] Morrey BF, editor. The elbow and its disorders. 3rd ed. Philadelphia: WB Saunders; 2000. p. 685–700.

[9] Yamaguchi K, Adams RA, Morrey BF. Infection after total elbow arthroplasty. J Bone Joint Surg. 1998;80:481–491.

[10] Gschwend N. Reconstructive plastic surgery of the humeral condyles following removal of endoprostheses of the elbow versus arthrodesis. Orthopade. 1987;16:340–347. German.

[11] Hahn MP, Ostermann PA, Richter D, Muhr G. Elbow arthrodesis and its alter- native. Orthopade. 1996;25:112–120.German.

[12] Ruther W, Weisner L, Tillmann K. Reconstructive surgery at the elbow joint in rheumatoid arthritis. AktRheumatol. 1994;19:44–49.

[13] Dragonetti L, Resezione ZF. Artroplastica di gomito. Min Ort. 1979; 30.

[14] Zimmerli W, Trampuz A, Ochsner PE. Prosthetic-joint infections. N Engl J Med. 2004;351:1645.

[15] Widmer ACAF. New developments in diagnosis and treatment of infection in orthopedic implants. Clin Infect Dis. 2001. doi: https://doi.org/10.1086/321863.

肘关节置换术后生活质量的变化及成本 / 效用分析

第 17 章

Barbara Melis

17.1 简介

在原发性或继发性肘关节病的治疗中，人工关节置换术的发展已成为预防永久性残疾的最重要的治疗选择。严重的肘关节病最常发生在类风湿关节炎或其他退行性疾病以及关节内骨折之后。它会极大地影响个人的健康、生活质量和工作。肘关节活动受限是一种残疾，而手的摆放需要有正常的肘关节功能，这对日常生活活动（ADL）的执行至关重要。

全肘关节置换术（TEA）有希望缓解许多关节被破坏患者的疼痛、改善功能和生活质量，然而，尽管有相当好的功能效果和肘关节评分，其存活率和并发症发生率仍不如其他关节置换术满意。

在一项系统的综述中，Welsink等报道9379例TEA中70%为类风湿关节炎，并发症发生率为11%~38%，连接假体和非连接假体的加权平均存活率分别为7.8年的85.5%和12.3年的74%。原发性骨关节炎是TEA的一个不太常见的适应证；Schoch等的研究显示，对于原发性骨关节炎患者，TEA是一种可靠的止痛手术选择，但不一定能有效恢复伸展功能；39%的病例出现并发症，17%的病例发生机械故障。

正如Zhou等所报道的那样，与美国每年70万例的全膝关节置换术相比，TEA是一种相对不常见的手术，在5年内只进行了3146例。美国最近的趋势表明，每年进行的TEA手术的数量增加了，并且倾向于对创伤性而非炎症性的关节炎进行更多的手术：Day等报道，1993—2007年，主要的TEA的数量增加了248%，相当于年数量增长率为6.4%。Gay等根据纽约州卫生部的数据库，发现每年进行的全肘关节置换术总数增加了44%。1994年，Kraay等报道，在他们的系列中，80%的全肘关节置换术是应用于类风湿关节炎。与上述研究形成对比的是，Gay等显示类风湿关节炎患者的数量有减少的趋势，但

B. Melis（✉）

Unità di Ortopedia e Traumatologia dello Sport,
Casa di Cura "Policlinico Città di Quartu",
Quartu Sant'Elena, Cagliari, Italy

© Springer Nature Switzerland AG 2020
F. Castoldi et al.（eds.），Elbow Arthroplasty, https://doi.org/10.1007/978-3-030-14455-5_17

其减少被为创伤或肘部骨折而进行的全肘关节置换术的增量所抵消，这一数字增加了132%。

肘关节置换手术数量的增加有可能给医疗系统带来财政压力。在生活质量和成本/效用比方面，治疗的疗效很少被研究。在一个越来越注重医疗保健成本的时代，获取和理解这些信息是很重要的。

17.2 生活质量的变化及成本/效用分析

Giannicola等检查了2007—2010年间意大利33例肘关节置换术治疗僵硬后生活质量的改善情况，并验证了该手术的成本/效用比。研究者观察到手术前后的评分和活动度有了显著的改善，91%的患者报道了满意的结果。他们计算了质量调整生命年来评估手术的成本/效用比。70%的患者术后生活质量得到改善。线性回归分析显示，术前生活质量评分和疼痛评分的改善是仅有的两个影响生活质量的变量。肘关节置换术显示出令人满意的成本/效用比；成本/效用比在670~817欧元/质量调整生命年之间。

Angst等研究了79名因类风湿关节炎和创伤性关节炎而接受TEA治疗的患者。功能量表及分量表的低分也代表着明显的功能缺陷。然而，这一限制并没有对整体健康认知和生活质量产生实质性影响。要充分执行日常生活活动（ADL），需要一定的功能能力。96%的人工关节屈肘可达120°或以上，这是手够到口腔的必要条件。患者对关节置换术的结果非常满意。总体而言，44%的患者感觉完全达到了他们术前对关节置换的期望，只有8%的患者感到有点不满意。82%的患者感觉自己比置换前好，5%的患者感觉没有变化，13%的患者感觉更差。87%的患者表示，如果他们再遇到与术前相似的情况，他们将再次选择全肘关节置换。患者报告疼痛程度较低，肘关节稳定性和满意度良好。

Zhou等评估了美国3146名因类风湿关节炎或创伤性关节炎而接受全肘关节置换术的成人患者的住院时间（LOS）、住院直接费用、住院死亡率、并发症和30天再住院率。平均住院时间为（4.2±5）天，平均每例住院总直接费用为（16.300±4000）美元。总的并发症发生率为3.1%，包括死亡（<1%）、深静脉血栓（0.8%）、再手术（0.5%）、感染（0.4%）。30天再住院率为4.4%。作者的结论是，与其他关节置换术相比，TEA是一种相对不常见的手术，但与住院患者少及30天围术期并发症发生率有关。30天再住院率和总住院费用与传统的全髋关节和膝关节置换手术相当。

17.3 结论

Giannicola等指出，肘关节置换术可以显著提高生活质量，特别是在术前生活质量较差的患者；疼痛减轻是改善生活质量的最重要因素。同样的，Angst等报道，肘关节置换术后疼痛程度低，肘关节稳定性和满意度良好；然而，他们也观察到明显的功能限制。由于疼痛是影响健康认知和生活质量的最重要因素，这一结果并不令人惊讶，这表明手术治疗的目标不仅应该是恢复肘关节活动，还应该包括减轻疼痛。需要对每名患者所涉及的不同组织（即关节面、骨、关节囊韧带和神经结构）进行准确的评估，以便能够选择最合适的手术技术。在接受肘关节置换术的患者中，总体幸福感、生活质量和对治疗的满意度良好。一些特定的功能仍然明显受损，但似乎在日常生活活动的执行和对生活质量的总体感知中并不起决定性作用。肘关节功能的临床测量并不一定能反映患者的幸福感、日常生活活动能力水平和生活质量。这一点很重要，因为它表明，一项只依赖功能性度量的研究将忽略以患者的自我感知为主来评判的生活质量和满意度，而这可能对决定未来医疗资源的使用具有决定性作用。

根据Giannicola等研究报道，肘关节置换术早期治疗肘关节僵硬可能有助于降低因病假、缺勤、残疾抚恤金、医疗和物理治疗等方面产生的社会和公共卫生成本，并提高生活质量。肘关节置换术显示出令人满意的成本/效用比，这可能证明增加这一领域的医疗支出是合理的，可以降低持续肘关节僵硬产生的社会成本。30天的再住院率和总体住院费用与传统的全髋关节和膝关节置换手术相当。这一领域的持续进步是使该手术与髋关节及膝关节置换术一样可靠和持久的关键。

参考文献

[1] Welsink CL, Lambers KTA, van Deurzen DFP, Eygendaal D, van den Bekerom MPJ. Total elbow arthroplasty: a systematic review. J Bone Joint Surg Rev. 2017. doi: https://doi.org/10.2106/JBJS.RVW.16.00089.

[2] Schoch BS, Werthel JD, Sánchez-Sotelo J, Morrey BF, Morrey M. Total elbow arthroplasty for primary osteoarthritis. J Shoulder Elb Surg. 2017;26（8）: 1355–1359.

[3] Zhou H, Orvets ND, Merlin G, Shaw J, Dines JS, Price MD, Eichinger JK, Xinning L. Total elbow arthroplasty in the United States: evaluation of cost, patient demographics, and complication rates. Orthop Rev（Pavia）. 2016;8（1）:6113.

[4] Day JS, Lau E, Ong KL, Williams GR, Ramsey ML, Kurtz SM. Prevalence and projections of total shoulder and elbow arthroplasty in the United States to 2015. J Shoulder Elb Surg. 2010;19（8）:1115–1120.

[5] Gay DM, Lyman S, Do H, et al. Indications and reoperation rates for total elbow arthroplasty: an analysis of trends in New York state. J Bone Joint Surg Am. 2012;94:110–117.

[6] Kraay MJ, Figgie MP, Inglis AE, et al. Primary semiconstrained total elbow arthroplasty. Survival analysis of 113 consecutive cases. J Bone Joint Surg Br. 1994;76B:636–640.

[7] Giannicola G, Bullitta G, Sacchetti FM, Scacchi M, Polimanti D, Citoni G, Cinotti G. Change in quality of life and cost/utility analysis in open stage-related surgical treatment of elbow stiffness. Orthopedics. 2013;36（7）:e923–e9 30. https://doi.org/10.3928/01477447-20130624-24.

[8] Angst F, John M, Pap G, Mannion AF, Herren DB, Flury M, Aeschlimann A, Schwyzer HK, Simmen BR. Comprehensive assessment of clinical outcome and quality of life after total elbow arthroplasty. Arthritis and Care. 2005;53（1）:73–82.

从解剖学和生物力学角度出发思考在肱骨半关节成形术中应用定制置入物的必要性

第18章

D. Polimanti, M. Scacchi, G. Giannicola

18.1 简介

近10年来，肱骨半关节成形术已成为肱骨远端骨折、骨不连和缺血性坏死等肘关节疾病治疗的主要手段。肘关节的解剖结构和生物力学十分复杂，尚未完全阐明；然而，深入地理解这两个方面对解剖学置入物的设计至关重要。

本章的主要目的旨在描述有关该主题的最新解剖学和生物力学进展，以更好地了解肱骨远端人工股骨头置换术的临床实用性和局限性。

18.2 从解剖学角度出发

肘部解剖学及其变化的详细知识对于肱骨远端假体置换至关重要。特别重要的是，要意识到滑车的关节面相对于髓管和上髁轴成一定角度。具体的，在冠状面上外翻约倾斜6°，水平面上内旋转约5°。矢状面上向前旋转约30°（第3章，图3.5a~c）。因此，应参考这些角度去设计肱骨远端关节的置换装置。

McDonald等基于计算机设计软件的CT扫描研究了肱骨远端弯曲与置入物对准相关的变化（图18.1），他们发现肱骨远端内翻-外翻角度的解剖变化显著影响了置入物的对准。现有的肱骨远端半髁成形术（DHH）置入物的外翻角是固定的，因此，须牺牲屈伸轴才能获得准确的定位。而且由于

D. Polimanti
Department of Orthopaedics and Traumatology,
Ospedale Sandro Pertini, Rome, Italy
M. Scacchi · G. Giannicola (✉)
Department of Anatomical, Histological, Forensic
Medicine and Orthopaedics Sciences, "Sapienza"
University of Rome—Policlinico Umberto I,
Rome, Italy

© Springer Nature Switzerland AG 2020
F. Castoldi et al. (eds.), Elbow Arthroplasty, https://doi.org/10.1007/978-3-030-14455-5_18

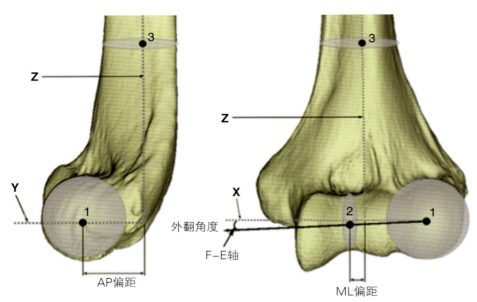

图18.1　以肱骨小头①、滑车②和肱骨髓腔③为几何中心，定义肱骨坐标系，将屈伸轴（F-E轴）定义为肱骨小头与滑车相交的直线。外翻角度定义为FE轴与X轴在冠状面上的夹角

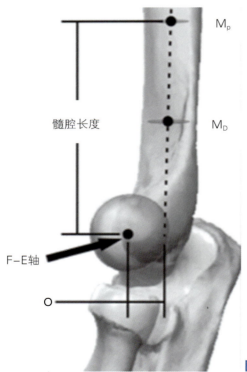

图18.2　O表示屈伸轴与髓腔轴之间的偏移量

内翻-外翻角的差异，因此在不打穿骨膜皮质的情况下很难达到最佳置入对准（第3章，图3.8）。这项研究的研究者认为，通过引入肱骨组件更大的模块性（3个外翻角度分别为0°、4°和8°），可以提高置入物放置的准确性。

　　Brownhill等在CT扫描研究中确定了矢状面上肱骨远端的髓腔轴与屈伸轴之间的关系（图18.2）。他们发现前偏移变化显著（范围6.6~11.1mm），男性高于女性，与髓腔管的长度成正比，并且与关节的大小无关。该研究的研究者提出，置入物的设计应在远端部分具有稍尖的后弯曲，而近端部分应笔直，以便与肱骨远端1/3的前后弯曲匹配（即解剖弓）并更准确地将髓管置入。

　　深入了解关节表面即肱小头肌和滑车的解剖结构，对于开发模仿天然关节和关节表面接触机制的DHH置入物也至关重要。实际上，接触方式的改变会导致尺骨和桡骨软骨的过早磨损，进而可能引起疼痛和功能障碍。第3章中详细介绍了肱骨小头和滑车的解剖结构及其变化。简而言之，与DHH置入物设计相关的解剖学发现是：①肱骨小头不是球形的，而是椭圆形的，在内侧–外侧方向具有较大的曲率半径。②肱骨滑车的形状（第3章，图3.4）和直径可能有所不同，具体取决于骨轮廓和软骨厚度。因此，解剖修复装置的设计不仅应基于肱骨线轴的不同尺寸，而且还应基于该部件的不同形状。

18.3 从生物力学角度出发

　　多项研究表明，与天然关节相比，商业化的DHH置入物可显著减小关节接触面积并增加接触应力。Lapner等在尸体研究中。分析了DHH置入物尺寸对肘关节接触的影响；将自然关节连接与最佳尺寸、超大和超小置入物（纬度解剖型髋关节置换术，Tornier，得克萨斯州，美国）在被动肘关节屈伸过程中进行了比较。他们发现，伴或不伴完整韧带的天然尺肱关节平均接触面积明显大于最佳尺寸、超大型和超小型置入物（图18.3）。放置最佳大小的种植体后，肱骨尺和桡骨–腱接触面积平均分别减少了44%和4%；此外，种植体大小对接触面积没有显著影响。研究者的结论是，肘部置入物的形状，而不是大小，是导致接触模式改变的最重要因素，并补充说，进一步的研究需要开发一个更符合

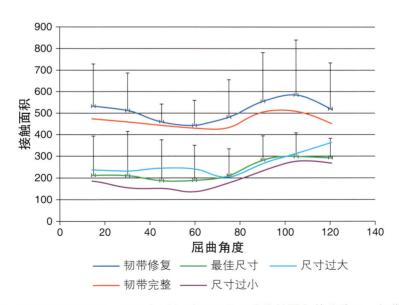

图18.3　肱尺骨接触面积。屈曲角增加时肱尺骨平均接触面积的曲线图。韧带完整、韧带修复、最佳尺寸、尺寸过小和尺寸过大假体的比较。注：与置入条件相比，原生（修复/完好）接触面积更高（差异显著）

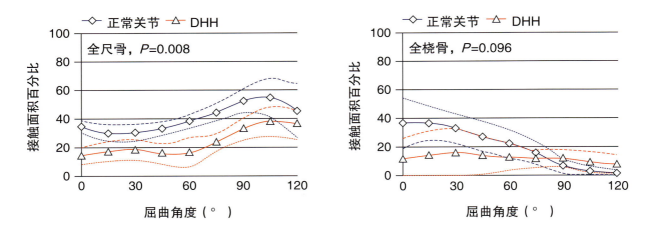

图18.4　接触面积与屈曲角度。尺骨接触面积（左）和桡骨接触面积（右）与屈曲角度的关系

解剖学形状特征的肱骨远端关节置入物。在一项MRI研究中，Giannicola等发现，滑车的形状有明显的变化，具体的是与骨头的大小无关的滑车的凹面角度更小或更大；在一般情况下，滑车切口的角度范围为124°~156°（第3章，图3.4）。

Willing等在尸体研究中发现，根据肱骨远端CT图像制作的DHH假体肘关节接触面积减少。自然肱骨尺关节接触面积会随着肘关节屈曲而增加。尽管在DHH种植体中也同样观察到接触面积随着肘关节弯曲而增加，但如果与自然状态的肱骨尺关节相比，其接触面积减小了42%（图18.4）。与肩胛骨的接触面积也减小了，尽管不是很显著。此外，接触面积的减少在不同亚区也不均匀，表明接触方式也发生了改变。研究者得出结论，造成这种接触方式改变的主要原因可能是，他们研究中考虑的定制假体是在肱骨远端骨解剖的基础上设计的，没有考虑到软骨厚度的影响。这一假设在Giannicola等关于78名健康人通过高清晰度MRI进行了研究肘部中证实。他们发现，个体间的软骨厚度是有变异的，同时软骨可以影响肱骨远端关节面的形态和直径。软骨厚度在肱骨外侧和内侧边缘最低，而在中央关节区最高。软骨厚度也被发现与肱骨大小和其他人体测量特征相独立。

在另一项研究中，Willing等在DHH后使用市场上可买到的骨反向工程置入物和软骨反向工程置入物比较了肘关节的接触方式和软骨应力，使用DHH前后的肘部市场上可以买到的骨头逆向工程置入物和软骨逆向工程置入物（图18.5）。通过比较3个不同设计的置入物，发现软骨逆向工程设计具有最大的接触面积和最小的接触应力，但仍然无法模拟原生关节的接触机制（图18.6）。这些发现与越来越多的证据保持一致，与通用设计人工关节置换置入物相比，逆向工程人工关节置换置入物可以一定程度上改善接触机制。但仍需要不断的优化形状和材料性能以便真实地模拟原生关节接触机制。

在一项生物力学研究中，Abhari等研究了患者特异性的DHH置入物定位对肱骨尺接触的影响程度。逆向工程DHH置入物是根据CT扫描骨的几何形状来设计的。原生的尺骨与相应派对的原生肱骨和定制的DHH置入在一个装载装置中。肱骨组件以一定角度放置内翻5°、外翻5°、2.5°增量，在100N压缩载荷下的应变。测量尺骨与肱骨远端和反向工程DHH置入物在所有外翻角度的接触情况。测量不同内翻–外翻角度下尺骨和自体远端肱骨之间以及反向工程DHH置入物之间的接触。

在所有的内翻–外翻体位上，原生关节处测量的平均接触面积明显大于使用DHH假体所测得的

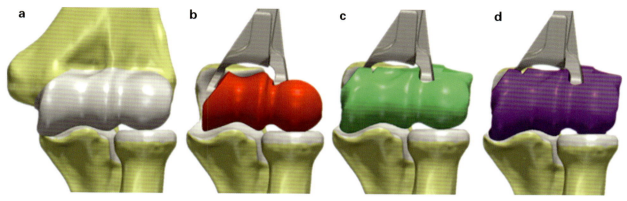

图18.5　模拟4种接触结构。（a）天然的肱骨远端。（b）市售DHH假体。（c）骨逆向工程DHH假体。（d）软骨逆向工程DHH假体

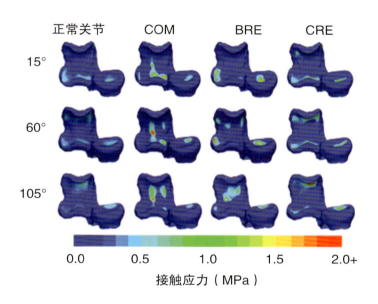

图18.6　单个样本的典型接触应力结果。轮廓描述在肘关节屈曲15°、60°和105°时，尺骨和桡骨的接触表面上的接触应力，尺桡骨分别与以下形成关节：天然的肱骨远端（天然），商用DHH假体（COM），骨逆向工程DHH假体（BRE）和软骨逆向工程DHH假体（CRE）。红色条纹图值表示接触应力在2MPa或以上；选择这个上限是为了更好地显示整个接触区域

接触面积（图18.7、图18.8）。此外，DHH本身，特别是在关节的内侧确实显著改变了关节的接触模式。因此，可以得出结论：反向工程假体不仅减少关节间的接触面积，同时可以改变关节的接触方式。虽然假体对齐的改变不会改变原生或假体条件下的整体接触面积，但假体的使用可能会改变接触分布模式，特别是在关节内侧。由于关节内接触分布的变化，这种边缘负荷可能导致软骨磨损的增加。因此，种植体的定位在模拟原生关节接触模式和提高长期临床预后方面扮演着重要的角色。

18.4　结论

目前可用的DHH假体显然不能完全复制原有的解剖结构；这种限制可能导致更严重的软骨磨损、创伤后骨关节炎和不可预测的长期临床结果。定制假体比目前市场上出售的假体提供了更大的接触面积与较低程度的接触应力，试图模仿天然解剖学，但为商业目的进行了简化。理想情况下，应根

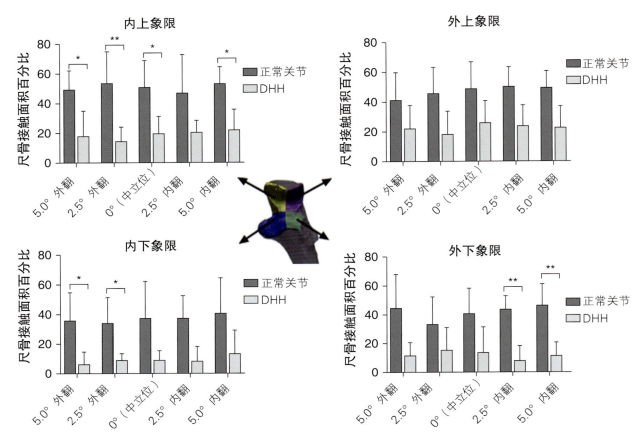

图18.7 根据假体的内外翻角，尺骨关节面在不同象限的接触百分率

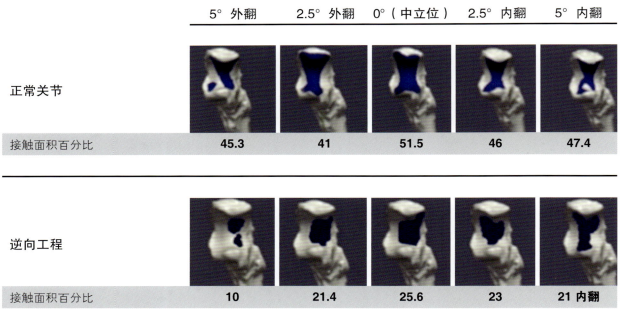

图18.8 假体内外翻位置对尺骨关节面接触模式改变的影响

据解剖变异和软骨厚度对肱骨远端形状和大小的影响来制造解剖型假体。基于这些考虑，假体模块化也应该得到改进，尽管这很可能会产生更高的生产成本。它也有可能通过采用其他具有接近关节软骨的杨氏模量的生物材料来改善商业化的DHH假体。

需要进一步的临床研究来比较商业假体和定制假体，以了解在解剖学设计和生物材料方面的改进是否能为功能和疼痛方面带来更好的临床结果。

参考文献

[1] Smith GC, Hughes JS. Unreconstructable acute distal humeral fractures and their sequelae treated with distal humeral hemiarthroplasty: a two-year to eleven-year follow-up. J Shoulder Elb Surg. 2013;22:1710–1723.

[2] Giannicola G, Sacchetti FM, Polimanti D, Bullitta G, Scacchi M, Sedati P. Elbow joint. In: Bergman's comprehensive Encyclopedia of human anatomic variation.1st ed: John Wiley & Sons; 2016. p. 130–157.

[3] Morrey BF. Anatomy of the elbow joint. In: Morreys the elbow and its disorders. 4th ed. Philadelphia: Saunders; 2008. p. 11–38.

[4] McDonald CP, Peters TM, Johnson JA, King GJ. Stem abutment affects alignment of the humeral component in computer-assisted elbow arthroplasty. J Shoulder Elb Surg. 2011;20(6):891–8. https://doi. org/10.1016/j.jse.2010.12.012.

[5] Brownhill JR, King GJ, Johnson JA. Morphologic analysis of the distal humerus with special interest in elbow implant sizing and alignment. J Shoulder Elb Surg. 2007;16(3):S126–S132. https://doi.org/10.1016/j. jse.2006.01.018.

[6] Dunn J, Kusnezov N, Pirela-Cruz M. Distal humeral hemiarthroplasty: indications, results, and complications. A systematic review. Hand. 2014;9(4):406–412. https://doi.org/10.1007/s11552-014-9681-3.

[7] hadnis J, Watts AC, Bain GI. Elbow hemiarthroplasty for the management of distal humeral fractures: current technique, indications and results. Shoulder Elbow. 2016;8(3):171–183. https://doi.org/10.1177/1758573216640210.

[8] McDonald CP, Brownhill J, King GJ, Peters TM, Johnson JA Surface morphology of the capitellum: implications for computer-assisted surgery. 52nd Annual Meeting of the Orthopaedic Research Society 2006; Paper No 1936.

[9] Sabo MT, Mcdonald CP, Ng J, Ferreira LM, Johnson JA, King GJ. A morphological analysis of the humeral capitellum with an interest in prosthesis design. J Shoulder Elb Surg. 2011;20(6):880–884. https://doi. org/10.1016/j.jse.2011.01.007.

[10] Goldfarb CA, Patterson JMM, Sutter M, Krauss M, Steffen JA, Galatz L. Elbow radiographic anatomy: measurement techniques and normative data. J Shoulder Elb Surg. 2012;21(9):1236–1246. https://doi.org/10.1016/j.jse.2011.10.026.

[11] Giannicola G, Scacchi M, Sedati P, Gumina S. Anatomical variations of the trochlear notch angle: MRI analysis of 78 elbows. Musculoskelet Surg. 2016;100(S1):89–95. https://doi.org/10.1007/ s12306-016-0407-2.

[12] Giannicola G, Spinello P, Scacchi M, Gumina S. Cartilage thickness of distal humerus and its relationships with bone dimensions: magnetic resonance imaging bilateral study in healthy elbows. J Shoulder Elb Surg. 2017;26(5):e128–e136. https://doi. org/10.1016/j.jse.2016.10.012.

[13] Lapner M, Willing R, Johnson JA, King GJ. The effect of distal humeral hemiarthroplasty on articular contact of the elbow. Clin Biomech. 2014;29(5):537–544. https://doi.org/10.1016/j. clinbiomech.2014.03.010.

[14] Willing R, Lapner M, King GJ, Johnson JA. In vitro assessment of the contact mechanics of reverse-engineered distal humeral hemiarthroplasty prostheses. Clin Biomech. 2014;29(9):990–996. https://doi. org/10.1016/j.clinbiomech.2014.08.015.

[15] Willing R, King GJ, Johnson JA. Contact mechanics of reverse engineered distal humeral hemiarthroplasty implants. J Biomech. 2015;48(15):4037–4042. https:// doi.org/10.1016/j.jbiomech.2015.09.047.

[16] Abhari RE, Willing R, King GJW, Johnson JA. An in vitro study of the role of implant positioning on ulnohumeral articular contact in distal humeral hemiarthroplasty. J Hand Surg Am. 2017;42(8):602–609.https://doi.org/10.1016/j.jhsa.2017.03.034.

肱骨远端半关节置换术的适应证和预期效果

第 19 章

P. Arrigoni, F. Luceri, M. Brioschi,
Riccardo D'Ambrosi, L. Pulici, P. Randelli

19.1 背景

Mellen和Phalen报道了第一例非解剖型丙烯酸肱骨远端半关节置换术（DHH），这是在第二次世界大战期间为挽救高能量损伤而进行的手术。Venable和MacAusland在20世纪50年代报道了在肘部急性骨折的情况下首次使用DHH。从那时起，DHH经常用于治疗不可修复的肱骨远端骨折。20世纪70年代，由于全肘关节置换术（TEA）的出现和日益普及，以及切开复位内固定技术（ORIF）的进步，DHH在复杂肘部骨折的治疗中变得少见。随着第四代置入物的日益发展，TEA的潜在局限性（磨屑、松动、肢体重量的限制），以及ORIF在老年人中临床疗效不佳的可能性使人们越来越关注DHH治疗肱骨远端关节骨折。目前已经报道了3种DHH假体的临床结果：非解剖型Kudo（Biomet Ltd.，Bridgend，英国）、解剖型Sorbie-Questor（Wright Medical Technology，阿灵顿，TNUSA）和解剖型Latitude（Tornier，Montbonnot-Saint-Martin，法国）。这种DHH已经在欧洲、英国、澳大利亚和美国进行；但是在美国，由于没有食品药品监督管理局的批准，这些置入物只是在标签外使用。本章将重点介绍这些第三代和第四代置入物的手术适应证（包括禁忌证）及其预期效果。

P. Arrigoni (✉) · P. Randelli 1st Department, Azienda Socio Sanitaria Territoriale Centro Specialistico Ortopedico Traumatologico Gaetano Pini-CTO, Milan, Italy e-mail: pietro.randelli@unimi.it

F. Luceri · L. Pulici 1st Department, Azienda Socio Sanitaria Territoriale Centro Specialistico Ortopedico Traumatologico Gaetano Pini-CTO, Milan, Italy

Department of Biomedical Sciences for Health, University of Milan, Milan, Italy

M. Brioschi Department of Biomedical Sciences for Health, University of Milan, Milan, Italy

Hip Department, Orthopedics and Trauma V, IRCCS Policlinico San Donato, Milan, Italy

R. D'Ambrosi C.A.S.C.O. Unit, IRCCS Istituto Ortopedico Galeazzi, Milan, Italy

© Springer Nature Switzerland AG 2020
F. Castoldi et al. (eds.), Elbow Arthroplasty, https://doi.org/10.1007/978-3-030-14455-5_19

19.2 方法

应用PubMed进行综合文献检索研究。以关键词"远端""肱骨""半关节置换术"识别检索感兴趣的主题的相关论文。增加术语"适应证"和"结果"以便找到针对性的文章。本章收录了2000—2017年发表的研究成果。同时对研究标题和摘要的证据水平进行了审查，以筛选出高质量的文章（即Meta分析、系统回顾、对照试验）。2000年前发表的论文，若有助于讨论手术适应证和临床结果的历史进程与演变，则考虑这些文章。

19.3 适应证

急性不可重建的肱骨远端部分关节内骨折是DHH的主要外科手术指征，AO/OTA骨折综合分类将肱骨远端部分关节内骨折分为B3型，再进一步分为肱骨小头骨折、滑车骨折和联合骨折。

ORIF被认为是治疗这些骨折的金标准；然而，它可能不适用于有粉碎、严重骨量减少和关节碎裂的老年患者，也不适合于肘部畸形的老年患者。在这种情况下，非手术治疗可以视为是ORIF的替代治疗，但也通常意味着肘关节活动的丧失和不满意的临床效果。

DHH提供了一种极好的替代疗法，在活跃的老年患者中能够重现无法修复的肱骨滑车和肱骨小头，但它依赖于初级和次级肘部稳定结构的重建或完整性：即带有侧副韧带的内侧柱和外侧柱。做DHH手术要求桡骨头和冠突的结构必须是完整的。但是，有报道在做DHH时，固定桡骨头或尺骨鹰嘴是可行的。

与TEA相比，DHH的理论优势在于没有聚乙烯碎屑及其导致的继发性骨溶解，也没有重量限制，特别是在年轻和活动频繁的患者中。但是，目前还没有文献证明DHH优于TEA。

在慢性内固定失败或非手术治疗效果不佳（骨不连或畸形愈合）的情况下，DHH已成为一个有吸引力的选择。DHH也已用于肘部类风湿关节炎（RA）的治疗。DHH和TEA的绝对禁忌证是受到污染的开放性骨折或肘部存在慢性感染。

对于内侧柱或外侧柱骨量不能修复、MCL或LCL不可修复，或桡骨头或冠突骨折不能牢固固定的情况，DHH也是绝对禁忌的。在所有这些有骨骼或软组织缺如的情况下，都应该考虑TEA。

DHH的相对禁忌证包括年龄较小的患者，对此类患者应该尽可能进行内固定。涉及软骨损伤，或尺骨滑车切迹或桡骨头已存在骨关节炎也存在术后出现关节疼痛和活动受限的风险，故而是DHH的相对禁忌证。涉及尺骨鹰嘴或桡骨头的骨折，因其术后置入物的不稳定和关节软骨的加速磨损，也是相对禁忌证。在关节炎的情况下，不建议进行半关节置换术，因为软骨加速磨损有引起疼痛的风险，以及由于骨结构改变或副韧带松弛可能导致关节不稳定。然而，有文献报道类风湿关节炎患者接受肱骨半关节置换术后取得了令人满意的结果。

19.4 预期结果

DHH内固定治疗肱骨远端骨折的临床效果可认为是令人满意的。良好的疗效在于康复末期达到的稳定性和活动度。为确保关节的稳定性和活动范围，良好的关节活动度对于恢复自然的屈伸轴和修复侧副韧带非常重要。

Dunn等根据17篇关于DHH适应证的主要文献（13例骨折患者和4例非骨折患者）发表了综述。骨折组中患者占文献的87.2%；72.7%为女性，平均年龄62.2岁。在未骨折组中，57.1%为男性，平均年龄31.8岁，多数被诊断为类风湿关节炎。在67.4%的患者中，骨折组的结果为良好或优秀，平均随访42个月，屈伸ROM弧度为98°，前后旋ROM弧度为160°。在非骨折组中，76.5%的患者平均随访46个月，结果为良好或极好，屈伸ROM弧度为61°，前后旋ROM弧度为116.5°。骨折组和非骨折组并发症发生率分别为27.6%和50%，再手术率分别为32.8%和17.6%。第一组最常见的并发症是内固定装置突起（34.1%）、神经病变（16.5%）和松弛（16.5%），而另一组最常见的并发症是僵硬（54.6%）。

Phadnis等发表了一篇关于DHH的最新综述。在这篇综述中，他们分析了121例DHH治疗肱骨远端骨折的病例，平均随访时间为37.5个月。患者的平均年龄为72.6岁。功能结果评分采用Mayo肘部功能评分系统（MEPS），报道的MEPS为87.6分，其中61%的患者被归类为优，25%的患者被归类为良。根据研究者的报道，尺骨鹰嘴截骨入路患者的MEPS比其他入路更低。随访患者中屈伸和前后旋的平均活动弧度分别为108°和176°。手术并发症发生率为18%，最常见的并发症是尺神经刺激。再次手术的发生率为28%，再次手术是为取出固定尺骨鹰嘴截骨的金属制品。

19.5 结论

未来研究的重点应集中于随机试验，以比较半关节置换术与全关节置换术或内固定治疗肱骨远端骨折的疗效。此外，有必要进行亚组分析，以评估年龄、性别和骨折的类型。

参考文献

[1] Mellen RH, Phalen GS. Arthroplasty of the elbow by replacement of the distal humerus with an acrylic prosthesis. J Bone Joint Surg Am. 1947;29:348–353.
[2] Venable CS. An elbow and an elbow prosthesis: case of complete loss of the lower third of the humerus. Am J Surg. 1952;83:271–275.
[3] MacAusland WR. Replacement of the lower end of the humerus with a prosthesis; a report of four cases. West J Surg Obstet Gynecol. 1954;62:557–566.
[4] Barr BJ, Eaton RG. Elbow reconstruction with a new prosthesis to replace the distal end of the humerus. A case report. J Bone Joint Surg Am. 1965;47:1408–1413.
[5] Shifrin PG, Johnson DP. Elbow hemiarthroplasty with 20-year follow-up study. A case report and literature review. Clin Orthop Relat Res. 1990:128–133.
[6] Goldberg SH, Urban RM, Jacobs JJ. Modes of wear after semiconstrained total elbow arthroplasty. J Bone Joint Surg Am. 2008;90:609–619.
[7] Chalidis B, Dimitriou C, Papdopoulos P, Petsatodis G, Giannoudis PV. Total elbow arthroplasty for the treatment of insufficient distal humeral fractures. A retrospective clinical study and review of the literature. Injury. 2009;40:582–590.
[8] Hausman M, Panozzo A. Treatment of distal humerus fractures in the elderly. Clin Orthop Relat Res. 2004;425:55–63.

[9] Jupiter J, Morrey BF. The elbow and its disorders. 3rd ed. Philadelphia, PA: WB Saunders; 2000. p. 293–330.

[10] Phadnis J, Watts AC, Bain GI. Elbow hemiarthroplasty for the management of distal humeral fractures: current technique, indications and results. Shoulder Elbow. 2016;8(3):171–183.

[11] Dunn J, Kusnezov N, Pirela-Cruz M. Distal humeral hemiarthroplasty: indications, results, and complications. A systematic review. Hand (N Y). 2014 Dec;9(4):406–412.

[12] Marsh JL, Slongo TF, Agel J, et al. Fracture and dislocation classification compendium—2007: Orthopaedic Trauma Association classification, database and outcomes committee. J Orthop Trauma.2007;21(10 Suppl):S1–S133.

[13] Aitken GK, Rorabeck CH. Distal humeral fractures in the adult. Clin Orthop Relat Res. 1986;(207):191–197.

[14] Hughes JS. Distal humeral hemiarthroplasty. In: Yamaguchi K, King GJ, McKee MD, O'Driscoll SW, editors. Advanced reconstruction elbow. Rosemont: American Academy of Orthopaedic Surgeons; 2006.p. 219–228.

[15] O'Driscoll SW. Elbow instability. Hand Clin.1994;10(3):405–415.

[16] Athwal GS, Goetz TJ, Pollock JW, et al. Prosthetic replacement for distal humerus fractures. Orthop Clin North Am. 2008;39(2):201–212.

[17] Nestorson J, Ekholm C, Etzner M, et al. Hemiarthroplasty for irreparable distal humeral fractures medium-term follow-up of 42 patients. Bone Joint J. 2015;97-B:1377–1384.

[18] Smith GCS, Hughes JS. Unreconstructable acute distal humeral fractures and their sequelae treated with distal humeral hemiarthroplasty: a two-year to elevenyear follow-up. J Shoulder Elbow Surg. 2013;22:1710–1723.

[19] Hohman DW, Nodzo SR, Qvick LM, et al. Hemiarthroplasty of the distal humerus for acute and chronic complex intra-articular injuries. J Shoulder Elb Surg. 2014;23:265–272.

[20] Burkhart KJ, Nijs S, Mattyasovszky SG, et al. Distal humerus hemiarthroplasty of the elbow for comminuted distal humeral fractures in the elderly patient. J Trauma. 2011;71:635–642.

[21] Swobodo B, Scott RD. Humeral hemiarthroplasty of the elbow joint in young patients with rheumatoid arthritis: a report on 7 arthroplasties. J Arthroplast. 1999;14:553–559.

[22] Court-Brown CM, Heckman JD, McKee M, McQueen MM, Ricci W, Tornetta III P. Rockwood and green's fractures in adults LWW, Eighth, In two volumes edition,2014.

肱骨远端半关节置换术：手术技术

第 20 章

P. Spinello, M. Scacchi G. Giannicola

20.1 简介

　　肱骨远端半关节置换术（Distal humerus hemiarthroplasty，DHH）是治疗某些急性不可重建的肱骨骨折，挽救与非手术治疗或肱骨内固定失败有关的后遗症，以及在其他罕见病理情况下的最新的治疗方法。目前，DHH的适应证有些局限，如上一章所述，因为如果要正确执行DHH，一些解剖学和生物力学条件是必需的。DHH已经使用了几种置入物，例如非铰链的全肘关节置换术（Total elbow arthroplasty，TEA）的肱骨组件，包括Kudo、Sorbie-Questor以及最新的Latitude系统。但是，由于Kudo假体和Sorbie-Questor假体都未上市，因此Latitude系统是目前唯一可用的置入物。

　　Latitude是一种TEA带法兰可转换模块化系统，允许执行铰链或非铰链的TEA或DHH。在后者中，肱骨组件由3个模块部分组成：假体柄、解剖型的肱骨滑车轴和空心栓，空心栓用于将肱骨滑车轴连接到假体柄上。栓的空心管允许通过假体对侧副韧带和肱骨髁进行缝合固定，以提供关节稳定性，从而避免使用辅助内固定材料。如果需要对TEA进行翻修，则可以将DHH转换为铰链或非铰链的TEA，而无须取出肱骨组件。由于在上一章中已详细描述了与DHH相关的适应证和预期结果，因此本章的目的是描述手术技术。

20.2 术前规划

　　肘关节的放射学评估应基于标准的前后位和侧位X线片以及2D和3D重建的CT扫描。特定的体膜

P. Spinello · M. Scacchi · G. Giannicola (✉)
Department of Anatomical, Histological, Forensic
Medicine and Orthopaedics Sciences, "Sapienza"
University of Rome—Policlinico Umberto I,
Rome, Italy

© Springer Nature Switzerland AG 2020
F. Castoldi et al. (eds.), Elbow Arthroplasty, https://doi.org/10.1007/978-3-030-14455-5_20

可用于术前规划。通过对侧肘关节的正位X线片，可勾勒肱骨远端假体的轮廓，以选择最合适尺寸的组件。一旦绘制出相应假体的轮廓，就需要验证它与冠突或桡骨头的关系。桡骨颈的轴线应与肱骨小头的中心对齐，滑车应与大乙状切迹一致。

对于肱骨远端骨折，CT有助于明确骨折是否可以重建。在作者的经验中，最有用的图像是2D矢状面扫描和桡骨与尺骨减影的3D重建图像（图20.1）。在不确定的情况下，外科医生应确保在手术室中有进行骨折固定、DHH和TEA所需的硬件，以便在无法重建的情况下将ORIF转换为部分或全关节置换术。但是，在可能的情况下，必须在术前决定是否进行DHH，以避免手术时间延长和增加感染的发生风险。

如果之前骨折固定失败，需要详细列出之前置入的内固定物，让医生更容易取出来，以前的手术记录也有助于了解手术入路，尤其是尺神经的位置。

如上一章所述，计划行DHH时有一些解剖学上的先决条件：肘部的主要骨性和软组织稳定装置（即大乙状切迹、侧副韧带和桡骨头）应保持完整或至少可修复，因为肘部稳定性对于执行DHH是必不可少的；此外，内侧和外侧柱都应完整或可重建，以确保足够的软组织重新插入和愈合。

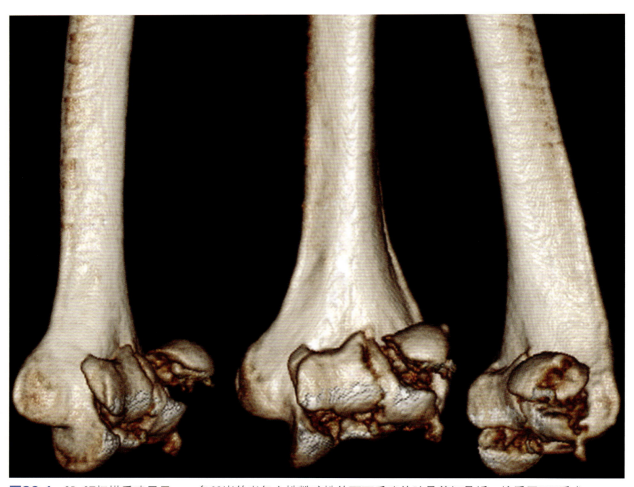

图20.1   3D CT扫描重建显示，一名68岁的老年女性粉碎性的不可重建的肱骨剪切骨折，接受了DHH手术

20.3 手术技术

　　根据外科医生的喜好，患者可以仰卧、侧卧或俯卧。可以在侧卧和俯卧位置使用手臂支撑，请记住在手术过程中需要完整范围的肘部运动。可以使用充气至33.25kPa（250mmhg）的无菌止血带，但作者更喜欢使用硅胶环（HemaClear®–MED & CARE–Gdynia，Poland），因为后者可以在肢体驱血的同时提供了足够程度的缺血；此外，硅胶环的尺寸缩小，允许在需要时将手术切口向近端扩展。行大约20cm的后侧皮肤切口，并提起全层内侧和外侧皮下皮瓣（图20.2a）。尺神经需要被识别，在手术期间和手术结束时，需要充分的神经松解向前和皮下转置神经（图20.2b）。

　　手术暴露应根据病理类型和手术计划选择。我们认为在所有急性骨折的病例中，都应采用肱三头肌入路，以初步显露肱骨远端。事实上，如果对骨折的骨接合有任何疑问，可以在不损害鹰嘴的情况下在术中做出决定。如果外科医生不熟悉Alonso–Llames手术，建议采用三头肌劈开或翻转入路。作者的偏好是保持肱三头肌插入的三头肌入路。它允许早期不受限制的活动范围，避免了任何皮下硬件和三头肌故障的问题。除了传统的肱三头肌入路外，Phadnis等描述了一种治疗DHH的改良手术，该手术包括从鹰嘴伸出的一小段内侧三头肌腱，至少有75%的侧腱完全附着，包括鹰嘴背侧的整个肌腱。他们发现，他们所描述的两种方法都提供了足够的暴露程度，并允许在肱骨远端安全地置入假体，并报道其所有患者在随访时均拥有MRC 5级肱三头肌力量。

　　另一种治疗DHH的方法是鹰嘴截骨术，这种方法可以很好地显示肱骨远端关节表面，但需要其他硬件固定。此外，考虑到DHH后尺骨磨损是一个值得关注的问题，而截骨破坏鹰嘴可能会加重这个问题。如果在尝试DHH时存在任何不稳定性，则截骨术可能会损害向TEA的转化。另一方面，鹰嘴截骨术可在侧副韧带完整的情况下避免肘部软组织约束的侵犯和韧带重建。这些考虑建议外科医生应根据每名患者的病理解剖情况，采取最适当的手术入路。

　　必须从肱骨后部广泛松解外侧隔膜和肱三头肌，才能向内侧移动尺骨和桡骨；此入路可充分显

图20.2　患者俯卧位，肘部有1个约20cm的皮肤切口。提起全层内外侧皮下皮瓣。（a）在肢体上肢可见单侧硅胶环。（b）识别并移动尺神经

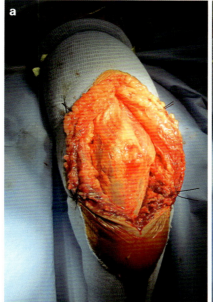
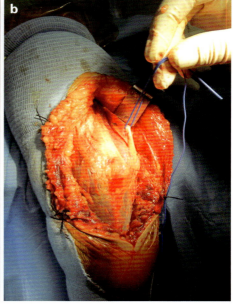

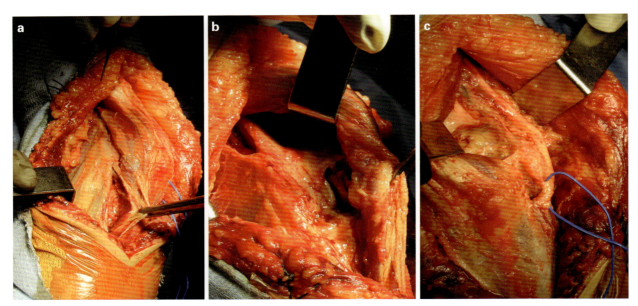

图20.3 （a）在外侧室中实行Kocher入路。（b）从肱骨的后侧广泛分离外侧中隔和肱三头肌。（c）在内侧室进行三头肌的分离和后方关节囊切开术，以确保更好地观察关节面

露肱骨远端，避免桡神经损伤。然后进行后囊切除术。有几个研究者倾向于分离肘关节内、外侧软组织束；通过锐性剥离将侧副韧带从肱骨嵌块的骨膜下被抬高，从而允许肘关节脱臼。在内侧室，MCL和屈肌旋前肌应一起从肱骨内上髁分离。在外侧室，采用Kocher入路，将包括肱骨上髁肌肉在内的LCL复合体从骨膜下抬高，其方式类似于内侧（图20.3a~c）。在手术的这个阶段，为韧带和肱骨上髁肌肉准备Krackow缝合线是值得的，因为一旦这些结构分离，软组织的痕迹就会更明显，并且在去除止血带后，在手术结束时进行这一操作所能达到的准确性水平会较低。

作者更倾向于自行分离LCL和普通伸肌起点，并在保留内侧腔室的情况下保留内侧腔室的完整性。尽管复位了，但仍保持足够的工作窗口，并在更大程度上保留了术后稳定性。当不涉及内侧滑车和MCL时，这种方法特别适用于急性不可重建的肱骨剪切骨折及其后遗症。但是，需要注意的是，在某些情况下，骨折可能涉及骨韧带插入，使韧带附着在骨碎片上，从而有利于在手术结束时露出关节并重新插入。然后暴露前囊，前臂向内侧脱位。显露肱骨远端后，去除所有骨折片段。在创伤后的情况下，此阶段还将去除所有以前的ORIF硬件。

暴露肱骨关节面后，通过比较天然肱骨小头和滑车与解剖型试模来评估假体滑车轴的适当尺寸（图20.4a）。这一比较的目的是找到一个尺寸，以确保肱骨滑车轴完美地适合天然滑车切迹，并与桡骨头的中央凹对齐。当最佳选择在两种尺寸之间时，应该选择更小的尺寸还是更大的尺寸，有不同的观点。一些研究者建议选用较小尺寸的，但Desai等的一项生物力学研究表明，较小尺寸的假体的关节一致性低于最佳尺寸或尺寸过大的假体。事实上，他们主张，当外科医生必须在两种置入物的大小之间做出选择时，应该选择较大的假体。事实上，更大的假体可能更准确地重建正常的肘关节运动学，增强天然尺骨的一致性，从而可能减少天然尺骨软骨的磨损。

一旦选择好了假体滑车轴的尺寸，就可以通过切除滑车的中央部分进入位于鹰嘴窝近端骨髓腔。第一步需要一个摆锯（图20.4b），而第二步需要一个高速毛刺（图20.4d）。此时需要确定屈伸

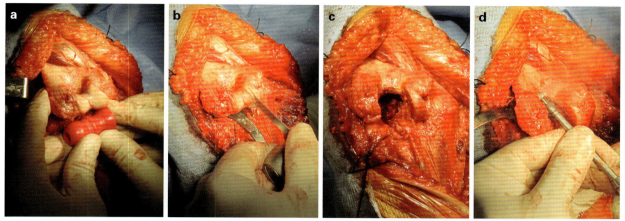

图20.4 （a）通过将天然肱骨小头和滑车与试验解剖轴进行比较来评估置入轴的适当尺寸。（b、c）随后，使用摆锯去除滑车的中心部分。（d）然后识别出髓管的入口，并用高速毛刺扩开

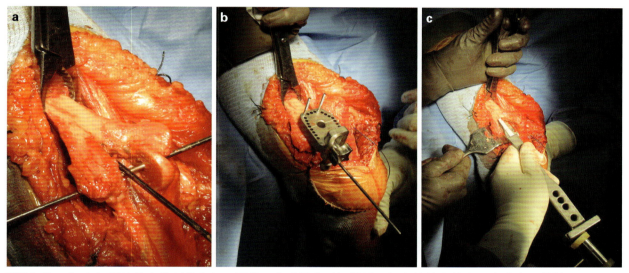

图20.5 （a）如果肱骨内外侧柱完好，则使用克氏针穿过韧带插入起点处的内外上髁来确定屈伸轴。（b）可以使用截骨指南来完成肱骨截骨。（c）根据选择的假体尺寸使用肱骨铰刀来扩髓塑形。在新套件中，最后两个步骤是相反的

轴。屈伸轴通常沿着虚线，从外侧上髁LCL的起点（肱骨小头的中心）延伸到内侧上髁MCL的起点（刚好在内侧上髁的前面和下面）。如果柱体保持不变，则在韧带插入的起点处用克氏针穿过两个上髁，可以用自由手来识别轴。然而，为了获得更高的精度，有可能使用专用的屈伸轴钻具导向针定位。

根据所选择的假体的尺寸，使用肱骨铰刀扩髓塑形。截骨导向器辅助摆锯完成肱骨远端截骨，肱骨滑车的截骨导向器可以连接到骨髓针上，导向器应滑动直到接触到骨骼。然后用钻头在导向器上钻两个孔，并在每个孔中插入稳定针以将其固定。为了确保正确的前外侧和旋转方向，肱骨滑车截骨导向器上的远端切口应在肱骨小头上方延伸。正确放置截骨导向器非常重要，因为如果将截骨导向器放置得太近，可能会导致内侧圆柱很薄，容易骨折（图20.5a~c）。然后使用摆锯沿肱骨滑车截骨导

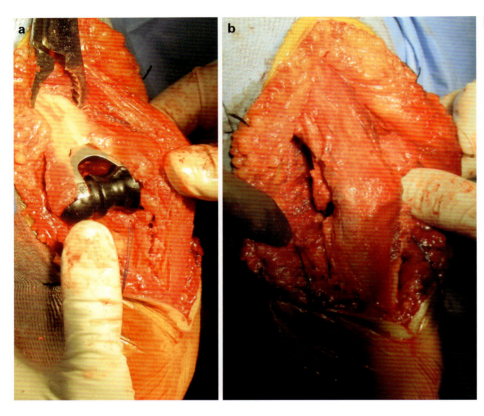

图20.6 （a）放置试验置入物。（b）关节复位以评估关节的一致性和运动性

向器的外边缘截骨。共需要5个截骨：底部中间截骨、外侧和内侧截骨、肱骨小头截骨和前侧截骨。在进行截骨之前，当插入试模柄以消除引起位置改变的任何因素时，使用手术标记器直接在骨骼上绘制屈伸轴的方向可能会很有用。然后评估试模与截骨面之间的接触；如果未实现正确的接触，则使用骨锉来改善截骨的形状并实现置入物的最佳方向。然后放置解剖型滑车轴（图20.6a）复位关节（图20.6b），并检查假体与尺骨关节面、桡骨之间的关系。建议在此时进行透视检查。

对于肱骨远端骨折，可以用不同的方法来判断正确的肱骨高度：一种方法是参照患者的鹰嘴窝，即使在多段骨折中，其近端通常也能被识别；另一种方法是在原位将断裂的近似于髁上嵴，同时确保上髁与置入物的上髁轴对齐。当柱子完好无损时，肱骨韧带插入物和置入物旋转轴对齐以确认正确的定位；在这种情况下，对与假体旋转轴有关的侧副韧带的正确延长和张力的正确评估可支持置入物的正确位置。相反，根据第6章所述，参照肱骨鹰嘴窝近端平坦的后皮层，来评估置入物的旋转。为了在恢复屈伸轴时获得最大的准确性，置入物不应平行于肱骨后皮质线，而应进行内部旋转（平均14°）。

然后将试验部件取出，并准备好髓管进行骨水泥灌注。重要的是要大量灌注，然后将其干燥。插入了水泥塞，并用水泥枪注入加载抗生素的低黏度水泥（图20.7a）。然后，使用所有的标志使组件正确定向，使其与屈伸轴一致，并小心地去除多余的骨水泥（图20.7b）。建议在肱骨干与肱骨组件的前凸缘之间插入骨移植物，以增强最终装置的稳定性。如果切除的滑车碎片不能用于此目的，则可能需要通过另一个皮肤切口从患者髂嵴中取自体骨移植物。

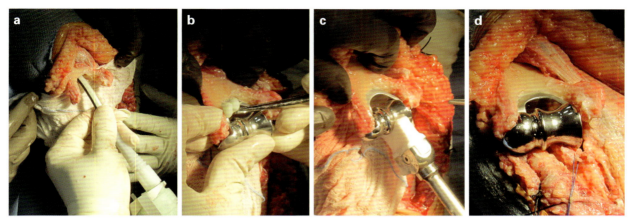

图20.7 （a）使用水泥枪对肱骨髓管进行水泥灌注。（b）然后准确地取出多余的水泥。（c）将置入物压入其底座直到水泥硬化。（d）最终置入物的定位

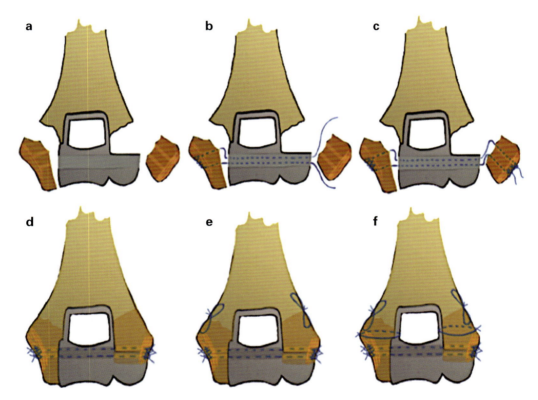

图20.8 （a）髁部骨折的重建。（b、c）在内侧和外侧髁上钻孔。（d）2号 FiberWire线穿过线轴中的套管和预制孔，然后缝入副韧带中。（e、f）将髁突转化为置入物和肱骨柱，通过空心线轴将髁突牢固地绑在一起。髁突进一步通过钻孔和环扎缝合固定到置入物（引自 Phadnis J，Banerjee S，Watts AC，Little N，Hearnden A，Patel VR. Elbow hemiarthroplasty using a "triceps-on" approach for the management of acute distal humeral fractures. J Shoulder Elbow Surg. 2015 Aug;24（8）:1178-86. doi: https://doi.org/10.1016/j.jse.2015.04.010.被允许转载）

　　一旦水泥硬化，就需要进行韧带重建。如果韧带仍然附着在肱骨远端骨折碎块上，则可以通过带螺纹克氏针、螺钉、环扣或钢板对碎片进行固定。Phadnis等提出了一种缝线修复技术，重建带有韧带附着的肱骨髁骨折块（图20.8）。一旦在内侧和外侧髁碎片上钻了孔，就将一根纤维丝穿过假体

的空心针，进入肱骨髁预制钻孔，然后缝合侧副韧带。肱骨内外侧髁复位到假体和肱骨柱，然后通过空心的滑车轴牢牢地绑在一起。通过钻孔将肱骨髁用张力带缝合线和环扎线进一步固定到假体上。如果柱完好，则可以进行经典的穿骨再插入。也可以使用缝合锚钉。我们通常使用Krackow缝合进行韧带/肌腱的重建，使用不可吸收的金属丝穿过空心针并牢固地固定在对侧的软组织上，以确保韧带与骨骼的接触（图20.9）。在DHH手术中应尽可能进行柱重建，以保证韧带与骨的接触，这有利于愈合。如上所述，在修复韧带的同时，也修复伸肌总腱和屈肌腱。

释放止血带，并仔细进行止血。在手术结束时进行皮下前移，以避免与假体组件发生任何冲突并充分保留神经。这还可以在将来进行翻修时更容易找到假体组件。在关闭之前，对DHH进行功能和影像学评估。进行双皮下引流，在接下来的24~48h内将肘部固定在加压绷带中。抬高手臂休息，并进行持续冷冻治疗。

去除引流管后允许被动运动，ROM根据使用的入路类型（保留尺骨鹰嘴或者尺骨鹰嘴截骨）尤其是韧带重建的质量而变化。一些研究者建议，在软组织允许的情况下，应尽快开始ROM恢复。特别是，Heijink等建议在术后第一天开始被动运动，并在6周后恢复主动运动，均在物理治疗师的监督下进行。Phadnis等建议患者限制繁重或重复的活动，以最大限度地降低关节反作用力，特别是前6周，此时髁部和副韧带仍在愈合。其他研究者对康复方案更为谨慎，建议患者应在术后2周开始轻度范围的运动锻炼（主动辅助），并在6周开始轻度加强。强化完成后，不应对患者施加任何负重限制。其他研究者则不提倡任何特定的康复方案，建议患者应仅在需要时才开始使用正式疗法。如果手术后的运动没有达到预期，则应在2~3个月时考虑进行支撑。

除肱三头肌入路以外的基于特定方案的手术方法，当患者进行鹰嘴截骨术并随后进行内固定时，他们可能会在4周或6周开始主动运动，而截骨仍在愈合中。当采用Bryan-Morrey方法时，Burkhart等建议术后前上臂夹板完全伸展，并在前6周允许主动屈曲，之后允许主动伸展。

一些研究者建议使用连续被动运动（CPM）机器。我们不同意使用这类康复设备，尤其是当患者在家庭环境中由患者自行管理时，因为我们认为CPM可能会对韧带重建施加过大的压力而导致不稳定。作者的首选是每天在熟练的肘部治疗师的协助下进行1次/2次物理疗法。在术后的前6~7周，以仰卧、俯卧位进行锻炼，使肩膀弯曲90°，通过用健康的手握住手腕来控制姿势。在耐受的情况下，进行柔和的、主动的和主动-辅助结合的肘屈伸活动至全范围。在屈伸运动中，根据LCL、MCL或双侧韧带的参与程度，前臂应保持旋前、旋后或中立。在仰卧位时，肩部屈曲90°，也可以进行温和的主动-辅助的旋前和旋后。为确保假体尽可能保持长的寿命，应在DHH手术前后，仔细地指导患者术后如何运动：应避免重复的、大量的肘部活动，以及避免过重的负载损伤肘关节。

参考文献

[1] Korner J, Lill H, Muller LP. Results after open reduction and internal fixation. Osteoporos Int. 2005;16:S73–S79.
[2] Kumar S, Mahanta S. Primary total elbow arthroplasty. Indian J Orthop. 2013;47(3):608–14. https:// doi.org/10.4103/0019-5413.121592.
[3] Lapner M, King GJ. Elbow arthroplasty for distal humeral fractures. Instr Course Lect. 2014;63:15–26.
[4] Little C, Graham A, Carr A. Total elbow arthroplasty. A systematic review of the literature in the English language until the end of 2003. J Bone Joint Surg (Br). 2005;87B(4):437–443.
[5] Mansat P, Bonneville N, Rongieres M, Mansat M, Bonnevialle P. Experience with Coonrad-Morrey total elbow arthroplasty: 78

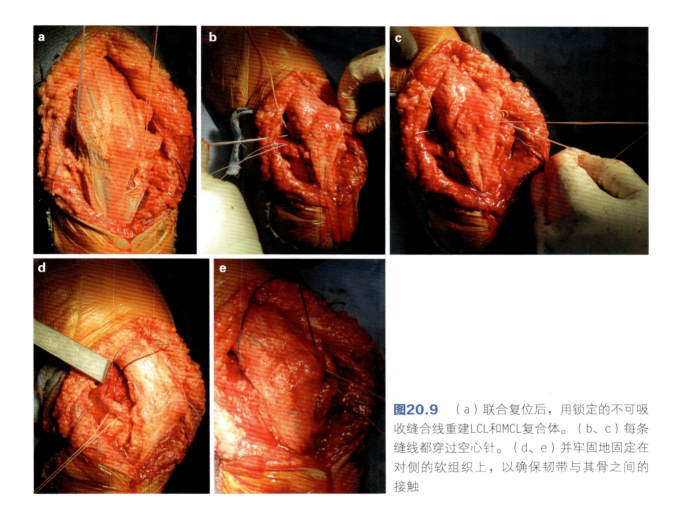

图20.9　（a）联合复位后，用锁定的不可吸收缝合线重建LCL和MCL复合体。（b、c）每条缝线都穿过空心针。（d、e）并牢固地固定在对侧的软组织上，以确保韧带与其骨之间的接触

consecutive total elbow arthroplasties reviewed with an average 5 years follow up. J Shoulder Elb Surg. 2013;22(11):1461–1468.

[6] Mansat P, Degorce N, Bonnevialle N, Demezon H, Fabre T. Total elbow arthroplasty for acute distal humeral fractures in patients over 65 years old— results of a multicenter study in 87 patients. Orthop Traumatol Surg Res. 2013;99:779–784.

[7] Mellen R, Phalen G. Arthroplasty of the elbow by replacement of the dial portion of the humerus with an acrylic prosthesis. J Bone Joint Surg. 1947;29(2):348–353.

[8] Morrey BF, Adams RA, Bryan RS. Total replacement for post-traumatic arthritis of the elbow. J Bone Joint Surg (Br). 1991;73(4):607–612.

[9] Parsons M, O'Brien R, Hughes J. Elbow hemiarthroplasty for acute and salvage reconstruction of intra-articular distal humerus fractures. Tech Hand Upper Extrem Surg. 2005;6:87–97.

[10] Dunn J, Kusnezov N, Pirela-Cruz M. Distal humeral hemiarthroplasty: indications, results, and complications. A systematic review. Hand (N Y). 2014;9(4):406–12. https://doi.org/10.1007/ s11552-014-9681-9683.

[11] Adolfsson L, Nestorson J. The Kudo humeral component as primary hemiarthroplasty in distal humeral fractures. J Shoulder Elb Surg. 2012;21(4):451–5. https://doi.org/10.1016/j.jse.2011.07.011.. Epub 2011 Oct 17

[12] Hughes SH. Distal humeral hemiarthroplasty. In: Morrey BF, Sanchez-Sotelo J, Morrey ME, editors. Morrey's the elbow and its disorders. 5th ed; 2018. ISBN: 978-0-323-34169-1.

[13] Alonso-Llames M. Bilaterotricipital approach to the elbow: its application in the Osteosynthesis of supracondylar fractures of the Humerus in children. Acta Orthop Scand. 1972;43(6):479–90. https://doi. org/10.3109/17453677208991270.

[14] Morrey BF. Surgical exposures of the elbow. In: Morrey BF, Sanchez-Sotelo J, Morrey ME, editors. Morrey's the elbow and its disorders. 5th ed; 2018. ISBN: 978-0-323-34169-1.

[15] Phadnis J, Banerjee S, Watts AC, Little N, Hearnden A, Patel VR. Elbow hemiarthroplasty using a "triceps-on" approach for the management of acute distal humeral fractures. J Shoulder Elb Surg. 2015;24(8):1178–1186. https://doi.org/10.1016/j.jse.2015.04.010.

[16] Adolfsson L, Nestorson J. The Kudo humeral component as primary hemiarthroplasty in distal humeral fractures. J Shoulder Elb Surg. 2012;21:451–455.

[17] Smith GCS, Hughes JS. Unreconstructable acutedistal humeral fractures and their sequelae treated with distal humeral hemiarthroplasty: a two-year to eleven-year follow-up. J Shoulder Elbow Surg. 2013;22:1710–1723.

[18] Argintar E, Berry M, Narvy SJ, et al. Hemiarthroplasty for the treatment of distal humerus fractures: short-term clinical results. Orthopedics. 2012;35:1042–1045.

[19] Hohman DW, Nodzo SR, Qvick LM, et al. Hemiarthroplasty of the distal humerus for acute and chronic complex intra-articular injuries. J Shoulder Elb Surg. 2014;23:265–272.

[20] Phadnis J, Watts AC, Bain GI. Elbow hemiarthroplasty for the management of distal humeral fractures: current technique, indications and results. Shoulder Elbow. 2016;8(3):171–183. https://doi. org/10.1177/1758573216640210.

[21] King GJW, O'Driscoll S, Yamaguchi K. Convertible total elbow replacement. In: Morrey BF, editor. Master techniques in orthopaedic surgery: the elbow. 2014. ISBN: 9781451173093.

[22] Desai SJ, Lalone E, Athwal GS, Ferreira LM, Johnson JA, King GJ. Hemiarthroplasty of the elbow: the effect of implant size on joint congruency. J Shoulder Elb Surg. 2016;25(2):297–303. https://doi.org/10.1016/j. jse.2015.09.022.

[23] Sabo MT, Athwal GS, King GJ. Landmarks for rotational alignment of the humeral component during elbow arthroplasty. J Bone Joint Surg Am. 2012;94(19):1794–1800. https://doi.org/10.2106/ JBJS.J.01740.

[24] Heijink A, Wagener ML, de Vos MJ, Eygendaal D. Distal humerus prosthetic hemiarthroplasty: midterm results. Strategies Trauma Limb Reconstr. 2015;10(2):101–108. https://doi.org/10.1007/ s11751-015-0229-z.

[25] Schultzel M, Scheidt K, Klein CC, Narvy SJ, Lee BK, Itamura JM. Hemiarthroplasty for the treatment of distal humeral fractures: midterm clinical results. J Shoulder Elb Surg. 2017;26(3):389–393. https://doi. org/10.1016/j.jse.2016.09.057.

[26] Papandrea RF. Hemiarthroplasty of distal humerus. In: Morrey BF, editor. Master techniques in orthopaedic surgery: the elbow. 2014. ISBN: 9781451173093.

[27] Burkhart KJ, Nijs S, Mattyasovszky SG, Wouters R, Gruszka D, Nowak TE, Rommens PM, Müller LP. Distal humerus hemiarthroplasty of the elbow for comminuted distal humeral fractures in the elderly patient. J Trauma. 2011;71(3):635–642. https://doi. org/10.1097/ TA.0b013e318216936e.

[28] de Haan J, et al. Functional treatment versus plaster for simple elbow dislocations (FuncSiE): a randomized trial. BMC Musculoskelet Disord. 2010;11:263. https://doi.org/10.1186/1471-2474-11-263.

肱骨远端半关节置换术的并发症处理　第 21 章

Klaus J. Burkhart, Adam C. Watts, George S. Athwal, Boris Hollinger, Kilian Wegmann, Lars P. Müller

21.1 简介

　　肱骨远端半关节置换术（DHH）是为了克服切开复位内固定术（ORIF）和全肘关节置换术（TEA）的缺点而设计的。严重粉碎性骨折和/或骨质疏松性骨折选择ORIF可导致早期复位丢失。TEA可能会导致早期松动而必须返修，特别是在高需求的患者。限制3~5kg的负重可能适合一些风湿病和低需求患者，但对大多数原发性和创伤性骨关节炎患者来说太过限制，因为这些患者年龄较小，对运动有更大的需求。

　　在创伤方面，AO型C3骨折是关节置换术最常见的适应证。在老年患者中，TEA已被证明是一种可接受的治疗方法，但并发症的发生率仍然高于其他关节。由于尺侧假体有最高的松动风险，所以DHH的基本原理是避免使用尺侧假体。通过去除近端尺侧假体，消除了尺侧假体松动和骨水泥磨损的风险。此外，DHH可减少手术时间，对老年多病患者有益。在老年多病患者的股骨近端骨折的治疗方法中，人工半髋关节置换术（HHA）的概念具有明确的价值。与全髋关节置换术（THA）相比，HHA可通过简化手术而减少手术时间和并发症，但DHH比半限制型TEA的操作困难得多，其理论优势能否在临床上占优势还值得怀疑。

　　DHH只适用于有完整上髁的单纯低位骨折。在大多数情况下，需要采用额外的措施重建上髁，以确保韧带的稳定性，这使得手术相当复杂，容易出现并发症。由于DHH是一种非铰链关节置换术，因此骨和韧带的完整或重建是该术成功的必要前提。此外，随着时间的推移，可能会发生桡骨头和桡切迹的软骨磨损，对患者来说僵硬是一个严重的问题。

K. J. Burkhart (✉) Arcus Sportklinik, Pforzheim, Germany

Medical Faculty, University of Cologne, Cologne, Germany

A. C. Watts Upper Limb Unit, Wrightington Hospital, Wigan, Lancashire, UK

G. S. Athwal Roth McFarlane Hand and Upper Limb Center, St Joseph's Health Care, University of Western Ontario, London, ON, Canada

B. Hollinger Arcus Sportklinik, Pforzheim, Germany

K. Wegmann · L. P. Müller Center for Orthopedic and Trauma Surgery, University Medical Center, Cologne, Germany

Cologne Center for Musculoskeletal Biomechanics, Medical Faculty, University of Cologne, Cologne, Germany

© Springer Nature Switzerland AG 2020 233
F. Castoldi et al. (eds.), Elbow Arthroplasty, https://doi.org/10.1007/978-3-030-14455-5_21

21.2 不稳定性

由于软组织平衡不良、对侧骨量不足，或韧带重建不足，会导致DHH不稳定的风险。

正确地重建屈伸轴是非常重要的。过长会阻碍韧带/上髁的重建，并由于肱三头肌工作长度的增加而减少屈曲弧度。过短会引起肱三头肌、肱二头肌和肱肌软组织张力不足，从而可能导致肘关节不稳定。

外上髁和/或内上髁骨折是肘部最常见的骨折类型。由于侧副韧带起源于肱骨上髁，重建侧副韧带是DHH的必要部分。常规的做法是通过肱骨假体的滑车轴修复侧副韧带，但是担心韧带愈合到金属的可能性。因此，应该重新固定韧带包括携带韧带的骨碎片。这些碎片应尽可能在肱骨上髁解剖复位。通过肱骨假体滑车轴的额外缝合可以增强稳定性。不修复内侧柱和外侧柱的DHH很可能导致关节不稳定，临床结果较差（图21.1）。肱骨上髁/韧带修复不足会导致不稳定（图21.2~图21.4）。此外，桡骨头和冠突需要完整或重建，为DHH提供一个稳定的关节面。

在这些患者中实现稳定是一项挑战。Heijink等报道了6例DHH患者中有3例发生外翻不稳定，其中1例表现为持续性半脱位，对结果不满意。这名55岁的女性患者在肱骨远端C3骨折ORIF后10个月，出现严重的肱骨小头缺血性坏死，接受了DHH治疗。这名患者拒绝再做手术。研究者指出，不稳定的患者是通过松解LCL入路安装假体，由于其他3例采用鹰嘴截骨术的患者没有失稳，研究者建议避免采用韧带松解入路。

Nestorson等报道了42例患者中有1例不稳定，采用LCL重建进行治疗。然而，关于置入DHH的LCL重建技术以及LCL重建对预后的影响，尚无详细的资料。本系列病例均为急性骨折，应用部分剥离肱三头肌入路，因此未进行医源性韧带剥离。在大多数急性骨折中，韧带松解已经通过将肱骨髁与肱骨干分离来完成。在DHH置入术后，必须对肱骨上髁和韧带进行细致的再固定。然而，研究者有1例患

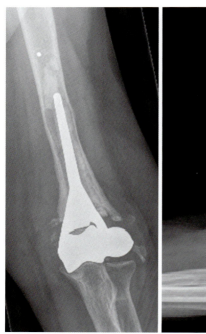
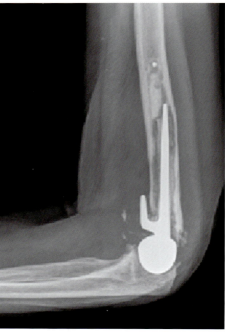

图21.1 81岁女性患者，AO C3型肱骨远端骨折，在另一家医院行半关节置换术。肱骨上髁未重建。肘部非常不稳定。放射学评估显示术后1年早期松动。正位X线片可见肱桡关节间隙增宽，提示外侧不稳定。严重的不稳定可能导致早期的松动。进行了二期全肘关节置换术

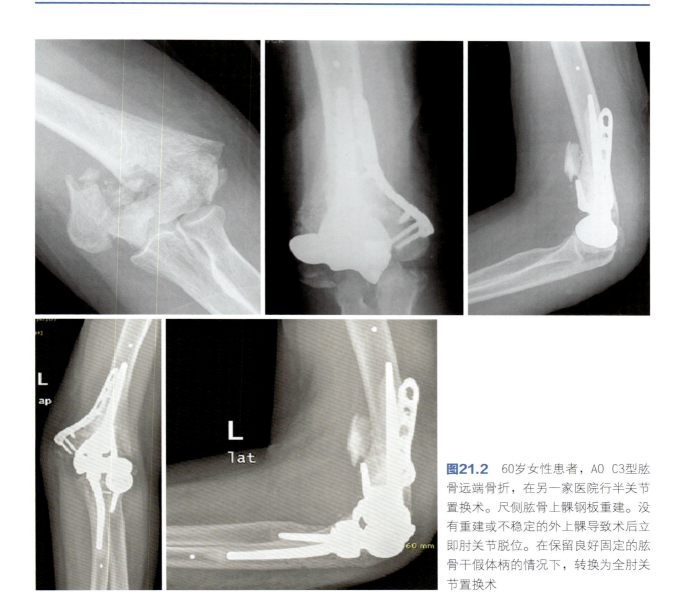

图21.2　60岁女性患者，AO C3型肱骨远端骨折，在另一家医院行半关节置换术。尺侧肱骨上髁钢板重建。没有重建或不稳定的外上髁导致术后立即肘关节脱位。在保留良好固定的肱骨干假体柄的情况下，转换为全肘关节置换术

者出现松动，这例患者出现两个肱骨上髁骨不连。研究者的结论是，与图21.1中描述的情况类似，由于骨不连导致的不稳定性可能导致早期松动，因为他们没有找到其他原因。

　　Hohmann等对韧带和上髁进行了仔细的修复，并指出他们进行了"保守"康复，以避免不稳定。在他们的7例患者中没有发生不稳定的情况。然而，在随访中他们担心肘关节僵硬，研究认为僵硬可能在一定程度上掩盖了不稳定性。

　　对于不稳定的DHH，最简单和最安全的解决方法是将其转换为半限制型TEA。目前只有Latitude和Sorbie-Questor这两种TEA系统，可用来作为解剖型半关节成形术。后者只允许转换成一种非铰链的TEA，这在DHH不稳定的情况下很可能是不够的。在DHH中使用最广泛的Latitude肘部系统是一个模块化系统，可以转换为半限制型铰链TEA而不用更换肱骨假体柄。解剖型DHH假体滑车轴被替换为TEA假体滑车轴。置入尺骨假体（如适用）和桡骨头假体。对于不稳定的DHH，翻修后的TEA应连接尺骨帽（图21.2）。根据我们的经验，使用Latitude系统转换为TEA效果很好，特别是老年低需求患者，将DHH转化为半限制型TEA的门槛较低。

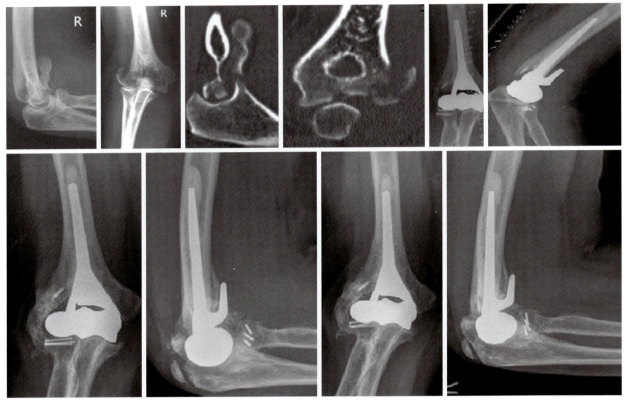

图21.3　65岁女性患者，AO B3型肱骨远端骨折，MasonⅢ型桡骨头骨折，行DHH联合带线锚钉固定LUCL，螺钉固定桡骨头。对照组19个月后的X线片显示LCL骨化。由于外上髁不能解剖重建，将软组织修复至剩余的外上髁残端，并通过肱骨假体滑车轴对LCL进行补充修复。HO应被视为外侧不稳定的标志。由于患者没有不稳定，我们认为僵硬可能掩盖了不稳定。由于患者功能结果合理（伸展缺损30°，屈曲100°，旋前80°，旋后80°，MEPS:好），无疼痛，无须翻修。4.2年的X线片和临床结果没有显示任何明显的变化

　　在年轻的高需求患者中，努力保持DHH可能是合理的。但是，目前还没有有效的数据，我们也没有关于不稳定型DHH的韧带重建的经验。Nestorson等只提到1例，但没有详细报道相关手术技术或结果。要实现移植物的愈合可能是困难的，这只有在相应的肱骨上髁有足够的骨量时才能实现。另外，可以通过连接假体滑车轴和假体柄的空心螺钉放置内支撑。对于年轻的高需求患者，外科医生绝对不想让他做TEA，这些选择必须与患者坦诚地讨论，包括所有潜在的风险，因为结果是不可预测的。

21.3 重建肱骨上髁骨不连

　　在C3骨折中，重建肱骨上髁往往是必要的，以实现足够的韧带稳定性。研究者已经报道了多种重建肱骨上髁的方法：克氏针、螺钉、钢板和经骨/经假体缝合。由于骨接触面积较少，骨愈合是至关重要的。Nestorson等报道了42例患者，其中2例出现骨不连——一例为内上髁，另一例为外上髁。目前未知这组病例中重建肱骨上髁的例数，也未明确重建肱骨上髁的方法及其对结果的影响。但是，

研究者没有将骨不连视为一个有问题的并发症，可能因为骨不连没有出现症状。

我们观察了两位肱骨上髁骨不连的患者（图21.4、图21.5），两例均无症状，因此，到目前为止没有任何翻修的指征。目前，关于DHH术后有症状的肱骨上髁骨不连的翻修手术尚未见报道。

对于有症状的骨不连，可以选择松质骨移植接骨翻修术或骨切除术，但这似乎不合理，因为这可能导致不稳定。因此，如果翻修接骨术是不可能或不合理的，则必须考虑进行铰链式TEA，因为有症状的骨不连很可能导致明显的不稳定。Nestorson等认为双侧肱骨上髁骨不连是导致早期松动的可能因素，这和病例图21.1一样，均支持这一观点。

21.4 尺骨鹰嘴截骨或肱骨上髁切开复位内固定后的内固定装置突起

大多数DHH论文报道了内固定突起的问题。Hohmann等报道了8例患者中有3例移除内固定：1例克氏针用于外侧柱重建，1例缝线纽扣装置，1例未标明的装置用于鹰嘴截骨固定。Schultzel等报道了10例行鹰嘴截骨入路的DHH患者，有1例移除突起的鹰嘴内固定装置。Smith和Hughes报道了26例患者中有10例需要取出内固定装置：7个张力带，1枚Homerun钉，1枚加压钉，1枚用于鹰嘴截骨再固定的钢板。Parsons等报道了8例患者中有3例需要取出用于鹰嘴截骨再固定的张力带钢丝。

因此，我们得出结论，鹰嘴截骨入路与保留鹰嘴入路相比，具有更高的置入物取出率。我们必须权衡保留韧带的优势与额外手术的需要——尤其是老年患者。

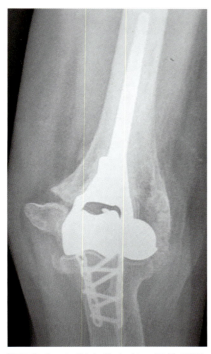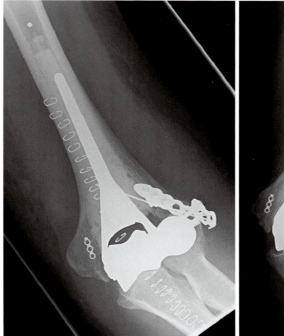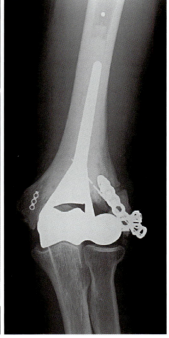

图21.4　65岁女性患者，经骨/假体用缝合线固定内侧髁，出现无症状的骨不连。这种骨不连没有引起不稳定

图21.5　49岁患者，因肱骨小头粉碎性骨折和肱骨滑车剪切骨折，行半关节置换术，出现无症状的外上髁骨不连

21.5 磨损

在所有的半关节置换术中，前臂近端软骨的磨损只是一个时间问题。由于不完全模拟肱骨远端的解剖所造成的关节不协调，以及金属与软骨所形成的关节，是造成磨损的最重要因素，即使在一个完美置入的DHH中，也同样如此。

Burkhart等报道10例患者中有1例磨损，Parsons在8例患者中有1例磨损，Smith和Hughes在16例患者中有13例磨损，Hohmann在7例患者中有7例磨损。Phadnis等报道了16例患者中10例出现尺侧磨损，16例患者中3例出现桡侧磨损。Adolfsson和Nestorson报道说，有3/5的患者出现进行性磨损。在这个病例系列中使用的假体是一种非解剖型的Kudo肱骨组件。因此，研究者得出结论，Kudo肱骨组件不应该用于半关节假体。在后来的一系列研究中（现在使用的是Latitude系统），Nestorson等报道说，42名的患者中，只有5名磨损率"显著降低"。有报道称轻微磨损并不影响临床结果。Smith和Hughes报道了2例完全软骨磨损，16例中6例骨质磨损导致较差的结果。这种高磨损率可能与研究者采用的鹰嘴截骨入路有关。

基础研究支持这一论点，半关节假体的最佳拟合可以降低接触压力。Lappner等从他们的尸体研究中得出结论，DHH的形状与生理解剖结构不同，改变了接触方式，可能是导致软骨磨损的原因。Desai等表明，完美或大号的假体滑车轴比小号的假体滑车轴具有更好的关节一致性和动力。Willing等在一个有限元模型中表明，软骨反向工程DHH假体与骨反向工程和商用DHH假体相比，具有最好的接触力学性能。由于肱骨远端表面是精确复制的，金属置入物相对于较软的软骨增加了硬度，从而减少了接触面积。因此，研究者得出结论，使用具有软骨特性的材料可能比定制的假体更重要。

不稳定性可能是促进软骨磨损的另一个原因。在Heijink等的研究中，出现磨损的唯一病例是肘关节半脱位。Phadnis等的系统综述认为截骨鹰嘴可以促进磨损，因为截骨可能会损伤鹰嘴软骨或改变接触压力，而且其功能结果似乎不如保留鹰嘴入路。

无症状磨损不需要进行治疗，但应观察。对于有症状的磨损，唯一的治疗方法就是TEA（图21.6、图21.7）。如果肘关节是稳定的，可以考虑行非铰链式TEA。

21.6 僵硬

肘关节僵硬是DHH中常见的问题。老年低需求患者可以应对僵硬，根据僵硬程度和个体需求，年轻高需求患者可能对结果不满意。僵硬最常见的原因是关节纤维化。根据僵硬肘关节的常见治疗策略，开放性松解手术可能是一个好的选择。随着关节镜下松解肘关节技术的进步，这可能是高级肘关节镜医生的一种选择。然而，这两种选择都很少有报道。只有Smith和Hughes在一名患者中提到了开放性松解，但是没有详细介绍松解技术和效果。

另一个造成僵硬的原因可能是由于肱骨远端组件放置过长所致。如上文所述，这可能会引发几个问题：由于韧带重建不充分而导致肘关节不稳定；过于紧绷的软组织，可能对单纯手术松解反应不佳；前臂近端软骨压力增加，增加了早期磨损的风险。因此，在这种情况下应该考虑肘关节翻修术，

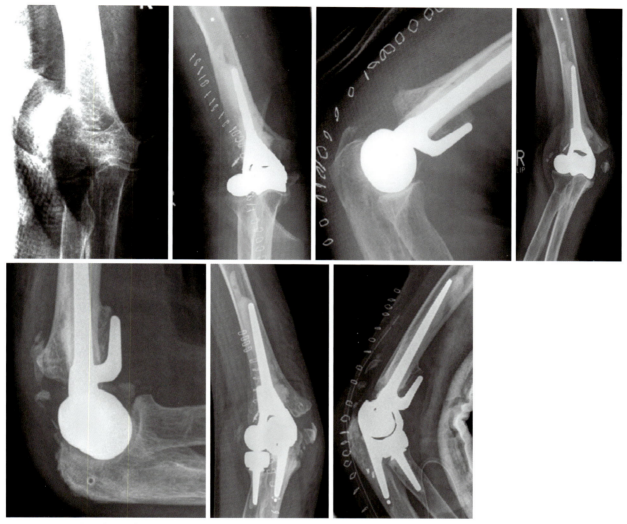

图21.6　70岁女性患者，骑自行车摔伤，B3/C3型肱骨远端骨折。5个月后，取得良好结果（MEPS 80，DASH 17，无疼痛），除了伸直缺少5° 外，她的活动范围完整。13个月后，她抱怨疼痛加重（MEPS 60，DASH 30，疼痛加重，功能良好）。X线片显示前臂近端软骨磨损，于是转换为铰链式全肘关节置换，没有去除良好固定的肱骨假体柄

到目前为止相关数据未见发表。

　　不稳定性也是僵硬的一个原因，在计划翻修手术时应始终考虑到这一点。手术松解可能会暴露不稳定性，从而改变甚至加重患者的抱怨。

21.7 结论

　　DHH是一种复杂的手术，可能比TEA更难，而且容易出现并发症。2012年，Dunn等发现骨折指征的再手术率为32%（116只肘关节中的37只），非骨折指征的再手术率为18%（17只肘关节中的3只）。116例创伤患者中85例有并发症。最常见的问题是内固定物刺激（34%）、尺神经问题

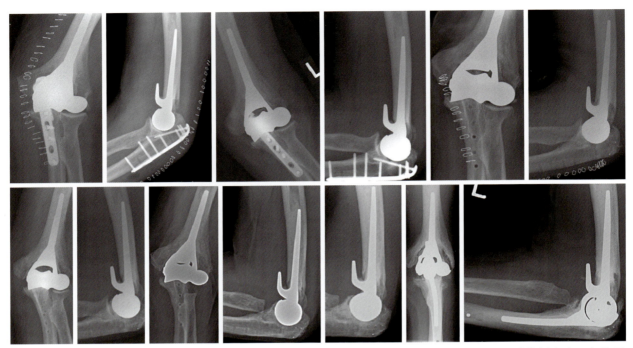

图21.7　61岁患者，因类风湿关节炎而行半关节置换术。必须取出尺骨板。3年后，因主诉外侧疼痛而行桡骨头切除术。然而，这并没有充分减轻他的痛苦。尺侧磨损加重。1年后，不得不施行全肘关节置换术。8年后，他的健康状况良好

（16%）、"松弛"（16%）、术中或术后骨折（9%）、疼痛（7%）、僵硬（6%）、异位骨化（HO）（2%）、骨关节炎（2%）、松动（2%）、肘关节后外侧旋转不稳定（PLRI）（1%）和伤口破裂（1%）。

　　预防并发症是最重要的。肱骨上髁是侧副韧带和伸屈肌总腱附着处，必须通过稳定地重建肱骨上髁来避免肘关节不稳定。置入正确高度的DHH不仅对肱骨上髁的解剖复位至关重要，而且对肱三头肌和肱肌的张力也至关重要，这是提供稳定性的另一个因素。在急性病例中，因为骨折时骨韧带持续的松弛，所以可以选择保留肱三头肌的入路。在大多数情况下鹰嘴截骨术是可以避免的，减少了再次手术取出内固定的风险。此外，特别是鹰嘴截骨在尺骨裸露区分离或没有很好地复位的情况下，鹰嘴截骨术可能是促进肱尺关节磨损的一个因素。

　　因此，与半髋关节置换术相比，DHH被认为是一种专业的手术，并且只能在肘关节中心进行。外科医生必须知道可能出现的并发症。必须严格掌握手术适应证，不应过度扩大手术适应证范围。

　　由于转换到TEA是许多问题的解决方案，我们应该使用一个允许转换到非铰链式或铰链式的TEA的模块化假体。

参考文献

[1] Heijink A, Wagener ML, de Vos MJ, Eygendaal D. Distal humerus prosthetic hemiarthroplasty: midterm results. Strategies Trauma Limb Reconstr. 2015;10(2):101–108.

[2] Nestorson J, Ekholm C, Etzner M, Adolfsson L. Hemiarthroplasty for irreparable distal humeral fractures: medium-term follow-up of 42 patients. Bone Joint J. 2015;97-B(10):1377–1384.

[3] Hohman DW, Nodzo SR, Qvick LM, Duquin TR, Paterson PP. Hemiarthroplasty of the distal humerus for acute and chronic complex intra-articular injuries. J Shoulder Elb Surg. 2014;23(2):265–272.

[4] Burkhart KJ, Muller LP, Schwarz C, Mattyasovszky SG, Rommens PM. Treatment of the complex intraarticular fracture of the distal humerus with the latitude elbow prosthesis. Oper Orthop Traumatol. 2010;22(3):279–298.

[5] Burkhart KJ, Nijs S, Mattyasovszky SG, Wouters R, Gruszka D, Nowak TE, et al. Distal humerus hemiarthroplasty of the elbow for comminuted distal humeral fractures in the elderly patient. J Trauma. 2011;71(3):635–642.

[6] Schultzel M, Scheidt K, Klein CC, Narvy SJ, Lee BK, Itamura JM. Hemiarthroplasty for the treatment of distal humeral fractures: midterm clinical results. J Shoulder Elb Surg. 2017;26(3):389–393.

[7] Smith GC, Hughes JS. Unreconstructable acute distal humeral fractures and their sequelae treated with distal humeral hemiarthroplasty: a two-year to eleven-year follow-up. J Shoulder Elb Surg. 2013;22(12):1710–1723.

[8] Parsons MOBR, Hughes JS. Elbow hemiarthroplasty for acute and salvage reconstruction of intraarticular distal humerus fractures. Tech Shoulder Elbow Surg. 2005;6:87–97.

[9] Phadnis J, Banerjee S, Watts AC, Little N, Hearnden A, Patel VR. Elbow hemiarthroplasty using a "triceps- on" approach for the management of acute distal humeral fractures. J Shoulder Elb Surg. 2015;24(8):1178–1186.

[10] Adolfsson L, Hammer R. Elbow hemiarthroplasty for acute reconstruction of intraarticular distal humerus fractures: a preliminary report involving 4 patients. Acta Orthop. 2006;77(5):785–787.

[11] Adolfsson L, Nestorson J. The Kudo humeral component as primary hemiarthroplasty in distal humeral fractures. J Shoulder Elb Surg. 2012;21(4):451–455.

[12] Lapner M, Willing R, Johnson JA, King GJ. The effect of distal humeral hemiarthroplasty on articular contact of the elbow. Clin Biomech. 2014;29(5):537–544.

[13] Desai SJ, Lalone E, Athwal GS, Ferreira LM, Johnson JA, King GJ. Hemiarthroplasty of the elbow: the effect of implant size on joint congruency. J Shoulder Elb Surg. 2016;25(2):297–303.

[14] Willing R, King GJ, Johnson JA. Contact mechanics of reverse engineered distal humeral hemiarthroplasty implants. J Biomech. 2015;48(15):4037–4042.

[15] Willing R, Lapner M, King GJ, Johnson JA. In vitro assessment of the contact mechanics of reverseengineered distal humeral hemiarthroplasty prostheses. Clin Biomech. 2014;29(9):990–996.

[16] Phadnis J, Watts AC, Bain GI. Elbow hemiarthroplasty for the management of distal humeral fractures: current technique, indications and results. Shoulder Elbow. 2016;8(3):171–183.

[17] Dunn J, Kusnezov N, Pirela-Cruz M. Distal humeral hemiarthroplasty: indications, results, and complications. A systematic review. Hand. 2014;9(4):406–412.

第四部分
桡骨头和肱桡关节置换术

桡骨头置换术的适应证和目前内置物的分类

第 22 章

Giovanni Merolla, Antonio Padolino, Paolo Paladini, Giuseppe Porcellini

22.1 简介

对于移位和粉碎性桡骨头骨折，选择内固定手术还是桡骨头假体置换术仍存在争议。尽管长久以来桡骨头切除术被认为适用于无法重建的、粉碎性的桡骨头骨折，但这种术式会导致疼痛、关节不稳定、桡骨近端迁移、力量减弱和关节炎等并发症。桡骨头在应力传导和维持肘关节的稳定性中发挥了关键性作用，桡骨头切除导致稳定性作用缺失，上述并发症的出现与此相关。尤其当桡骨头骨折同时合并相关的韧带或骨性损伤时，这一相关性更加突显。文献中大量的一致性意见认为，通过内固定或者桡骨头置换术重建肱桡关节是治疗桡骨头骨折的关键。但同时，内置物假体导致肱骨小头的磨损仍是值得关注的问题。对于复杂的桡骨头骨折或者骨折合并肘关节韧带损伤，桡骨头置换术是一种新型手术方式。

22.2 桡骨头置换术的适应证

桡骨头置换术适用于复杂性桡骨头骨折的患者。桡骨头骨折的Mason分型包括：

Ⅰ型：无移位的骨折。

Ⅱ型：部分移位的骨折。

Ⅲ型：波及整个桡骨头的移位型骨折。

K. J. Burkhart (✉) Arcus Sportklinik, Pforzheim, Germany

Medical Faculty, University of Cologne, Cologne, Germany

A. C. Watts Upper Limb Unit, Wrightington Hospital, Wigan, Lancashire, UK

G. S. Athwal Roth McFarlane Hand and Upper Limb Center, St Joseph's Health Care, University of Western Ontario, London, ON, Canada

B. Hollinger Arcus Sportklinik, Pforzheim, Germany

K. Wegmann · L. P. Müller Center for Orthopedic and Trauma Surgery, University Medical Center, Cologne, Germany

Cologne Center for Musculoskeletal Biomechanics, Medical Faculty, University of Cologne, Cologne, Germany

© Springer Nature Switzerland AG 2020 233
F. Castoldi et al. (eds.), Elbow Arthroplasty, https://doi.org/10.1007/978-3-030-14455-5_21

此后，Johnson将这种最原始的分类方法进行改良，增加了第四种类型：桡骨头移位骨折合并桡骨头脱位。Broberg-Morrey将桡骨头骨折的分类量化：

Ⅰ型：移位＞2mm的骨折。

Ⅱ型：移位≥2mm，波及大于30%的关节面。

Ⅲ型：粉碎性骨折。

Ⅳ型：合并桡骨头脱位的任何骨折类型。

最终，1997年Hotchkiss基于桡骨头骨折造成机械阻挡再次改良了分类方法以用于指导手术治疗。有意思的是，2008年Ring研究指出，上述这些影像学分类方法用于评估肘关节的不稳定性时可靠性较差，并强调若桡骨头骨折块超过3个合并关节脱位、骨性和韧带损伤时，内固定治疗效果较差。基于以上观点，作者认为桡骨头置换术适用于以下情况：

（1）新鲜的粉碎性骨折，无法施行稳定的内固定，此种情况包括≥3块骨折块或严重粉碎性骨折。

（2）无法重建的复杂性肘关节损伤，存在骨折或韧带撕裂，波及超过30%的桡骨头关节面。

（3）桡骨头切除术后肘关节不稳定。

（4）桡骨头切除术后、骨折畸形愈合、涉及桡骨头的复杂性肘关节骨折脱位后持续的疼痛和不稳定。

（5）可疑的Essex-Lopresti损伤。

（6）合并恐怖三联征。

（7）无法重建的桡骨头骨折合并内侧副韧带损伤、前臂骨间膜损伤或肘关节脱位。

22.3 桡骨头置换术的禁忌证及当前趋势

桡骨头假体应避免用于存在局部或远处感染的情况，作者也认为桡骨头置换术用于波及桡骨粗隆的骨折时存在高风险，原因是内置物的旋转轴和肱骨小头会发生不匹配。这种情况下，骨水泥长柄双极假体可以将这种不匹配度最小化，但仍存在较高风险。

总的来说，几项对照试验表明，相比于切开复位内固定术，人工桡骨头置换术在MasonⅢ型和Ⅳ型骨折术后并发症和预后评分方面有优势。这些研究的发现可能促成了在治疗桡骨头和桡骨颈骨折时，人工桡骨头置换术比切开复位内固定术和保守治疗更受欢迎。

22.4 桡骨头置换假体类型

桡骨头置换假体类型可分为：硅胶假体，单极或双极假体，单体式或组配式假体，解剖学假体或非解剖学假体，或者是骨水泥型或压配式假体（Press-fit）。

硅胶假体在以前常被用于桡骨头切除术。但由于其导致假体松动、骨折、硅胶诱导性滑膜炎发生率高，现在很少应用（图22.1）。

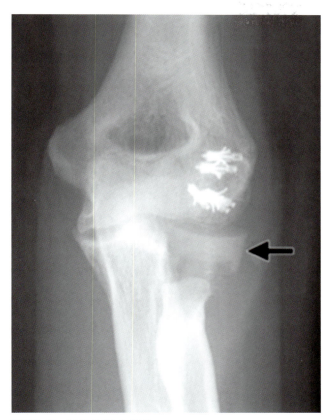

图22.1 硅胶桡骨头假体

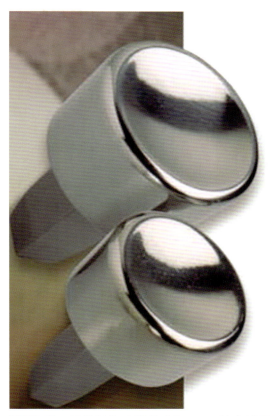

图22.2 单极单体式假体（Swanson钛金桡骨头－Wright医疗科技）

硅胶的可压缩性使得它无法恢复肘关节的生物力学性能。

单极单体式假体的桡骨头和桡骨颈是一体的。这种单极柄可以采用压配或骨水泥的方法来固定。由于不能实现模块化，这种单极置入物正逐渐过时。这种假体也无法恢复解剖学结构和桡骨头的运动性能（图22.2）。多项研究均认为准确地复制桡骨头的大小和相对位置对于恢复肘关节复杂的功能至关重要。

单极组配式假体由单体式假体演化而来，相比而言效果更好（图22.3）。这种设计的弊端在于假体的不协调可导致在肱骨小头存在退行性变时会发生局部疼痛。

单极式置入物的困难在于无法完美复制自身桡骨头的高度、直径、内偏（Medial offset）、头颈角（Cervicocephalic angle）。

双极组配式假体的设计允许固定在桡骨颈上的桡骨头部分不受约束的活动，头部在任一平面可以旋转10°～15°，这种设计可以减少假体－骨之间接触面的应力，增加假体与肱骨小头的接触面积（图22.4）。

Judet引入一种漂浮的桡骨头单极假体，该假体有一长柄连接，头部可以在任意方向活动35°。

双极假体的设计允许桡骨头自动匹配与桡骨颈和肱骨小头的位置，但这种设计可能会降低关节稳定性，也可能导致头颈之间的聚乙烯的磨损。增加的活动度更有可能导致骨溶解、颗粒病（Particle disease）、肱桡关节的关节炎，肱骨小头的表面重建可以解决上述问题。

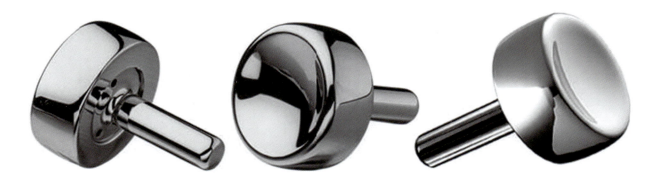

图22.3　单极组配式桡骨头假体（Evolve™ PROLINE—Wright）

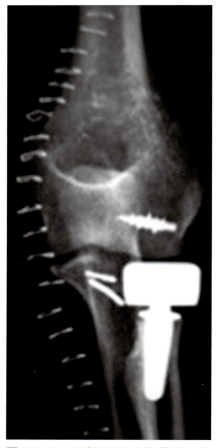

图22.4　双极组配式桡骨头假体
（CRF-Tornier）

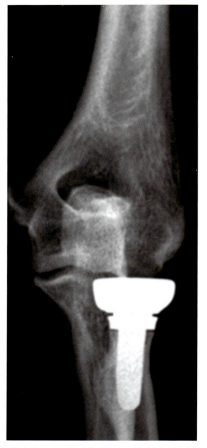

图22.5　解剖型组配式桡骨头假
体（Acumed）

　　解剖型组配式假体可以重建桡骨长度，提供肱桡关节的稳定性（图22.5）。非骨水泥柄有平滑型和粗糙型。平滑型在髓内可以活动（松动匹配Loose-fit），在前臂旋前旋后和屈伸活动时，在桡骨头和肱骨外侧髁之间提供了协调性。粗糙型柄上涂有骨诱导性生物材料，利于假体的压配和假体与骨面的整合。

22.5 结论

桡骨头置换术适用于Mason Ⅲ型和Ⅳ型骨折。

假体的目的应是恢复关节稳定性，保留关节活动度，为严重复杂桡骨头骨折的患者保留桡骨的长度。

文献中对于桡骨头置换术的循证医学证据质量较低，原因在于：病例数少，骨折损伤类型纷繁复杂等。

每种假体的疗效、成功率和并发症将在后续章节中详述。

参考文献

[1] Herbertsson P, Josefsson PO, Hasserius R, et al.Fractures of the radial head and neck treated with radial head excision. J Bone Joint Surg Am.2004;86(9):1925–1930.

[2] Ikeda M, Oka Y. Function after early radial head resection for fracture: a retrospective evaluation of 15 patients followed for 3–18 years. Acta Orthop Scand.2000;71(2):191–194.

[3] Morrey BF, Tanaka S, An KN. Valgus stability of the elbow. A definition of primary and secondary constraints. Clin Orthop Relat Res. 1991;265:187–195.

[4] Morrey BF, An KN, Stormont TJ. Force transmission through the radial head. J Bone Joint Surg Am. 1988;70(2):250–256.

[5] Bryce CD, Armstrong AD. Anatomy and biomechanics of the elbow. Orthop Clin North Am.2008;39(2):141–154.

[6] Van Riet RP, Morrey BF, O'Driscoll SW, et al. Associated injuries complicating radial head fractures: a demographic study. Clin Orthop Relat Res.2005;441:351–355.

[7] Ring D. Radial head fracture: open reduction-internal fixation or prosthetic replacement. J Shoulder Elb Surg. 2011;20(Suppl 2):S107–S112.

[8] Kaas L, Struijs PA, Ring D, et al. Treatment of mason type II radial head fractures without associated fractures or elbow dislocation: a systematic review. J Hand Surg Am. 2012;37(7):1416–1421.

[9] Davidson PA, Moseley JB Jr, Tullos HS. Radial head fracture. A potentially complex injury. Clin Orthop Relat Res. 1993;297:224–230.

[10] Moro JK, Werier J, MacDermid JC, et al. Arthroplasty with a metal radial head for unreconstructable fractures of the radial head. J Bone Joint Surg Am. 2001;83(8):1201–1211.

[11] Harrington IJ, Sekyi-Otu A, Barrington TW, et al. The functional outcome with metallic radial head implants in the treatment of unstable elbow fractures: a longterm review. J Trauma. 2001;50(1):46–52.

[12] Shore BJ, Mozzon JB, MacDermid JC, et al. Chronic posttraumatic elbow disorders treated with metallic radial head arthroplasty. J Bone Joint Surg Am.2008;90(2):271–280.

[13] Mason ML. Some observations on fractures of the head of the radius with a review of one hundred cases. Br J Surg. 1954;42(172):123–132.

[14] Johnston GW. A follow-up of one hundred cases of fracture of the head of the radius with a review of the literature. Ulster Med J. 1962;31:51–56.

[15] Broberg MA, Morrey BF. Results of treatment of fracture-dislocations of the elbow. Clin Orthop Relat Res. 1987;216:109–119.

[16] Hotchkiss RN. Displaced fractures of the radial head: internal fixation or excision? J Am Acad Orthop Surg.1997;5(1):1–10.

[17] Ring D. Displaced, unstable fractures of the radial head: fixation vs. replacement—what is the evidence? Injury. 2008;39(12):1329–1337.

[18] Stuffmann E, Baratz ME. Radial head implant arthroplasty. J Hand Surg. 2009;34A:745–754.

[19] Grewal R, MacDermid JC, Faber KJ, et al. Comminuted radial head fractures treated with a modular metallic radial head arthroplasty Study of outcomes. J Bone Joint Surg Am. 2006;88(10):2192–2200.

[20] Pfaeffle HJ, Stabile KJ, Li ZM, et al. Reconstruction of the interosseous ligament restores normal forearm compressive load transfer in cadavers. J Hand Surg. 2005;30(2):319–325.

[21] Akesson T, Herbertsson P, Josefsson PO, Hasserius R, Besjakov J, Karlsson MK. Primary nonoperative treatment of moderately displaced two-part fractures of the radial head. J Bone Joint Surg Am.2006;88(9):1909–1914.

[22] Chen X, Wang SC, Cao LH, Yang GQ, Li M, Su JC. Comparison between radial head replacement and open reduction and internal fixation in clinical treatment of unstable, multi-fragmented radial head fractures. Int Orthop. 2011;35(7):1071–1076.

[23] Yan M, Ni J, Song D, Ding M, Liu T, Huang J. Radial head replacement or repair for the terrible triad of the elbow: which procedure is better? ANZ J Surg. 2015;85(9):644–648.

[24] Monica JT, Mudgal CS. Radial head arthroplasty. Hand Clin. 2010;26(3):403–410.

[25] Giannicola G, Sacchetti FM, Antonietti G, Piccioli A, Postacchini R, Cinotti G. Radial head, radiocapitellar and total elbow arthroplasties: A review of recent literature. Injury. 2014;45:428–436.

[26] Petscavage JM, HA AS, Chew FS. Radiologic review of total elbow, radial head, and capitellar re- surfacing arthroplasty. Radiographics. 2012;32(1):129–149.

[27] Mackay I, Fitzgerald B, Miller JH. Silastic replacement of the head of the radius in trauma. J Bone Joint Surg Br. 1979;61(4):494–497.

[28] Pomianowski S, Morrey BF, Neale PG, Park MJ, O'Driscoll SW, An KN. Contribu- tion of monoblock and bipolar radial head prostheses to valgus stability of the elbow. J Bone Joint Surg Am. 2001;83-A(12):1829–1834.

[29] Heijink A, Morrey BF, van Riet RP, O'Driscoll SW, Cooney WP III. Delayed treatment of elbow pain and dysfunction following Essex-Lopresti injury with metallic radial head replacement: a case series. J Shoulder Elb Surg. 2010;19(6):929–936.

[30] Popovic N, Lemaire R, Georis P, Gillet P. Midterm results with a bipolar radial head prosthesis: radio- graphic evidence of loosening at the bone-cement interface. J Bone Joint Surg Am. 2007;89(11):2469–2476.

[31] Judet T, Garreau de Loubresse C, Piriou P, Charnley G. A floating prosthesis for radial-head fractures. J Bone Joint Surg Br. 1996;78(2):244–249.

[32] Madsen JE, Flugsrud G. Radial head fractures: indications and technique for primary arthroplas- ty. Eur JTrauma Emerg Surg. 2008;34:105–112.

非解剖型单极无骨水泥桡骨头置换术：手术技术和预期效果

第23章

Davide Blonna，Marco Lamalfa

　　非解剖型单极无骨水泥桡骨头置换术（NA-RHA）是最常用的桡骨头置换术式之一，也是首批具有长期随访观察资料的桡骨头置换术。尽管近来解剖型或双极型桡骨头假体日益引起临床医生的兴趣，但NA-RHA仍是桡骨头假体置换的金标准。

　　NA-RHA的优点包括置入技术简单、器械要求不高和设计科学有效。其设计理念是该假体仅作为一个填塞体而非解剖型的桡骨头假体，因为桡骨头解剖形态复杂、个体差异很大，无法真正要做到桡骨头的解剖置换。其他假体的主要缺点是，大多数设计需要径向轴压插入桡骨干，考虑到骨质量差或柄的形态、尺寸等匹配性限制，这一操作往往无法实现。目前，一些设计已经克服了这些潜在不足而引入带有光滑柄的填塞体概念。光滑柄可以在桡骨近端轻微移动（松散匹配），这可以改善桡骨头的运动轨迹，从而减少异常活动，同时也能在一定程度上改善关节磨损和疼痛的问题。

　　NA-RHA的另一个不足之处在于，其通常要求桡骨干和肱骨小头之间要有良好的轴线对合关系才可置入，然而这一条件在肘部"孟氏"骨折脱位或影响前臂近端的长期畸形病例中往往无法达到这一要求。在这种情况下，可优选双极桡骨头置入物，因为这种设计在理论上更符合其运动轨迹。

　　适应证与其他桡骨头置换术相似，包括急诊治疗：①桡骨头骨折，特别是在桡骨头粉碎性骨折合并MCL撕裂导致外翻不稳定的情况；②桡骨头骨折合并冠状骨折和LCL撕裂（恐怖三联损伤，图23.1）；③桡骨干与肱骨小头排列良好的"孟氏"骨折；④Essex-Lopresti型骨折。在桡骨头骨折病例中，应始终将ORIF作为首选治疗方法。在某些情况下，很难直接决定是采用ORIF还是桡骨头置换术，这个话题超出了本章的范围。简而言之，作者的经验是建议在桡骨头前1/3粉碎和压缩骨折的情况下行桡骨头置换术，特别是在术中观察到存在某种程度的不稳定情况下，而患者的年龄通常不作为限制因素。

　　在慢性病例中，置入物的使用旨在提高肘关节稳定性以抵御外翻不稳定、后外侧不稳定或轴向不稳定。值得强调的是，对于同一患者，以上这些不稳定可以是单独出现，也可以是合并出现的。

D. Blonna (✉) · M. Lamalfa
Ospedale Mauriziano di Torino, Torino, Italy

© Springer Nature Switzerland AG 2020
F. Castoldi et al. (eds.), Elbow Arthroplasty, https://doi.org/10.1007/978-3-030-14455-5_23

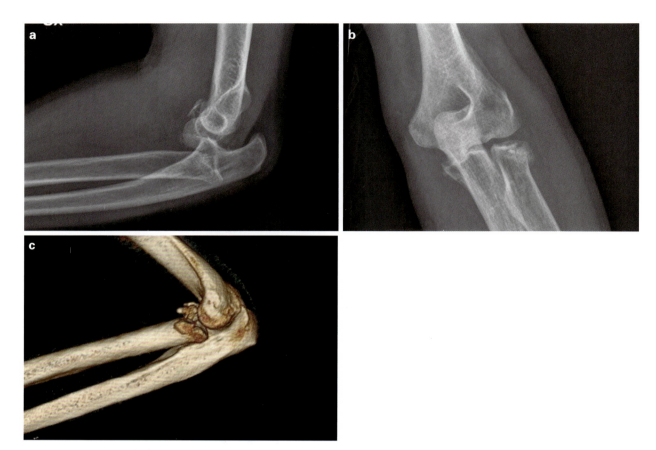

图23.1　（a~c）X线片和3D CT扫描显示肘部骨折脱位的恐怖三联征。3D CT扫描显示桡骨头粉碎

23.1 手术方式

要获得良好的远期疗效，必须掌握正确的手术技术。事实上，此术式的技术和器械都相对简单，但这仍然需要外科医生进行适当的学习曲线以掌握细致的手术技术。

–患者体位：不同体位的患者均可进行桡骨头置换术。我们建议患者保持仰卧姿势，手臂搭在胸前。此体位便于术中透视，且并不影响治疗冠突、尺骨近端或软组织的其他伴随手术步骤。

–手术步骤：最常见的肘外侧入路是Kocher入路，它利用肘关节和尺侧伸腕肌之间的间隔（Kocher间隔）容易到达外侧韧带复合体，并在其下方到达桡骨头（图23.2）。

Kocher入路的优点是可以很容易地延伸到肱骨近端或桡骨干远端，且不会损伤神经血管结构。此外，它可以很好地暴露桡骨头的前后两面，特别是小乙状窦切迹区域，正确暴露该区域是避免桡骨头置入物过度充填的重要手术步骤之一。Kocher入路的主要缺点是Kocher间隙位于肘部尺侧副韧带的同一水平，在Kocher间隙水平切开LCL复合体可能使患者容易发生后外侧不稳（图23.2）。

避免发生后外侧不稳的更安全的方法是在Kocher入路更前部切开关节囊和LCL复合体。此外，建议桡骨头置入后仔细修复LCL复合体，并在术后3~4周内对内翻应激有一定的保护作用。

另一个有吸引力的选择是在有复发不稳定风险的病例中使用更前部的入路。Kaplan入路是一种比

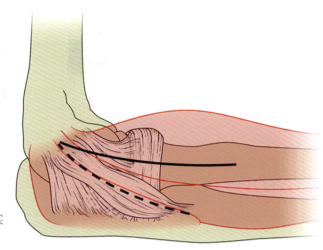

图23.2 Kocher间隔（虚线）、Kaplan入路（实线）与外侧副韧带复合体的关系

Kocher入路稍靠前一点的手术入路，它完全保留了LCL复合体（图23.2），且不会影响对桡骨头的暴露。然而，必须指出的是，使用此入路直接观察小乙状窦切迹会更加困难。Kaplan方法的另一个限制在于在此入路向远端延长时可能会损伤PIN，然而，这种情况很少遇到。

–暴露：良好的暴露桡骨近端而不过度损伤剥离软组织是获得良好疗效和避免并发症的关键。以下几个步骤可以让外科医生获得近侧桡骨的良好视野。

–分离伸肌总腱，距外上髁近端稍前2cm，前关节囊部分松解。这种近端暴露增加了桡骨头的可视性，而不影响LCL复合体。而对于创伤导致伸肌总腱和LCL撕脱致严重肘关节不稳定的情况下，这一步骤通常是不必要的（图23.3）。

–切开环状韧带，暴露桡骨颈。没有必要对桡骨头骨干进行广泛的手术显露。一旦暴露桡骨颈，将两个Hohmann牵引器置于桡骨颈的两侧，通过侧向拉动，桡骨近端很容易从肱骨小头脱离，从而提供良好的视野（图23.3）。如果桡骨颈周围存在瘢痕组织或异位骨化，建议在将Hohmann牵引器放在前方之前仔细识别PIN，以避免发生医源性神经损伤。

–桡骨干的准备：这一步是最困难和最容易出错的步骤之一，可能会对置入物的寿命产生深远的影响。如果桡骨头仍与桡骨颈相连，则需要截骨。截骨应根据假体的设计和厚度进行周密的计划。所有商业上可用的系统都涉及桡骨内钻孔以保证阀杆适当地嵌入。一些系统提供有角度的钻头，可以更方便地钻入桡骨，而不需要额外操作以使近侧桡骨偏侧。适当的桡骨管准备对于获得最终置入物良好的压力适合性是很重要的。然而，完美的嵌合并不总是很容易实现的。限制因素主要是桡骨近端为条件较差的松质骨，以及外科医生在过度施压嵌合（有医源性骨折风险）和松散嵌入之间有成功的把握。对于NA-RHA的一些设计来说，松散嵌入是一个很有吸引力的选择，但这是一个不应该推广到所有NA-RHA的概念。

–如何避免过度填充？目前已经提出了几种方法来避免桡骨头假体过度填充，这是桡骨头置换后常见的并发症。然而，这些方法没有一种是万无一失的。作者建议将不同的技巧结合起来，而不是遵循单一的技术。

我们避免过度填充的综合方法基于：

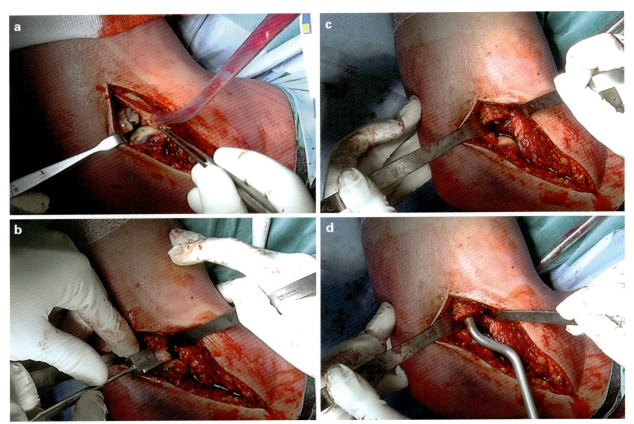

图23.3 （a）肘侧部的Kaplan入路能很好地暴露粉碎的桡骨头。（b）使用特定的工具来界定桡骨颈截骨线。（c）在桡骨近端周围放置两个牵开器，以侧向移动近侧轴。（d）钻削桡骨管，以使阀杆适应嵌入（在必要时）

–无论采用何种手术入路，均应准确暴露肘侧。暴露的目的应是清楚地显露乙状窦小切迹（图23.4）。

–在假体适配的过程中，前臂的位置不要有任何内翻应力。滑车和尺骨（乙状窦大切迹）应该完全匹配。外科医生从远端到近端施加一定的压力，有助于保证完美的匹配，并排除由于伴随的内翻应力而造成的肘外侧的任何切口。侧向切口可能会错误地导致外科医生用过长的桡骨头假体填充缺口，从而导致过度填充。

–术中透视。我们建议在透视下检查桡骨头置入物的正确位置，特别是在（但不限于）学习该手术期间。

LCL复合体修复：在所有创伤后病例中，LCL复合体和伸肌腱单元的牢固修复/拉伸是必要的（图23.5、图23.6）。我们建议使用5.5mm的金属铆钉，在LCL起始处拧紧，并装载3条不可吸收的缝合线。3条缝合线褥式缝合的位置顺序如下：①后外侧，覆盖U–LCL和肘关节；②远端，修复环状韧带并关闭Kocher/Kaplan入路；③在锚点附近修复/再张力化伸肌总腱单元。

术后护理：术后方案的类型和持续时间严格依赖于除所使用的置入物类型之外的变量。在患者仍处于麻醉状态的情况下，术后应仔细识别任何残余的不稳定，以便为患者提供个性化的术后护理。如果不认为皮肤愈合有风险，在我们的大多数患者中，允许术后即刻进行无限制的活动。通过整合Kaplan法和LCL综合体的安全修复/拉紧，这是允许的。

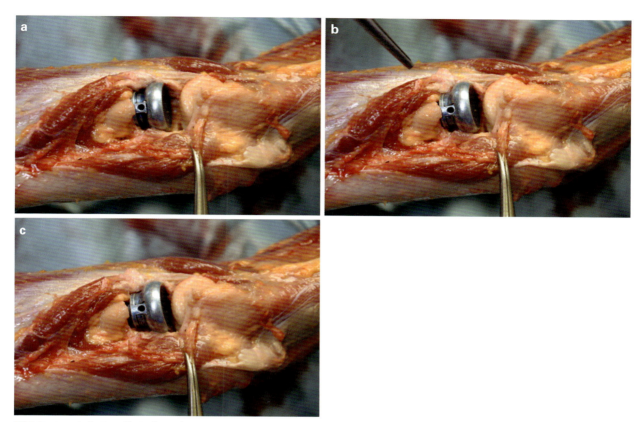

图23.4　这些在尸体上的图片突出了桡骨头和小乙状窦切迹之间的关系。（a）桡骨头在乙状窦小切迹近端边缘下方3cm；这是可以接受的，但对尺肱骨关节的长期影响尚不清楚。（b）桡骨头在小乙状窦切迹的近缘之下1mm；这是理想的设置。（c）桡骨头在小乙状窦切迹的近端；应避免这种情况（桡骨头过度填塞）

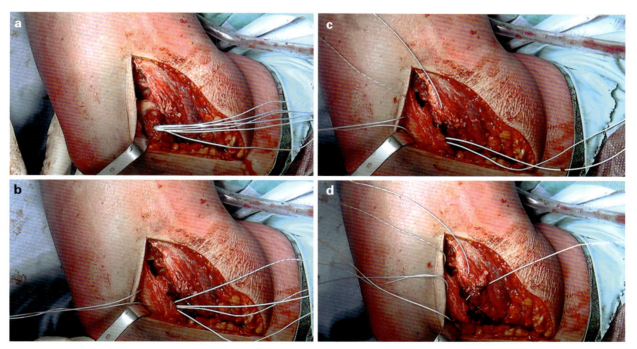

图23.5　LCL复合体的修复/再拉紧。（a）将一个5.5cm的金属铆钉在外侧上髁上。（b）第一层褥式缝合线放置在下方远端，既包括深层的LCL，也包括浅层的肘部。（c）第二条褥式缝合环状韧带和Kaplan入路。（d）第三条缝合线用于将伸肌腱单位重新固定到上髁

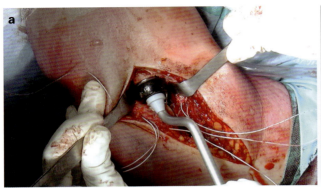
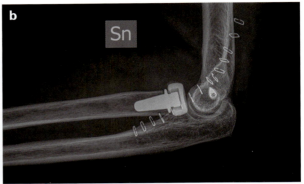

图23.6　（a）置入最终的非解剖型压装假体。在这种情况下，由于患者年龄较小，首选热解碳置入物。（b）术后行X线片检查

23.2 预期疗效

据研究报道，非解剖单极无骨水泥桡骨头人工关节置换术效果良好至极佳。2001年，Harrington等报道了对20名桡骨头骨折和肘关节不稳定患者进行的长期随访研究，平均随访12年，结果良好。

Grewal等在2006年报道了26例桡骨头粉碎性骨折患者接受模块化金属桡骨头关节置换术治疗，是首批有良好记录的队列研究之一，其中22例伴有肘关节脱位，13例还伴有冠突骨折。随访2年，无置入物需要翻修。

最近，他们又报道了55名患者的治疗结果，平均随访时间为8年，包括2006年已经发表的同一队列患者的更长时间的随访结果。虽然45%的患者有假体周围骨质放射透明，但没有患者需要取出或翻修置入物。

没有参与桡骨头假体设计的研究人员也报道了一致的良好结果。Moghadam等报道了75名患者平均41个月的良好结果。根据评估，58名患者（77%）有假体周围放射透明，但没有临床表现；26名患者有中度或重度关节周围骨化，评分明显更差。由于假体松动和慢性疼痛，4名患者需要进行翻修手术。

最近在一项对32名患者的研究中也报道了相似的假体周围放射透明率，平均随访时间近9年。21例（66%）患者出现假体周围放射透明。在有和没有放射透明的患者之间，功能结果的差异并不显著。

很少有人尝试将非解剖型单极无骨水泥桡骨头置换术与其他设计进行比较。Rodriguez-Quintana等比较了两组平均随访2年的28名患者，他们接受了使用NA-RHA（松柄）或解剖学上的无骨水泥压配置入物的桡骨头置换术。NA-RHA组假体下桡骨近端骨形成较多。随访2年时，5根解剖压合的桡骨干有透射线。其中两个因症状性松动而被移除。作者得出结论，解剖型置入物中的症状性无菌性松动是很常见的。光柄种植体则更易观察到桡骨颈近端的骨形成。

23.3 结论

非解剖单极无骨水泥型桡骨头置换术仍被视为不可固定桡骨头粉碎性骨折治疗的金标准。有了适当的学习曲线，可以预期会有良好的中长期随访结果。一个常见的并发症是假体周围骨吸收所致的放射透亮区改变，但这似乎与临床结果无关。

参考文献

[1] Grewal R, MacDermid JC, Faber KJ, Drosdowech DS, King GJ. Comminuted radial head fractures treated with a modular metallic radial head arthroplasty. Study of outcomes. J Bone Joint Surg Am.2006;88(10):2192–2200.

[2] Harrington IJ, Sekyi-Otu A, Barrington TW, Evans DC, Tuli V. The functional outcome with metallic radial head implants in the treatment of unstable elbow fractures: a long-term review. J Trauma.2001;50(1):46–52.

[3] Marsh JP, Grewal R, Faber KJ, Drosdowech DS, Athwal GS, King GJ. Radial head fractures treated with modular metallic radial head replacement: outcomes at a mean follow-up of eight years. J Bone Joint Surg Am. 2016;98(7):527–535.

[4] Moghaddam A, Raven TF, Dremel E, Studier-Fischer S, Grutzner PA, Biglari B. Outcome of radial head arthroplasty in comminuted radial head fractures: short and midterm results. Trauma Mon.2016;21(1):e20201.

[5] Chen AC, Chou YC, Weng CJ, Cheng CY. Long-term outcomes of modular metal prosthesis replacement in patients with irreparable radial head fractures. J Orthop Surg Res. 2018;13(1):134.

[6] Rodriguez-Quintana D, Comulada DB, Rodriguez-Quintana N, Lopez-Gonzalez F. Radial head ingrowth anatomic implant versus smooth stem monoblock implant in acute terrible triad injury: a prospective comparative study. J Orthop Trauma.2017;31(9):503–509.

解剖型单极压配式桡骨头置换术：手术技术和预后

第 24 章

A. Marinelli，D. R. Shukla

24.1 简介

对于桡骨头骨折，在条件允许的情况下内固定术是最常见的治疗方案，与此同时桡骨头切除术也是被纳入考虑的潜在选择。然而，近年来国际上有越来越多的共识支持在难以固定的桡骨头骨折，尤其是伴随复杂肘关节不稳定的情况下应用桡骨头置换术。

然而，鉴于桡骨头置换可能导致关节僵硬、退变性关节炎和肱骨小头软骨损伤，重建桡骨头的生物力学功能、稳定肘关节和消除肘关节剪切力是十分重要的。为了仿造桡骨头的生理结构，目前已经开发出了3种假体策略：

（1）松配型桡骨头假体：假体干为圆柱体，并覆有一层光滑涂层。在选择干的直径时，特意挑选较小尺寸，使之更像一个衬垫，在髓腔内有一定的活动度。在肘关节活动时，松配型桡骨头假体能通过与双极型假体类似的自定机制，更好地消减假体与肱骨小头及乙状切迹间的不匹配。

（2）双极型桡骨头假体：双极型假体在桡骨头和干之间有一个活动关节，允许了桡骨头关节盘有限地倾斜。双极假体能够自动校准肱骨小头和尺骨近端，因而即使在不完全固定的情况下，也能自适应关节位置。理论上应用这种假体的缺点为容易因磨损形成碎屑，以及在重度不稳定的肘关节中应用时机械稳定性较差。

（3）解剖型桡骨头假体：解剖型桡骨头假体正向着尽可能贴近原生解剖结构，重建生理功能和生物力学的方向发展。

前两种桡骨头假体将会在本书的其他章节进行详细描述。

A. Marinelli (✉)
Shoulder and Elbow Unit, Istituto Ortopedico
Rizzoli, Bologna, Italy
e-mail: alessandro.marinelli@ior.it
D. R. Shukla
Newport Orthopedic Institute,
Newport Beach, CA, USA

© Springer Nature Switzerland AG 2020
F. Castoldi et al. (eds.), Elbow Arthroplasty, https://doi.org/10.1007/978-3-030-14455-5_24

24.2 解剖型桡骨头假体的特点

解剖型桡骨头假体的设计目的是使假体更加贴近患者的原生桡骨头，而因这种假体更为复杂且非制式。假体的头部为椭圆形而非圆形。关节盘凹陷中心偏离假体颈部中心，在上尺桡关节产生前臂旋转运动必需特征——凸轮效应。然而，目前现阶段可用的大部分桡骨头置入物仍是轴对称（或圆形）。目前，市面上只有一种解剖型置入物可供选择（解剖型桡骨头系统，Acumed，希尔斯伯勒，俄勒冈州，美国）。因为患者桡骨头形态的特异性，该置入系统是模块化的，包含了290种头部和干的组合，包括了解剖型的桡骨头以及标准和加长干。

桡骨头：提供了左右两侧各5种尺寸的解剖型桡骨头（20mm、22mm、24mm、26mm和28mm），以适应不同患者的尺寸。头部由高度抛光的钴铬合金制成，以使关节滑动达到最大程度，同时尽可能地减少假体边缘对软组织激惹。桡骨头为椭圆形，关节盘距桡骨头中心有1mm偏移。在第一代系统中，关节盘最深处为2mm。在第二代系统中，关节盘深度随桡骨头直径增加，从而改善了肱桡关节匹配度和稳定性。关节盘在前后和内外方向上，相对桡骨髓腔长轴有4°的倾斜。头部内侧缘成角且平滑，以促进与尺骨乙状切迹的接触。流线型的侧表面改善了旋前和旋后运动过程中假体与环状韧带的接触。所有尺寸的头部假体均高10mm，并可通过选择不同高度的颈以实现头部高度（即置入物高度）的调整。

干：共有20种标准干和16种长干可供选择，均由钛合金制成，喷砂表面能够促进骨质在表面生长。干被设计为压配进入骨干髓内，呈锥形，有标准和加长两种长度可供选择。标准长度的干长25mm，有20种标准干可供选择：5种直径（6mm、7mm、8mm、9mm和10mm），每种都有4种颈部高度可供选择（0mm、2mm、4mm和8mm），以恰当地恢复桡骨的长度。标准干可以置换9~17mm的桡骨头，且干部结构为全喷砂表面。在骨折累计较远端或翻修的情况下，长干可以置换19~28mm的桡骨头。长干有4种直径，以2mm依次递增（6mm、8mm、10mm和12mm），并有4种长度可供选择（50mm、55mm、60mm和65mm）。长干近端部分为喷砂表面，以促进骨质在其表面的生长。对于标准干和长干，Morse锥度确保了颈和头部之间的安全匹配。

解剖型桡骨头假体必须被放置和固定在正确的位置，以确保关节对接并优化肱桡关节接触。为了确保手术技术的可重复性，这套器械还包含了几个辅助工具：

–头量规：确定合适的头部假体高度。

–环扩孔器：为假体干创造一个平坦的颈部接触表面，以便于准确放置干。

–渐进尺寸的扩孔器：最近增加了被证明有助于手术操作的特殊渐进量规。

–颜色编码的试样头和干：用于术中评估以选择合适的假体尺寸。

24.3 手术技术

患者取仰卧位，通常使用无菌止血带。

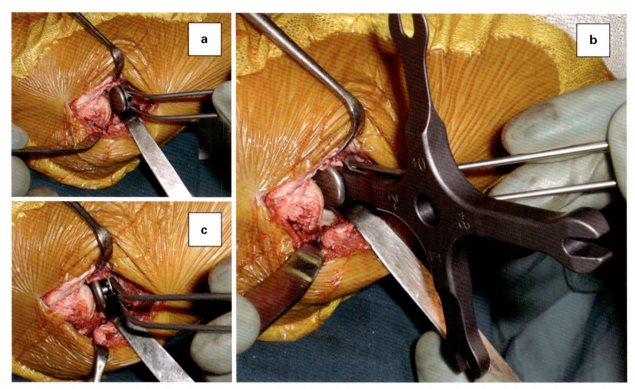

图24.1 （a）将量规置入桡骨髓腔。（b）减小肱尺关节间隙，依次插入高度递增的"十字形"颈高度量规，直到量规同时解除桡骨和肱骨小头。（c）选择对应测量长度的假体颈以准确恢复桡骨长度

24.3.1 手术入路

浅层：常规做外侧切口，但在合并尺骨鹰嘴骨折、前内侧冠突骨折或内侧副韧带损伤时，也可选择后方切口进行置换。在后两种情况中，根据手术医生的偏好，也可以选择内外侧联合入路来处理损伤。

深层：能够进行桡骨头置换的手术入路有两种，劈肌腱入路和Kocher入路，应根据外侧副韧带的情况进行选择。根据术前影像学检查和入手术室后麻醉下查体，可以评估外侧副韧带的完整性。在外侧副韧带完整的情况下，我们更倾向于选择劈肌腱入路，分开伸肌总腱：该入路能更好地暴露桡骨近端，使假体干的准备和置入过程更为简便。而更偏前方的入路，例如Kaplan入路（由伸肌总腱和桡侧腕长短伸肌间进入），有较大损伤骨间后神经的风险：尽管该入路为桡骨头内固定操作提供了良好的暴露，但不推荐术前计划可能进行置换时选用。如果外侧副韧带存在任何损伤，则Kocher是最为适用的。该入路位于肘肌和尺侧腕伸肌之间，沿着肘关节外侧尺副韧带前方行进，起自肱骨髁止于尺骨。因此，该入路为手术操作提供了很好的暴露。通常情况下，在切开皮肤分离软组织之后，很容易看到明显的桡骨头碎块，因为伸肌总腱、关节囊和外侧副韧带已经从肱骨外髁上撕脱。这种情况下，手术医生可以选择通过创伤造成的组织损伤进行暴露。而当肘外侧韧带复合体的损伤是由内向外侧（即由深及浅）时，伸肌总腱完整，但关节囊包括外侧尺副韧带撕裂至伸肌深处。在这两种情况下，位于外侧尺副韧带表面的Kocher入路是处理外侧韧带复合体的首选入路。无论在哪种入路（劈肌腱入路或Kocher入路）中，如果关节囊和环状韧带完整，都需要进行切开以暴露桡骨头并清除关节内积血。前

方关节囊和伸肌止点高于肱骨远端前方关节面。

24.3.2 骨块清除

如果骨折无法进行内固定，应该移除所有碎骨块，用小摆锯切除桡骨颈剩余部分。截骨线应垂直于骨干长轴，并完全切除桡骨颈部。最近的研究表明，即使桡骨头骨折线延伸到桡骨颈部，即截骨面以远，也不会影响内置物的稳定性。头颈部切除后，评估轴向和外翻稳定性。确认需要进行桡骨头置换术后，尽可能将取出的碎骨块拼接为原始形状。这样做可以帮助确认是否移除所有骨块以及评估置入物大小。

24.3.3 假体干部的准备

通过将Hohmann牵引器置于桡骨颈的后侧，可将桡骨近端向前方移动，以便于扩髓和插入假体。如果外侧副韧带撕裂，施加内翻和旋后的应力可以进行更好的暴露。手术医生需要注意当Hohmann牵引器偏前时可能对骨间后神经造成损伤，因此术中不鼓励进行这样的操作。轻柔地应用尺寸渐进的扩孔器去除骨松质，直到直接接触骨皮质。然后使用特制的环扩孔器（又称"颈刨"）创造至少60%与桡骨干截骨面的接触。为了获得最佳匹配，应选择用骨干髓腔能容纳的最大尺寸的扩孔器。生物力学研究表明，通过桡骨髓腔内假体的尺寸最大化才能实现更好的压配和更长的假体使用寿命。当前臂处于中立位时，在桡骨颈外侧，即Lister结节对应位置进行烧灼标记。

24.3.4 确认桡骨头尺寸

下一步是试模，在此过程中应特别确认桡骨头假体的尺寸。事实上，据报道，桡骨延长或短缩2.5mm以上会影响肱尺关节的运动以及肱桡关节的压力。肱桡关节"过紧"可能导致早期肱桡关节磨损和关节病，并限制肘关节活动；而置入物长度不足可能会导致关节外翻不稳定并使桡骨头无法恰当地分担负荷，从而增加肱尺关节接触面的应力。为了确保置入物大小合适，应遵循以下5个步骤：

（1）将重新拼接好的桡骨头放入特制的尺寸测定环上进行比较（图24.2a）。

（2）直接将原生桡骨头与试模假体进行比较，如果尺寸在两者之间，则选择较小的直径（图24.2b）。

（3）减小肱尺关节间隙，依次插入高度递增的量规，直到量规同时解除桡骨和肱骨小头（图24.1）。

（4）置入量规后，选择乙状切迹而不是肱桡间隙作为判断置入物高度的标志；假体近端边缘不应该超过乙状切迹近端边缘1mm，桡骨头和乙状切迹的关系不受手臂位置的影响。

（5）术中透视有助于确认正确的头直径和干长度。然而，最近的研究讨论了用肱尺关节正侧位X线片评估桡骨头假体大小的准确性。或者也可以通过对未受伤的对侧摄片来进行评估。在正位片中，肱尺关节外侧增宽有时可能是一种解剖学变异，因此这并不是影像学上关节"过紧"的可靠指标。相反，任何肱尺关节内侧关节面正常对合的丧失，都高度提示了置入物过长，即使这样的情况只在桡骨过长（＞6mm）之后出现。

24.3.5 插入试样假体

　　将适当的试样头固定在杆上，对其两个部件上的激光标记。插入试样假体并将激光标记与先前烧灼标记对齐，以确保在插入过程中假体的方向正确。将假体干用撞击器插入切除头的骨干：为了保证正确的安装位置，桡骨颈直径的至少2/3应与假体头底部接触，以支撑置入物。通过最大化髓腔内假体干的直径以获得更好的压配是十分重要的。如果无法获得紧密的压配，可以选择更长的干或者是颈部。进行肘和前臂的全范围活动，并借助图像直观地评估桡骨头假体的直径、高度、运动路径和关节匹配度。在确认假体运动路径和关节匹配良好之后，可以移除试样。

24.3.6 桡骨头假体最终插入

　　根据试样确定尺寸，将选择的假体放到Mores锥度撞击器基部内的适当尺寸孔内，对准激光标记，撞击头和干。然后置入组装好的假体（图24.3）。

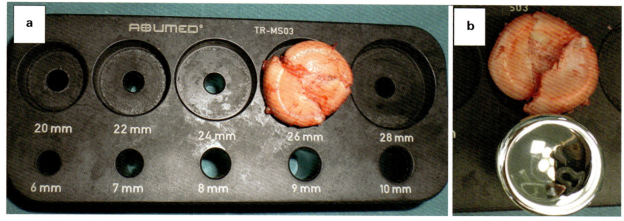

图24.2　可以通过将切除的桡骨头放到撞击器基部（a）上的尺寸测定环内，并比对头和试模（b）的大小来确定假体头部直径

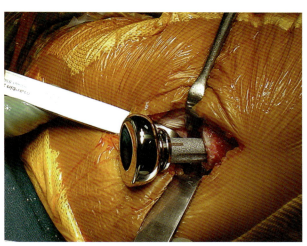

图24.3　当前臂处于中立位时，假体头部和干部的激光标记与桡骨头外侧对齐，以确保插入假体时方向正确。Lister结节也可作为激光标记的定位标志

在置入假体的过程中，如果桡骨颈部出现小裂缝，并不会影响初期稳定性，且在大多情况下并没有更换假体或在骨折处周围环扎钢缆来确保假体稳定和促进骨折愈合的必要性。但如果担心干的稳定性，则可以使用较长的干，或进行预防性环扎。检查肘关节稳定性和活动度。修复环状韧带，在软组织损伤（如伸肌总腱或外侧副韧带损伤）的情况下，用穿骨面缝合或锚钉进行仔细修复。

24.3.7 术后管理

在术后阶段，个性化的康复方案至关重要。应综合考虑肘关节的稳定性以及合并损伤，以期获得良好预后，降低并发症发生率。如果术后肘关节稳定，可应用保护支架2~3周，并允许早期活动。如果存在轻度的后外侧旋转不稳定，应用支架将肘关节固定在90°，同时腕关节保持旋前位，只有7~10天及以后才允许开始屈伸活动，避免肘关节内翻应力至少4周。在这种情况下，建议进行更为频繁的临床查体和影像学检查。

24.4 结果

目前，关于解剖型桡骨头假体置换术的研究较少，这些研究都报道了很好的治疗效果。

虽然文献报道了几项临床研究结果，但仍有其局限性：这些研究报道的病例数量较少（12~31例不等）；研究报道了不同的术前诊断和相关损伤；临床试验结果的评估应用了不同的评分方法；平均随访时间短（平均38个月）；每份报道都有不同的并发症发生率。Berschback等学者报道了在92%的病例中出现了不同程度的假体周围骨溶解。而Levy等学者的报道中提到有67%的病例发生了近端骨质吸收，其中40%发生了假体松动。El Sallakh报道了16%的病例出现了无症状的骨溶解。Tarallo等学者报道了6%患者出现骨干溶解，而Mou等学者的报道中描述没有骨吸收的病例（但论文中唯一一张图片显示存在明显的近端骨吸收）。Berschback等学者报道了77%的肱骨小头磨损征象，但其他研究中都没有对发生关节炎改变的相关报道。文献中报道的临床数据结果归总在表24.1中。

24.5 结论

近几十年来，桡骨头切除术一直是治疗存在移位且没有合并轴向或后外侧不稳定桡骨头骨折较为可靠的外科治疗方法之一（图24.4、图24.5）。

然而，近年来的数据已经证明桡骨头的生物力学重要性，以及其在维持肘关节稳定中的重要作用和它在恢复关节活动中的重要作用。因此，桡骨头骨折无法复位固定，特别是合并关节不稳定的情况下，大多数肘关节外科医生倾向于选择桡骨头置换术。但桡骨头置换术的术后并发症并不罕见，随着置入病例数的增加，并发症的发病率也在上升。其中进行桡骨头置换的年轻患者更需要关注。因此，一种严格复制天然桡骨头运动和生物力学特性的假体，有望改善关节的接触和活动，从而增加肘

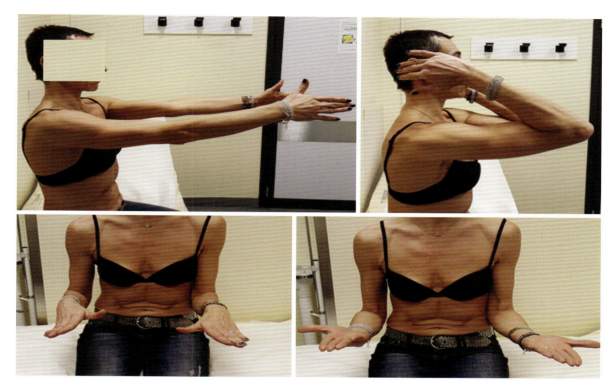

图24.4　对一名年轻且活动较多的桡骨头置换术后患者的10年随访。患者定期进行运动。从临床角度来说，患者目前活动范围好、无疼痛、肌力正常，无关节不稳定征象

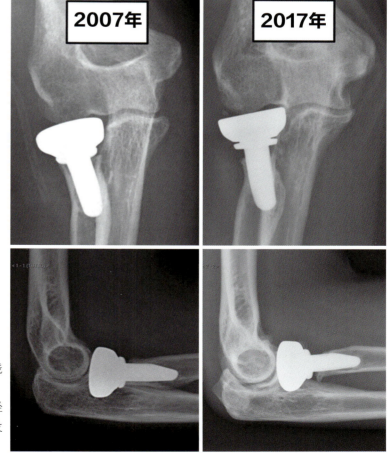

图24.5　同一名患者术后的X线片。术后10年摄片提示关节完好，无肱骨小头软骨变性。可以看到轻微的肱尺关节炎迹象，但对预后没有较大影响

表24.1　目前文献中关于解剖型肘关节假体的报道

作者	例数	桡骨头骨折分型及合并损伤	结果	随访时间（月）	并发症
Berschback 等	13	Mason Ⅲ：6 例 Mason Ⅳ：7 例 －合并尺骨近端骨折：6 例 －EL 损伤：1 例	－关节活动度 屈伸：121° 旋转：136° －MEPS 评分：91（65~100） －DASH 评分：13（0~60）	29（18~43）	－异位骨化：4 例，1 例取出 －僵硬：1 例，进行松解 X 线片表现：肱骨小头骨量减少9例，软骨凹陷1例，骨赘 4 例
El Sallakh	12	Mason Ⅲ＋外翻不稳定：全部12例 Mason Ⅳ：7 例 －合并冠突骨折：6 例 －尺骨近端骨折：3 例	－关节活动度 屈伸：115° 旋转：145° －MEPS 评分：92（80~100） －DASH 评分：12（0~30）	42（22~58）	－异位骨化：3 例，无症状 －骨溶解：2 例，无症状
Mou 等	12	Mason Ⅲ：8 例 Mason Ⅳ：4 例 －合并冠突骨折：3 例	－关节活动度 屈伸：130° 旋转：155° －MEPS 评分：97/100（94~100） －DASH 评分：11.9/100（0~25/100）	60（19~77）	－异位骨化：2 例，无症状
Levy 等	15	－恐怖三联征：10例 －肱骨近端骨折：4 例	－关节活动度 屈伸：124° 旋转：149° －MEPS 评分：85±21（xx~1xx） －ASES 评分：70±28	30（10~90）	－干部透亮线：40% －翻修：2 例 －应力遮挡：67% －异位骨化：2 例，取出假体
Tarallo 等	31	Mason Ⅲ：全部31 例 －合并冠突骨折：6 例	－关节活动度 屈伸：112° 旋转：134° －MEPS 评分：77% 优秀 10% 良好 13% 一般	30（12~84）	－异位骨化：26%（8 例） H-G Ⅰ：3 例 H-G ⅡA：2 例 H-G ⅡB：2 例 H-G ⅡC：1 例 －骨溶解 6%

关节的稳定性，保持关节软骨健康。改善肘关节活动过程中肱桡关节的接触机制可以减少部分关节应力（边缘负荷），延缓或防止软骨过早磨损和骨关节的早期发病。几项生物力学研究已经分析了解剖型桡骨头假体在负荷分布和肘关节稳定性方面的优势，并证明了置入模拟正常生理结构，有精确的关节盘深度和桡骨曲率的桡骨头假体，通过对凹陷曲面的压缩作用，在稳定肱桡关节方面较非解剖型假体更有优势。此外，在恐怖三联征损伤模型中，解剖型设计的稳定性比非解剖的圆形桡骨头假体和双极头假体更高（造成半脱位所需的力量更大）。另一项研究表明，为了进一步降低软骨的边缘负荷，

除了桡骨头解剖型状外，安装假体时的压力对其也很重要，并且应该使用硬度较小的材料。到目前为止，只有几项临床试验被报道。然而，所有试验中，中短期随访中都有较好表现。假体干周围骨溶解是最常见的并发症。区分应力遮挡导致的胫骨干周围无症状骨吸收是十分重要的，这种情况较为常见但并非进行性，因此很少会发生假体干松动，进行X线片检查会发现与上一次摄片相比，未有明显进展的假体干周围骨质透亮线，这一点与存在假体松动可能的病例比有较大差别。后一种情况下，患者通常表现为疼痛、进展性的骨溶解，这种情况通常会导致进行性的骨再吸收，因此必须进行二次手术取出置入物。然而，文献报道的研究并不足以证明解剖型桡骨头假体相对于解剖型假体的绝对优势。无论假体设计如何，目前共识支持正确的假体置换和相关损伤的正确治疗，而是否有明显异位骨化形成是影响桡骨头置换术预后的重要因素。对于解剖型桡骨头假体，特别需要注意的是，不能以置入衬垫型置入物的方式置入解剖型假体，在置入过程中尺寸的准确测量和精确的假体安装过程对于确保关节对合、优化肱桡关节接触十分重要。同时最大化假体的生命也至关重要。

参考文献

[1] Chanlalit C, Shukla DR, Fitzsimmons JS, Thoreson AR, An KN, O'Driscoll SW. Radiocapitellar stability: the effect of soft tissue integrity on bipolar versus monopolar radial head prostheses. J Shoulder Elb Surg. 2011;20(2):219–225.

[2] Swieszkowski W, Skalski K, Pomianowski S, Kedzior K. The anatomic features of the radial head and their implication for prosthesis design. Clin Biomech (Bristol, Avon). 2001;16(10):880–887.

[3] Koslowsky TC, Germund I, Beyer F, Mader K, Krieglstein CF, Koebke J. Morphometric parameters of the radial head: an anatomical study. Surg Radiol Anat. 2007;29(3):225–230.

[4] van Riet RP, Van Glabbeek F, Neale PG, Bortier H, An KN, O'Driscoll SW. The noncircular shape of the radial head. J Hand Surg Am. 2003;28(6):972–978.

[5] Bachman DR, Thaveepunsan S, Park S, Fitzsimmons JS, An KN, O'Driscoll SW. The effect of prosthetic radial head geometry on the distribution and magnitude of radiocapitellar joint contact pressures. J Hand Surg Am. 2015;40(2):281–288.

[6] van Riet RP, Van Glabbeek F, Neale PG, Bimmel R, Bortier H, Morrey BF, O'Driscoll SW, An KN. Anatomical considerations of the radius. Clin Anat. 2004;17(7):564–569.

[7] Shukla DR, Shao D, Fitzsimmons JS, Thoreson AR, An KN, O'Driscoll SW. Canal preparation for prosthetic radial head replacement: rasping versus reaming. J Shoulder Elb Surg. 2013;22(11):1474–1479.

[8] Shukla DR, Sahu DC, Fitzsimmons JS, An KN, O'Driscoll SW. The effect of a radial neck notch on press-fit stem stability: a biomechanical study on 7 cadavers. J Shoulder Elb Surg. 2018;27(3):523–529.

[9] Moon JG, Berglund LJ, Domire Z, An KN, O'Driscoll SW. Stem diameter and micromotion of press fit radial head prosthesis: a biomechanical study. J Shoulder Elb Surg. 2009;18(5):785–790.

[10] Shukla D, Fitzsimmons J, An KN, O'Driscoll S. Prosthetic radial head stem pull-out as a mode of failure: a biomechanical study. Int Orthop. 2014;38(1):89–93.

[11] van Glabbeek F, van Riet RP, Baumfeld JA, Neale PG, O'Driscoll SW, Morrey BF, An KN. Detrimental effects of overstuffing or understuffing with a radial head replacement in the medial collateral- ligament deficient elbow. J Bone Joint Surg Am. 2004;86-A(12):2629–2635.

[12] Marinelli A, Guerra E, Ritali A, Cavallo M, Rotini R. Radial head prosthesis: surgical tips and tricks. Musculoskelet Surg. 2017;101(Suppl 2):187–196.

[13] van Riet RP, van Glabbeek F, de Weerdt W, Oemar J, Bortier H. Validation of the lesser sigmoid notch of the ulna as a reference point for accurate placement of a prosthesis for the head of the radius: a cadaver study.J Bone Joint Surg Br. 2007;89(3):413–416.

[14] Rowland AS, Athwal GS, MacDermid JC, King GJ. Lateral ulnohumeral joint space widening is not diagnostic of radial head arthroplasty overstuffing. J Hand Surg Am. 2007;32(5):637–641.

[15] Shors HC, Gannon C, Miller MC, Schmidt CC, Baratz ME. Plain radiographs are inadequate to identify overlengthening with a radial head prosthesis. J Hand Surg Am. 2008;33(3):335–339.

[16] Frank SG, Grewal R, Johson J, Faber KJ, King GJ, Athwal GS. Determination of correct implant size in radial head arthroplasty to avoid overlenghtening. J Bone Joint Surg Am. 2009;91(7):1738–1746.

[17] Athwal GS, Rouleau DM, MacDermid JC, King GJ. Contralateral elbow radiographs can reliably diagnose radial head implant overlengthening. J Bone Joint Surg Am. 2011;93(14):1339–1346.

[18] Chanlalit C, Shukla DR, Fitzsimmons JS, An KN, O'Driscoll SW. Effect of hoop stress fracture on micromotion of textured ingrowth stems for radial head replacement. J Shoulder Elb Surg.2012;21(7):949–954.

[19] Berschback JC, Lynch TS, Kalainov DM, Wysocki RW, Merk BR, Cohen MS. Clinical and radiographic comparisons of two different radial head implant designs. J Shoulder Elb Surg. 2013;22(8):1108–1120.

[20] El Sallakh S. Radial head replacement for radial head fractures. J Orthop Trauma. 2013;27(6):e137–140.

[21] Mou Z, Chen M, Xiong Y, Fan Z, Wang A, Wang Z. Comminuted radial head fractures treated by the Acumed anatomic radial head system. Int J Clin Exp Med. 2015;8(4):6327–6333.

[22] Levy JC, Formaini NT, Kurowicki J. Outcomes and radiographic findings of anatomic press-fit radial head arthroplasty. J Shoulder Elb Surg. 2016;25(5): 802–809.

[23] Tarallo L, Mugnai R, Rocchi M, Capra F, Catani F. Mason type III radial head fractures treated by anatomic radial head arthroplasty: Is this a safe treatment option? Orthop Traumatol Surg Res. 2017;103(2):183–189.

[24] Chanlalit C, Shukla DR, Fitzsimmons JS, An KN, O'Driscoll SW. Influence of prosthetic design on radiocapitellar concavity-compression stability. J Shoulder Elb Surg. 2011;20(6):885–890.

[25] Sahu D, Holmes DM, Fitzsimmons JS, Thoreson AR, Berglund LJ, An KN, O'Driscoll SW. Influence of radial head prosthetic design on radiocapitellar joint contact mechanics. J Shoulder Elb Surg. 2014;23(4):456–462.

[26] Sahu D, Fitzsimmons JS, Thoreson AR, An KN, O'Driscoll SW. Radiocapitellar contact characteristics during prosthetic radial head subluxation. J Shoulder Elb Surg. 2017;26(1):170–177.

[27] Chanlalit C, Shukla DR, Fitzsimmons JS, An KN, O'Driscoll SW. The biomechanical effect of prosthetic design on radiocapitellar stability in a terrible triad model. J Orthop Trauma. 2012;26(9):539–544.

[28] Shannon HL, Deluce SR, Lalone EA, Willing R, King GJ, Johnson JA. Effect of radial head implant shape on joint contact area and location during static loading. J Hand Surg Am. 2015;40(4):716–722.

[29] Flinkkilä T, Kaisto T, Sirniö K, Hyvönen P, Leppilahti J. Short- to mid-term results of metallic press-fit radial head arthroplasty in unstable injuries of the elbow. J Bone Joint Surg Br. 2012;94(6):805–810.

[30] O'Driscoll SW, Herald JA. Forearm pain associated with loose radial head prostheses. J Shoulder Elb Surg. 2012;21(1):92–97.

[31] Heijink A, Kodde IF, Mulder PG, Veltman ES, Kaas L, van den Bekeron MP, Eygendaal D. Radial head arthroplasty: a systematic review. JBJS Rev. 2016;18(10):4.

双极压配式桡骨头假体置换术：手术技术和预后

第 25 章

Gianluca Bullitta, Giuseppe Giannicola

25.1 手术技术

术前应做肘关节正侧位X线片以确认桡骨近端骨折和其他并发的骨性或软组织损伤。作者的经验认为，术前应做旋前、旋后和中立位时的肘关节的正侧位X线片以更好地辨别桡骨头和桡骨颈的骨折类型。如果考虑桡骨头置换术，也要评估桡骨颈的完整度，因为桡骨颈骨折影响到选择哪种假体柄。对于复杂型肘关节不稳定的桡骨头骨折都需要CT扫描评估。此外，如果怀疑合并远端结构损伤，比如下尺桡关节损伤或腕骨骨折，还需要对这些结构进行影像学检查以排除。

手术时，患者仰卧位，手术期间，术侧整个上臂放置在手术台。麻醉满意后，C臂透视下评估关节稳定性，尤其注意要做肘关节外翻应力试验来评估内侧副韧带的完整性（图25.1）。

图25.1 术前在外翻应力试验下透视显示内侧副韧带损伤

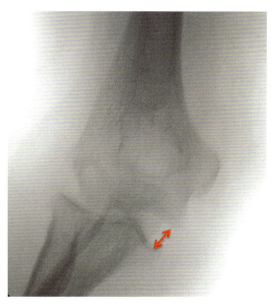

G. Bullitta · G. Giannicola (✉)
Department of Anatomical, Histological,
Forensic Medicine and Orthopedic Sciences,
"Sapienza" University of Rome, Rome, Italy

© Springer Nature Switzerland AG 2020
F. Castoldi et al. (eds.), Elbow Arthroplasty, https://doi.org/10.1007/978-3-030-14455-5_25

手术时一般使用硅胶环或充气止血带。单纯的桡骨头骨折一般采用后外侧切口，如果肘关节内侧结构需要进行手术操作则可增加内侧切口。另外一种选择是采用肘关节后正中切口，可暴露内外两侧的所有结构，对于复杂的肘关节不稳定损伤，作者倾向采用此种入路。

Kocher、Kaplan和腱间（通过指总伸肌）深部入路常用于桡骨头置换术。作者倾向使用Kocher入路，它尤其适用于合并外侧副韧带损伤的复杂型肘关节不稳定。该入路可以很好地暴露整个外侧副韧带，使得所有类型的韧带损伤更易鉴别。

Kocher入路时的标志是沿着肘肌和尺侧腕伸肌之间的间隔延长线切开，根据实际损伤情况是新鲜还是慢性，手术步骤有所不同。如果合并肘关节脱位，外侧副韧带和前臂伸肌止点常常从肱骨外侧髁上撕脱或者部分掀起。若前臂伸肌止点完好无损，可以将其从肱骨上暂时切断以便于更好地暴露相关结构，尤其当冠突尖骨折需要固定时。拉开尺侧腕伸肌，暴露外侧关节囊，向前方切开至外侧副韧带尺侧束，这样就可以暴露桡骨头。紧急情况下可以切开外侧副韧带更宽以更好地暴露。精确地冲洗以去除血肿和所有的桡骨骨折块。使用摆锯切掉桡骨头，制造一个平整的截面。根据假体设计的不同，切割的方向可能是垂直于桡骨颈轴线（RHS，Tornier）或者与其有轻微的成角（双极SBI）。SBI的制造商提供了一个精密的桡骨头切除导向器。将导向器的近端靠着肱骨小头装上关节面，定位杆的轴线对准尺骨茎突（该对准线即为前臂旋转轴）。然后将用于桡骨颈切除的法兰装配到所需的切割长度。至于桡骨颈的处理，可使用高速去毛刺机去除切割截面上不规则或突出的组织。

在手术台上把所有的桡骨头骨块拼装起来重建原先的桡骨头，这种方法很重要，可以确保所有的桡骨头骨块都已经取掉，也方便评估桡骨头假体的尺寸。

这种手术技术的关键是所选择的桡骨颈切除水平应当和本身桡骨整体的长度一致。每个手术装置都有特定的导向器。RHS系统提供了两个桡骨颈测量仪用来确定切除平面，而SBI装置提供了3个切除平面。这些切除平面分别对应两种假体的头部组件或颈柄的高度。

将系统撑开器放置在桡骨颈两侧以暴露术区和保护软组织。避免过度牵拉桡神经。用扩髓器扩髓至骨皮质。这一步骤是用来压配假体柄部，使用时从最小号的手动压实器开始，逐渐增大尺码。RHS系统压实器是直的，而SBI系统的开口和假体柄部的曲度吻合，当采用后一种装置扩髓时，曲度的方向应该远离桡骨粗隆而朝向桡骨茎突。对于年轻的骨质好的患者，扩髓时无法到插入足够的深度。这时应选择上一个压实器的型号，以免最终的假体柄过长。为了防止桡骨颈骨折，应避免过度的扭力，尤其是对老年骨质疏松患者。对于这种患者选择木槌轻叩压实器可能有帮助。如果采用压配式假体，应尽可能地安装最大号的柄从而保证坚固的稳定性。有研究证实小型钻对于扩宽近端髓孔可能有帮助。

下一步骤是置入试模，这时应注意选择准确直径和长度的假体。虽然假体直径的确定可以使用切下来的桡骨头对照从而避免误差，但假体长度的确定相对困难，如果长度不匹配会引起一系列的术后并发症。的确有报道证实，假体过长（即关节间隙过度拥挤）或过短1~2mm明显影响肱尺关节和肱桡关节的力学活动。有临床报道在术中使用一些标志物可以避免长度过长。2009年Athwal发现当长度明显过长时，前后位透视可探测到肱尺关节外侧间隙增宽。但是，当外侧肱尺关节软骨解剖变异、软骨比正常软骨厚时，也可以出现这一间隙增宽。前后位透视并不一定是长度过长的可靠指标。考虑到这一点，对侧术前的前后位X线片比术中透视更可靠。尺骨桡切迹上缘被认为是术中确定桡骨头假体长度最好的标志。为了确保假体放置准确，试模的上缘超过尺骨桡切迹的上缘最多不能大于1mm。

为了选择合适的假体直径，多位研究者认为所使用的最大的桡骨头假体应该≤患者自身桡骨头的直径。一些研究者建议采用所测得的桡骨头最小的直径，其他则选择采用桡骨头凹的直径。本章的作者倾向认为采用最小的桡骨头直径。上述方法在一些临床情况下无法使用，比如桡骨头骨折比较粉碎或者手术是翻修手术，桡骨头在之前手术中已经被切除。2013年Leclerc等基于肱骨小头的X线测量结果，提出了一个估算桡骨头固有直径的数学公式。在一项3D CT扫描形态测量研究中，这些作者观察到肱骨小头-滑车之间宽度与自体桡骨的最大和最小直径之间有高度相关性。在最近一项未发表的MRI研究中，Giannicola等发现Leclerc方程的残差可能超过2mm，因为没有考虑到关节软骨的厚度。他们观察到肱骨关节面的宽度（从肱骨小头外侧缘到滑车的内侧缘）和桡骨头直径更具有相关性。这一标志不需要考虑关节软骨，因为它是通过CT扫描测量，但这一公式仍有平均0.8mm的残差，计算方式如下：

桡骨头最大直径=0.44×肱骨关节面宽度+5.1

桡骨头最小直径=0.40×肱骨关节面宽度+6.1

试模安装好以后，至关重要的是要在各个角度查验一下假体的运动轨迹以及和肱骨小头是否协调匹配。当使用双极头时，假体受双向的驱动而与肱骨小头自适应其位置，有些错位可能不容易被发现。因此，术者应该在肱尺关节活动弧内仔细检查肱尺关节的协调和匹配，尤其是在伸直的时候。

关节的活动对准和轨迹协调度都确认好以后，就可以取出试模，安装最终的假体。如果使用的是SBI系统，假体柄的方向需要特别注意。然后对假体活动和稳定性做一个最终的评估。手术结束后，用可吸收缝线修复环状韧带，侧副韧带复合体和指总伸肌用跨骨缝线或铆钉重建。RHA技术的主要步骤（RHS，Tornier）如图25.2所示。

25.2 预后

桡骨头可抵抗外翻应力，尤其是对于外翻应力起主要对抗作用的内侧副韧带损伤时，桡骨头对肘关节稳定起着重要的辅助作用。此外，当尺侧副韧带损伤和合并冠突骨折时，桡骨头的完整性是肘关节后外侧稳定的基础；当前臂骨间膜损伤和下尺桡关节损伤时，又是维持前臂稳定的基础。上述情况必须行桡骨头重建术而非切除术，以利于对肘关节起稳定作用的软组织的愈合。也由此，无法得到有效重建的粉碎性的桡骨头骨折应该考虑行桡骨头置换术。

自从1941年Speed引入桡骨头假体置换术以后，出现了一系列不同的假体设计。目前，假体可根据其材料、模块性、极性和柄固定的方法进行分类。双极假体的基本原理是实现关节组件在假体柄上自由活动。这个假体设计可以在旋前、旋后活动中减少肱骨小头软骨的磨损，减少假体-骨接触面（压配式假体）、假体-骨水泥和骨-骨水泥（骨水泥假体）之间的应力。此外，由于双极假体可以与肱骨小头和尺骨近端自我校准，这不仅解决了头颈角的变异性和相对于本身桡骨头凹的抵消，也使假体放置不理想的情况得到容忍。双极桡骨头假体最初设计为骨水泥长柄，最近更多的设计为压配式短柄假体（图25.3a、b）。后者的假体柄固定方法可以获得生物性骨整合，从而达到较长使用寿命，

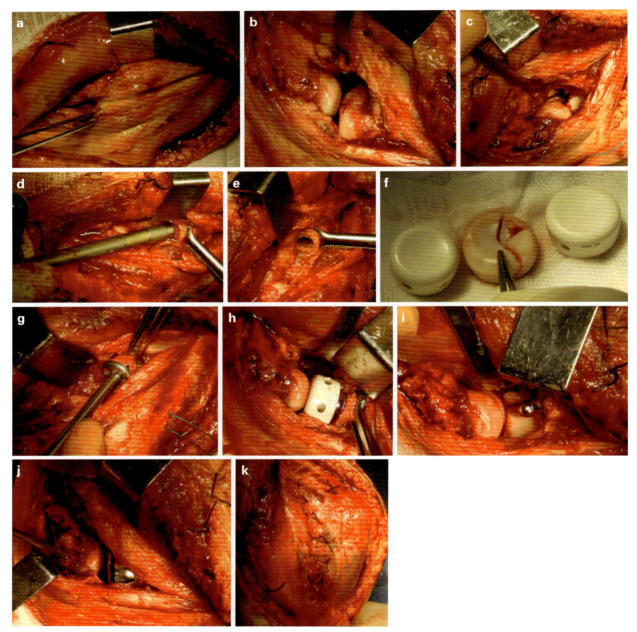

图25.2 使用双极RHS系统（Tonier）的桡骨头置换术的手术步骤。（a）后外侧切口，采用Kocher入路进入。（b）暴露桡骨头和桡骨颈的粉碎骨折块。（c）细心清理血肿和所用的骨折块，使用摆锯切掉桡骨头，造出平坦的截面。（d、e）使用压实器从小号到大号做桡骨颈髓内的准备工作。（f）手术台上重建桡骨头，便于选择与实际桡骨头周径一样的假体。（g）使用手动桡骨颈规划器为假体柄领造出一个平滑的接触面。（h）放置试模，以验证其大小、运动轨迹以及在所有运动弧度中与肱骨小头的一致性。（i）置入最终确定的假体柄。（j）置入最终确定的桡骨头假体。（k）使用铆钉侧对侧（Side by Side）交叉缝合修复损伤的外侧副韧带和肌肉

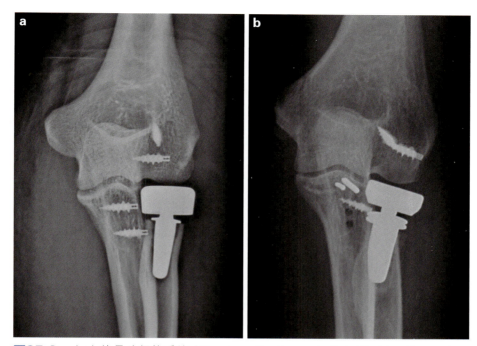

图25.3　（a）桡骨头假体系统（Tornier, Montbonnvot-SaintMartin, France）。（b）SBI双极（桡骨头假体, Small Bone Innovation, Morrisville, Pennsylvania, USA）

这已经在其他关节中做了深入研究，尤其是髋关节。

我们只找到两篇文献报道压配式桡骨头双极假体的疗效。2012年Rotini首先回顾性评价了压配式双极假体和单极假体（桡骨头假体, Small Bone Innovation, Morrisville, 宾夕法尼亚, 美国）的临床和影像学结果。这是一篇31例的队列研究（12例单极假体，19例双极假体）。研究者分析了两组患者：10例患者是急性损伤接受置换手术，21例是因关节僵硬和慢性损伤后来接受的置换手术。平均随访2年后，根据MEPI评估后，93.5%的病例结果满意，2例结果尚可，患者（1例使用的双极假体，1例使用的单极假体）出现肘关节僵硬相关的疼痛和日常活动时关节功能受限。影像学分析显示1例（双极假体）假体柄周围（＞2mm）明显的透光（radiolucency），10例（6例双极假体，4例单极假体）出现较低（＜2mm）透光。其中还报道了3例桡骨周径周围出现＞3mm的骨吸收，3例中1例骨吸收＞7mm，最终因为无菌性松动不得不取出了假体，而最终临床结果还不错。总的再手术比例是6.4%（2例双极假体）：1例因为无菌性松动，1例因为关节持续僵硬。在再手术率、骨吸收、骨溶解、活动度的恢复和向关节炎进展等方面，作者未发现两种假体之间有任何差异。

最近，Kodde等报道了27例使用压配式双极桡骨头假体（Tornier, Montbonnot-Saint-Martin, 法国）治疗急性骨折/伤后后遗症的结果。根据MEPI，平均随访48个月之后，疗效满意者占70%，疗效尚可接受者占26%，疗效差者占4%。报道称，由于关节持续不稳定性导致桡骨头假体翻修率较高（11%）。2例患者因为有症状的肱骨小头磨损做了肱尺关节表面置换术，另有1例患者的桡骨头假体更换了更大的尺寸。另有9例患者出现术后并发症，其中5例需要手术：2例患者做了尺神经松解术，1例患者因为下尺桡关节问题做了Sauvè-Kapandji手术，1例患者因为术后关节不稳定做了外侧副韧带重建术，1例患者因为肘关节僵硬重新做了手术。其余出现的并发症是：1例肱尺关节炎，1例肱骨内上髁炎，1例肱骨外上髁炎，1例原因不明的肘关节疼痛。尽管92%的病例假体与骨之间影像上存在透光，但该报道的研究者未发现无菌性松动。

最近的一项前瞻性对比研究中，Giannicola等分析了45例患者（35例急性骨折和10例创伤后遗症）的术后疗效，手术置入物包括双极压配式桡骨假体（Tornier，MontbonnotSaint-Martin，法国）和解剖型单极压配式假体（Acumed，Hillsboro，美国）。双极假体（组1）和解剖型假体（组2）分别置入25例和20例患者。最终随访28个月后，所有入组病例临床结果令人满意，两组之间没有明显的差异。尤其是MEPS、Q-dash和M-Ases平均值分别是组1：95、13.3、89、组2：93、9.9、83.5。最终的随访中，45例患者中39例出现假体柄周围颈部近端骨吸收，15例患者（组1有9例，组2有6例）出现轻微的颈部吸收（＜3mm），21例患者（组1有12例，组2有9例）出现中度的颈部吸收（3~6mm），3例患者出现严重的颈部吸收（＞6mm）。组2中1例患者出现无菌性假体严重松动。为了防止骨折和骨皮质磨损，这位患者重新做了手术，使用的是骨水泥型长柄双极假体。

至于术后并发症，2例接受了双极假体置入的患者因为新的创伤导致桡骨头假体解体。其中应一例患者要求，该患者假体被取出，术后肘关节稳定。另一例患者则接受了新的桡骨头假体置入手术。两例患者随后的随访结果令人满意。

总之，压配式双极假体临床疗效令人满意，短期随访超过80%（70%~93.5%）的病例肘关节功能恢复良好。可能因为应力遮挡，术后2年大多数的假体柄周围出现不同程度的放射性透光和桡骨颈近端的骨吸收现象，较少数的病例发生无菌性松动。假体平均的取出和翻修率是9%，这一结果与在不同极性的假体或使用假体柄的病例中观察到的结果相类似（10%）。要确定这种假体的疗效还需要进行中长期的随访深入研究。

参考文献

[1] Tarassoli P, McCann P, Amirfeyz R. Complex instability of the elbow. Injury. 2017;48(3):568–577. https://doi.org/10.1016/j.injury.2013.09.032.

[2] Giannicola G, Sacchetti FM, Greco A, Cinotti G,Postacchini F. Management complex elbow instability. Musculoskelet Surg. 2010;94(Suppl 1):S25–S36.https://doi.org/10.1007/s12306-010-0065-8.

[3] Giannicola G, Polimanti D, Sacchetti FM, ScacchiM, Bullitta G, Manauzzi E, et al. Soft tissueconstraint injuries in complex elbow instability: surgical techniques and clinical outcomes.Orthopedics. 2012;35(12):e1746–e1753. https://doi.org/10.3928/01477447-20121120-19.

[4] Acevedo DC, Paxton ES, Kukelyansky I, Abboud J,Ramsey M. Radial head arthroplasty: state of the art.J Am Acad Orthop Surg. 2014;22(10):633–642. https://doi.org/10.5435/JAAOS-22-10-633.

[5] Van Glabbeek F, Van Riet RP, Baumfeld JA, NealePG, O'Driscoll SW, Morrey BF, An KN. Detrimentaleffects of overstuffing or understuffing with aradial head replacement in the medial collateral ligament deficient elbow. J Bone Joint Surg Am. 2004;86-A(12):2629–2635.

[6] Frank SG, Grewal R, Johnson J, Faber KJ, King GJ, Athwal GS. Determination of correct implant size in radial head arthroplasty to avoid overlengthening. J Bone Joint Surg Am. 2009;91(7):1738–46. https:// doi.org/10.2106/JBJS.H.01161.

[7] Rowland AS, Athwal GS, MacDermid JC, King GJ. Lateral ulnohumeral joint space widening is not diagnostic of radial head arthroplasty overstuffing. J Hand Surg Am. 2007;32(5): 637–641.

[8] Van Riet RP, van Glabbeek F, de Weerdt W, Oemar J, Bortier H. Validation of the lesser sigmoid notch of the ulna as a reference point for accurate placement of a prosthesis for the head of the radius: a cadaver study. J Bone Joint Surg Br. 2007;89(3):413–416.

[9] Abdulla I, Langohr GD, Gladwell M, Yeung C, Faber KJ, King GJ, Athwal GS. The effect of fracture comminution on the reliability and accuracy of radial head sizing. J Shoulder Elb Surg. 2015;24(3):364–368. https://doi.org/10.1016/j.jse.2014.10.026.

[10] Morrey BF. Radial head prosthesis. In: Master techniques in orthopaedic surgery: The Elbow. Philadelphia: Lippincott Williams and Wilkins; 2014. p. 156–169–38.

[11] Leclerc AE, Deluce S, Ferreira L, Desai S, King GJ, Athwal GS. Measurements of the ipsilateral capitellum can reliably predict the diameter of the radial head. J Shoulder Elb Surg. 2013;22(12):1724–1728. https://doi.org/10.1016/j.jse.2013.06.014.

[12] Rotini R, Marinelli A, Guerra E, Bettelli G, Cavaciocchi M. Radial head replacement with unipolar and bipolar SBi system: a clinical and

radiographic analysis after a 2-year mean follow-up. Musculoskelet Surg. 2012;96(Suppl 1):S69–S79. https://doi.org/10.1007/s12306-012-0198-z.

[13] Kodde IF, Heijink A, Kaas L, Mulder PG, van Dijk CN, Eygendaal D. Press-fit bipolar radial head arthroplasty, midterm results. J Shoulder Elb Surg. 2016;25(8):1235–1242. https://doi.org/10.1016/j. jse.2016.02.007.

[14] Chanlalit C, Shukla DR, Fitzsimmons JS, An KN, O'Driscoll SW. Stress shielding around radial head prostheses. J Hand Surg Am. 2012;37(10):2118–2125. https://doi.org/10.1016/j.jhsa.2012.06.020.

[15] Kachooei AR, Baradaran A, Ebrahimzadeh MH, van Dijk CN, Chen N. The rate of radial head prosthesis removal or revision: a systematic review and metaanalysis. J Hand Surg Am. 2018;43(1):39–53.e1.https://doi.org/10.1016/j.jhsa.2017.08.031.

骨水泥型桡骨头置换术的手术方法和效果

第 26 章

Enrico Bellato, Andrea Celli, Lorenzo Mattei,

Alessandro Cunotto, Giovanni Ferrero,

Filippo Castoldi

26.1 简介

桡骨头置换术通常适用于不可修复的桡骨头骨折（通常在老年患者中），特别是当桡骨头需要作为关节稳定器时。其他指征包括前臂纵向不稳、骨折后遗症（如桡骨小头骨折畸形愈合）、桡骨小头切除后不稳定，以及肱桡关节骨关节炎。

无论适应证如何，都可以选择4种类型的假体柄。在最近的一篇囊括30篇文章共727例患者的文献综述中，21%的假体是骨水泥固定的，32%是压配式，32%是松弛型，15%的假体是用可膨胀柄固定的。除外最后一种极少选择的方法，松弛型置换法使用了既不会发生骨整合也无须压紧的光滑柄。因此，它的髓腔内活动使得在旋前–旋后和伸展–屈曲过程中，桡骨头与肱骨髁有更好的一致性。粗糙柄的表面由一种骨传导生物材料组成，这种材料有助于假体的初次压配和骨整合，而不需要使用骨水泥或喷砂以促进骨内生长。

如何选择假体柄仍在争论中，没有明确的证据表明某一种类型的假体比另一种类型假体的临床效果更好。我们在这里描述首选的骨水泥型桡骨头置换术，然后总结文献中最新的临床结果。

26.2 手术技术

患者取仰卧位。手术通常在臂丛麻醉下进行。为了减少术中出血，应使用无菌或非无菌止血带。可以使用无菌洞巾。

E. Bellato (✉) · F. Castoldi Department of Orthopaedic Surgery, San Luigi Gonzaga Hospital, University of Turin Medical School, Turin, Italy
University of Turin Medical School, Turin, Italy e-mail: enrico.bellato@unito.it

A. Celli Shoulder and Elbow Unit, Department of Orthopaedic Surgery, Hesperia Hospital, Modena, Italy

L. Mattei Department of Orthopaedic Surgery, Rivoli Hospital, Rivoli, Turin, Italy

A. Cunotto University of Turin Medical School, Turin, Italy

G. Ferrero Department of Orthopaedic Surgery, San Luigi Gonzaga Hospital, University of Turin Medical School, Turin, Italy

© Springer Nature Switzerland AG 2020
F. Castoldi et al. (eds.), Elbow Arthroplasty, https://doi.org/10.1007/978-3-030-14455-5_26

有两种主要的外科侧方入路可供选择。Kocher入路更靠后，使用肘肌和尺侧腕伸肌之间的解剖间隙。Kaplan入路更靠前，位于假设线上的腕伸肌附近，连接上髁部和Lister结节。在最近的一项研究中，我们观察到尺侧副韧带（被认为在后外侧旋转不稳定中起主要作用）通常位于Kocher间隙。因此，当不需要手术修复外侧副韧带时，我们倾向于选择Kaplan入路。在内侧筋膜室也必须显露的情况下，可以选择较后的入路。

环状韧带位于肌腱下方，切断（如果韧带完整）以完全暴露桡骨头。在暴露桡骨颈时，外科医生必须记住，骨间后神经穿过旋后肌，距离桡骨头远端约4cm。一些研究者建议术者应该将前臂保持在旋前位置，以便将骨间后神经放置在离手术区域尽可能远的地方。将两个Hohmann牵引器放置在桡骨颈的前后，以充分暴露桡骨近端。为了避免损伤骨间后神经，前牵引器必须小心放置（即靠近骨骼，不要过度缩回）（图26.1）。

为了帮助术者选择合适大小假体，应该尽可能完整地切除桡骨头。在骨折有多个小碎片的情况下，肱骨小头是一个很好的参照物，因为它的垂直直径加1mm就近似于桡骨头的大小。术者应该检查桡骨颈或近端骨干是否存在骨折，因为它们是填充骨水泥过程中骨间后神经损伤的潜在来源。

从切除或骨折的桡骨小头中取出一块骨作为塞子，以防止骨水泥在髓管中过度向远端迁移（图26.2）。

然后用锉刀扩髓，并将骨塞推到假体柄末端稍远的位置，这有助于将骨水泥的需求量降至最低。通常会插入试验性置入物，以确保置入物不会过度填充，如果不确定假体位置，可以在术中使用透视检查。在取出试验性置入物后，使用生理盐水仔细清洁髓管，以便进行适当的水泥填充。水泥是以标准方式制备的，并使用带有大号的柔软塑料针头的注射器注入（图26.3a~c）。

在插入假体柄后，术者应仔细地移除桡骨颈周围所有多余的骨水泥（图26.3、图26.4），等待水泥硬化。

之后，使用双极置入物，假体桡骨头被锁定，伤口以标准方式闭合（图26.5）。

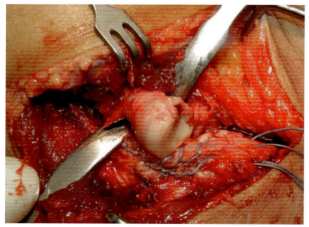

图26.1　桡骨近端通过外侧入路暴露。为了加强桡骨头的暴露，两个Hohmann牵引器被放置在桡骨颈的前后

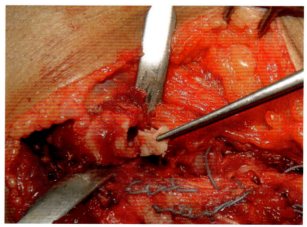

图26.2　一个小骨塞被插入到桡骨轴中，以限制过度的水泥迁移

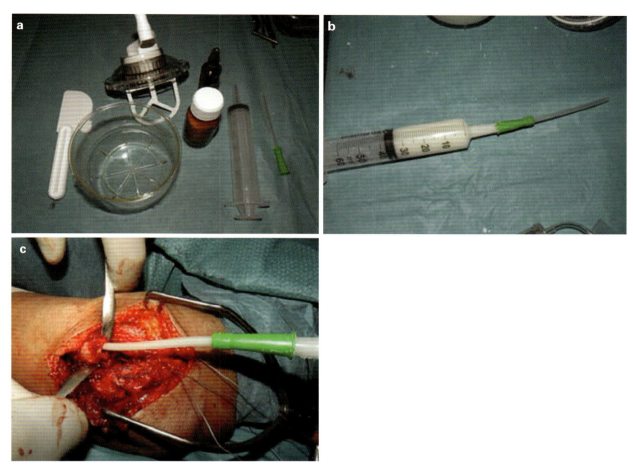

图26.3　（a）使用标准器械制备骨水泥。（b）将带软塑料针头的注射器装满骨水泥。（c）将骨水泥注入髓腔

图26.4　插入假体柄，并小心地移除多余的骨水泥

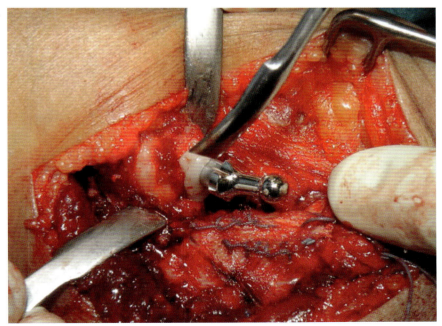

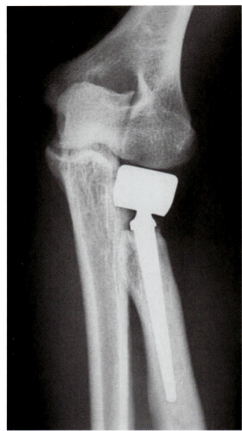
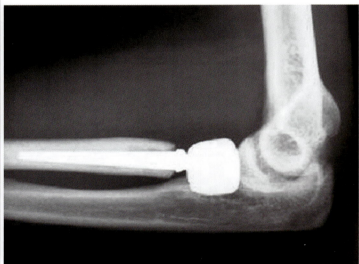

图26.5　骨水泥型双极桡骨头置换术后的X线片随访

26.2.1 术后护理

我们手术后不常规放置引流管或夹板。肘部固定于柔软的绷带中，在术后的前几个小时抬高，以防止和减少肿胀、血肿。在手术治疗孤立桡骨头骨折的情况下，我们通常不限制肘关节的活动。最初，允许被动运动，之后逐渐采取更多主动运动。应注意尽量减少或避免术后初期肘关节的完全伸展和完全旋后运动。

在手术中暴露外侧韧带结构并重建后，我们建议患者在6周内避免肩部外展，以避免在愈合过程中对外侧副韧带造成压力。

26.3 结果

据我们所知，目前还没有专门针对桡骨头假体粘接过程的临床研究。在这里，我们总结了过去10年来使用骨水泥置入物的最相关研究的结果。

Popvic等总结了51例外伤后接受双极桡骨头置换术的患者（11例孤立性粉碎性骨折，34例合并肘关节后脱位的骨折，6例"孟氏"骨折）。随访8.4年后，按Mayo肘关节功能评分（MEPS）评定结果为优秀：14例；良好：25例；一般：9例；较差：3例。然而，尽管有这些良好的临床结果，他们还是报道了有关放射学结果的问题。研究者分析了桡骨近端的变化，包括透光线、骨质溶解和桡骨颈的近端吸收。

27例（53%）患者髓腔内显示假体周围透明，16例（31%）患者桡骨颈区域发生进行性骨质缺失，5例（10%）患者在中段区域出现进行性气球状骨溶解，皮质壁厚度明显改变，伴假体柄移位超过1mm。研究者认为，透光线的早期变化应归因于欠佳的假体粘接技术，而渐进的透光线可反映由力学因素和/或进行性骨溶解导致的进行性假体柄松动。

LIM等也报道了这种并发症的高发病率。世卫组织报道了6名Mason Ⅲ型或Ⅳ型桡骨头骨折的患者，他们接受了骨水泥型、单极式、Vitalum式假体置换。他们在中短期随访后得出结论，这种类型的手术在恢复肘部稳定性方面是有效的，但他们也报道了4例无菌性松动。这种并发症与临床结果无关，但引起了人们的关注。

Burkhart等报道了使用骨水泥双极桡骨头假体治疗17例患者（9例在骨折后一期置入，7例二期手术置入，1例因软骨肉瘤置入）治疗8.8年的结果。根据MEPS评分结果，优秀：6例；良好：10例；一般：1例。一期手术置入与二期手术置入无差异。没有发现松动或近端骨吸收的影像学表现。因此，作者得出结论，Popovic等之前的观察结果一定有不同的解释，他设想所有无菌松动的放射学结果可能是最初假体粘连技术欠佳的结果，且该结果可能会因机械因素和/或多年来的碎片磨损而恶化。

经过平均50个月的随访，Allavena等报道了22名患者（16例为急性骨折患者，6例为骨折后遗症患者）接受双极骨水泥假体桡骨头置换术的争议性结果。6例患者（27%）经历了肘关节早期后外侧半脱位，一直采用翻修手术治疗。4例患者（18%）取出了桡骨头假体。平均MEPS为79分（优秀：3例；良好：11例；一般：3例；较差：1例）。影像学结果表明，8例患者假体柄下可见骨溶解，4例患者假体柄周围可见透明带，1例假体明显松动。

Lan等报道了12例伴或不伴有冠突骨折的桡骨头粉碎性骨折患者中使用双极骨水泥桡骨头假体理想的短期结果。结果显示平均MEPS为90.8分，无一例患者出现不稳，12例患者中有11例主观上对手术结果表示满意。置入物没有松动，只有轻微的骨关节炎迹象。

Heijink等最近报道了25例因急性桡骨头骨折、治疗失败或骨折后遗症而接受骨水泥双极桡骨头置换术的患者，随访时间为50个月。根据MEPS评分结果：优秀：13例（54%）；良好：7例（29%）；一般：3例（13%）；较差：1例（4%）。1例患者假体完全分离，2例患者半脱位。7例患者未发现松动迹象但桡骨近端有不同程度的骨溶解。在8例患者中，双极假体的设计弥补了肱桡关节的错位。

26.4 讨论

由于文献中缺乏证据，使用骨水泥固定假体柄部仍有争议。将骨水泥固定与其他类型的固定方法进行比较，存在以下几点困难。首先，纳入研究的患者数量通常很少。其次，纳入的患者所患疾病的类型不同（例如骨折、骨折-脱位、骨折后遗症、骨关节炎和肿瘤）。再次，桡骨头置换包括了几个可以组合的特征（例如，固定类型、模块性、头部形状、极性、材料），撇开制造商之间的差异，仍然有许多可能的组合。最近的一篇包含30篇文献的综述涉及727例接受桡骨头置换的患者，显示固定类型对活动范围和翻修率均无显著影响。在处理MEP时，虽然所有4种固定技术的结果平均在良好和优秀之间，但压配合固定和膨胀柄固定平均比骨水泥固定产生更好的结果评分。

为了避免和降低术中桡骨骨折的风险，可以选择骨水泥固定假体柄部。这种风险在骨骼质量差的情况下（如老年人）明显更高。然而，因为一些公司不提供直径逐渐增加1mm的假体柄，年轻的患者也可能面临风险。这提出了两个需要考虑因素。首先，还不清楚压配合柄是否比松的好，所以人们可能会想为什么外科医生要努力实现稳定固定。其次，据报道，术中桡骨颈骨折可能不需要担心。生物力学测试显示，在插入过大（1mm）的柄的过程中，桡骨颈发生环状应力骨折后，原始稳定性可能不会受到影响。只要骨折不发生骨的移位或扩散，稳定性就不会丧失。

如果外科医生想用骨水泥固定假体柄，我们建议应该确认桡骨骨干的完整性，以防止骨间后神经（PIN）被骨水泥破坏。

应力遮挡是桡骨头置换术后可能出现的并发症。虽然在临床实践中，我们发现它通常与压配式柄有关，但它在骨水泥和非骨水泥柄中都有描述。因此，这似乎不代表特定类型的柄固定的可能的适应证或禁忌证。此外，应力遮挡似乎不会损害置入物的稳定性和功能，这一点需要更长时间的随访才能证实。

在翻修手术中通常需要骨水泥置入物。

当使用解剖假体时，头部的方向对手术的成功起着关键作用，因此需要稳定的固定。如果这种假体不能获得压配合固定，即使假体没有设计成用骨水泥固定，使用骨水泥固定也可能是更好的选择。

一些外科医生为了避免在翻修手术中出现问题，不愿使用骨水泥。考虑到桡骨的小直径，以及丢失的骨块可能会阻止插入新的柄，这种担忧是合理的。然而，据我们所知，在文献报道和我们的临床经验中尚未遇到这个问题。

尽管有这些考虑，选择通常是基于外科医生的偏好和经验。对于某些假体模型，骨水泥是更好的选择，是否选择用骨水泥固定假体取决于所选择的假体模型。例如，如果外科医生更喜欢用双极假体并想要使用Tornier-Wright假体，需要接受长柄必须用骨水泥固定（可能会选择长柄，与短柄相比，它允许更高范围的双极性）。相反，如果注重置入物的解剖型状，并选择Acumed假体，则需要接受柄的设计是为了压入桡骨颈管。值得注意的是，一些置入物尽管被设计成压配合，也可以使用骨水泥固定（表26.1）。

26.5 结论

是否使用骨水泥固定假体柄主要取决于外科医生的经验和决定于选择的假体类型。如果选择骨水泥固定，为了获得良好的结果需要遵循一些简单的步骤。

表26.1　市场上可用的主要假体（不包括带有松配合或可膨胀假体；右栏描述了关于假体柄固定的外科技术）

名称	公司	外科技术
解剖型桡骨头系统	Acumed	柄部的设计是为了适配将其压入桡骨颈管
桡骨头	Stryker	如果在插入试验柄时没有进行稳定的固定（如柄部可以轻松地从髓管中拔出或在髓管中旋转），则建议使用骨水泥（PMMA）
提升模块桡骨头	Integra life sciences orthopaedics	桡骨头试验有一个较小的柄，以便插入时不会肘部脱位，并保持髓管的完整性，以进行最终的压合
桡骨头系统	Tornier	短柄：该柄设计为压配合；但是，如果在插入时没有获得稳定的固定（即柄可以很容易地从髓管中拔出或在髓管中旋转），则推荐使用骨水泥 长柄：该柄设计为用骨水泥固定

参考文献

[1] Heijink A, Kodde IF, Mulder PG, Veltman ES, Kaas L, van den Bekerom MP, Eygendaal D. Radial head arthroplasty: a systematic review. JBJS Rev. 2016;4(10). doi:https://doi.org/10.2106/JBJS.RVW.15.00095.

[2] Grewal R, MacDermid JC, Faber KJ, Drosdowech DS, King GJ. Comminuted radial head fractures treated with a modular metallic radial head arthroplasty. Study of outcomes. J Bone Joint Surg Am. 2006;88(10):2192–2200. https://doi.org/10.2106/JBJS.E.00962.

[3] Blonna D, Bellato E, Caranzano F, Castoldi F. Relevant anatomy of the lateral collateral ligament of the elbow. An anatomic study. Paper presented at the SECEC -ESSSE congress, Berlin. 2017.

[4] Tornetta P 3rd, Hochwald N, Bono C, Grossman M. Anatomy of the posterior interosseous nerve in relation to fixation of the radial head. Clin Orthop Relat Res. 1997;345:215–218.

[5] Vanhees M, Shukla D, Fitzsimmons J, An KN, O'Driscoll SW. Anthropometric study of the radiocapitellar joint. J Shoulder Elb Surg. 2015;24(8):ASES abstracts; e239–e240.

[6] Popovic N, Lemaire R, Georis P, Gillet P. Midterm results with a bipolar radial head prosthesis: radiographic evidence of loosening at the bone-cement interface. J Bone Joint Surg Am. 2007;89(11):2469–2476. https://doi.org/10.2106/JBJS.F.00723.

[7] Lim YJ, Chan BK. Short-term to medium-term outcomes of cemented Vitallium radial head prostheses after early excision for radial head fractures. J Shoulder Elb Surg. 2008;17(2):307–312. https://doi org/10.1016/j.jse.2007.07.020.

[8] Burkhart KJ, Mattyasovszky SG, Runkel M, Schwarz C, Kuchle R, Hessmann MH, Rommens PM, Lars MP. Mid- to long-term results after bipolar radial head arthroplasty. J Shoulder Elb Surg. 2010;19(7):965– 972. https://doi.org/10.1016/j.jse.2010.05.022.

[9] Allavena C, Delclaux S, Bonnevialle N, Rongieres M, Bonnevialle P, Mansat P. Outcomes of bipolar radial head prosthesis to treat complex radial head fractures in 22 patients with a mean follow-up of 50 months. Orthop Traumatol Surg Res. 2014;100(7):703–709. https://doi.org/10.1016/j.otsr.2014.06.019.

[10] Laun R, Wild M, Hakimi M. One-year results of cemented bipolar radial head prostheses for comminuted radial head fractures. GMS Interdiscip Plast Reconstr Surg DGPW. 2015;4:Doc12. https://doi. org/10.3205/iprs000071.

[11] Heijink A, Kodde IF, Mulder PGH, Van Dijk CN, Eygendaal D. Cemented bipolar radial head arthroplasty: midterm follow-up results. J Shoulder Elb Surg. 2016;25(11):1829–1838. https://doi.org/10.1016/j jse.2016.05.017.

[12] Fehringer EV, Burns EM, Knierim A, Sun J, Apker KA, Berg RE. Radiolucencies surrounding a smoothstemmed radial head component may not correlate with forearm pain or poor elbow function. J Shoulder Elb Surg. 2009;18(2):275–278. https://doi. org/10.1016/j.jse.2008.09.012.

[13] Doornberg JN, Parisien R, van Duijn PJ, Ring D. Radial head arthroplasty with a modular metal spacer to treat acute traumatic elbow instability. J Bone Joint Surg Am. 2007;89(5):1075–1080. https:// doi.org/10.2106/JBJS.E.01340.

[14] Chanlalit C, Shukla DR, Fitzsimmons JS, An KN, O'Driscoll SW. Effect of hoop stress fracture on micromotion of textured ingrowth stems for radial head replacement. J Shoulder Elb Surg. 2012;21(7):949–954. https://doi.org/10.1016/j.jse.2011.05.001.

[15] Chanlalit C, Shukla DR, Fitzsimmons JS, An KN, O'Driscoll SW. Stress shielding around radial head prostheses. J Hand Surg Am. 2012;37(10):2118–2125. https://doi.org/10.1016/j.jhsa.2012.06.020.

[16] Giannicola G, Scacchi M, Spinello P. Stress-shielding around press-fit radial head prosthesis: comparative study between bipolar and anatomic monopolar implants. Paper presented at the SECEC-ESSSE meeting, Berlin. 2017.

桡骨头置换术的并发症及翻修治疗：处理方法和预后

第 27 章

Jetske Viveen, Izaäk F. Kodde, Ante Prkic,
Bertram The, Denise Eygendaal

27.1 简介

在过去的75年里，桡骨头假体（RHP）已被广泛用于治疗各种创伤情况，包括急性粉碎性桡骨头骨折和其他创伤后畸形，如骨不连、畸形愈合、创伤后骨关节炎和肘部或前臂持续性不稳定。

自从Speed引入RHP以来，人们已经进行了许多在材料、固定技术、模块性和极性方面不同的改进。到目前为止，还不清楚哪种类型的RHP更优越。硅胶RHP已被证明在生物相容性和生物力学方面存在不足，存在置入物碎裂和硅胶滑膜炎的重大风险。虽然RHP的初次和翻修手术取得了良好的效果，但并发症发生率高达30%，3~4年内置入物翻修和移除率为8%~10%。这一使用时间远远低于髋关节和膝关节置换术后假体的使用时间。

由于RHP初次手术的并发症和失败率相对较高，因此需要一种算法来决定是否要对失败的假体进行翻修、更换或移除。本章概述了这些不同类型的手术后可预期的功能结果。

27.2 初次桡骨头置换术的并发症及失败因素

许多文献报道了不同类型的RHP初次手术的结果。报道的并发症发生率高达30%，包括感染、持续性疼痛、僵硬、异位骨化、松动、充填过度、假体头部过大以及假体头部与柄部分离。并发症发生率相对较高的原因尚不清楚，这取决于所使用的假体和固定技术的类型，以及应用的手术方式。

然而，大多数翻修或移除都是在初次放置假体后2年内进行的。是否翻修或移除假体的决定更多地取决于外科医生或医院的偏好，而不是假体的客观问题。

J. Viveen (✉) · I. F. Kodde · A. Prkic · B. The
D. Eygendaal
Department of Orthopaedic Surgery,
Amphia Hospital, Breda, The Netherlands

© Springer Nature Switzerland AG 2020
F. Castoldi et al. (eds.), Elbow Arthroplasty, https://doi.org/10.1007/978-3-030-14455-5_27

因此，考虑到假体的失效情况和肘关节的软骨状况，提供一种是否翻修、更换或移除假体的算法将是有帮助的。事实证明硅胶RHP在生物相容性和生物力学上是不足的，因此不再是首选方法。而RHP有许多不同设计，它们在材料（钴铬合金、钛、热解碳和钴铬钼合金）、固定技术（压配合、目的性松配合、骨水泥或膨胀柄固定）、模块性（整体或模块化）和极性（单极或双极）方面各不相同。

翻修或移除RHP的适应证是异位骨化切除（47%）和僵硬（42%）以及持续性疼痛。不太常见的适应证是置入物松动（16%）、充填过度（13%）和感染（8%）。虽然有些人认为翻修率和移除率不受假体设计的影响，但另一些人报道说分组分析显示骨水泥固定、长柄、钴铬钼合金和双极假体的失败率是最低的。

27.3 桡骨头翻修术

骨头置换术后的翻修手术主要是因肘关节僵硬、假体过度填充（过长和过大）、假体半脱位或分离、假体松动、疼痛的小头侵蚀或感染而进行的。

和往常一样，我们首先要仔细地从患者的病史开始分析。患者可能从刚开始置入桡骨头后就感到疼痛，也可能在经过一段时间以后出现了疼痛。第一种情况更有可能是骨水泥的充填过度和假体错位，或者是由于假体的无菌性而导致的早期手术失败。后期可能出现假体的松动或假体被侵蚀时。伤口愈合问题的病程可能提示感染，而手术前或手术后长时间的不活动和错位都可能导致肘关节僵硬。此外，腕关节的进行性疼痛的病史可能提示桡骨近端移动。

体格检查的重点是肘关节周围的瘢痕组织、肘关节的活动范围、肘部是否软组织肿胀、是否有关节积液、触诊时是否疼痛或有无关节负重和负重运动时疼痛、肘关节的稳定性和肘关节的神经血管状态。此外，腕关节和远侧尺桡关节（DRUJ）的检查不应被低估。正侧位X线片可提供假体可能松动、半脱位或分离的信息。需要知道的是，许多桡骨头置入物显示出近端，颈下的骨质溶解的情况，但并不松动。通常需要额外的CT成像来评估其他变量，以确定失败的原因。对骨水泥过度填充的评估更准确，对异位骨化（HO）的确切位置和立体结构提供了更详细的信息，并且可以更准确地检测到假体的松动、骨关节炎或桡骨小头侵蚀。双源CT扫描可以降低假体产生的散射，能够进一步准确地评价。双侧腕关节的正位X线片可用于检测桡骨近端是否移动。

对炎症反应因子如C反应蛋白（CRP）和抗炎药敏试验等进行实验室检测，可以提供有关感染可能性的信息，但与其在下肢感染中的应用相比，相关性较低。

手术计划从患者的定位和切口的计划开始。如果在肘部后部做了一个前切口，侧卧位可能更容易进行。而手臂放在臂台上的仰卧位适合使用侧切口。而使用仰卧位将手臂放在臂台上则适合进行侧切口。采用后路入路的一个优点是，即使患者的肩部活动相当有限，也可以在肘关节外侧、内侧和后侧进行手术，并且可以很容易地到达尺神经。侧切口可以很好地进入桡骨头假体，同时也便于肘关节的前后关节切开术，但如果需要进入尺神经或关节内侧，则需要额外的内侧切口作为补充。二次切口似乎增加了再次手术的发生率，但广泛的后入路伴大皮瓣的形成有时可能更有风险，特别是当伤口破裂是当前病例所需要担心的时候。在某些情况下，计划的程序将决定入路：桡骨头假体可以通过侧入路或正前方入路置入，而全肘假体则总是通过后入路置入。

在肘关节僵硬的情况下，重要的是评估桡骨头假体（RHP）在关节置换过程中可能的过度填充。当假体头太大时，过度填充可能意味着过大，或者当假体头相对于尺骨的位置过高时，可能意味着过长。在过度填充的情况下，有时需要修改假体，而有些假体可以原位缩短。对于其他双极性置入物，改变头部组件就足够了。头部组建的分离只在双极性置入物中可见。在头部脱离的情况下，必须严格评估桡尺关节和尺肱关节的咬合机制、排列不正、旋转不良和稳定性以及小头肌的一致性。可能需要一个新的头部假体或一个完整的新假体，但如果存在不稳定可能需要更广泛的手术。在单极型的情况下，桡骨头半脱位有时会出现在桡骨小头不稳定或桡骨长期不对齐的情况下。在这些病例中，双极骨水泥假体的修复可以弥补轻度的错位。否则，在翻修或稳定接头时，可能必须通过重新定位阀杆来解决定位不一致的根源问题。然而，如果是慢性畸形，头状软骨可能已经严重受损，这就增加了一个难以解决的问题。然后决定要么忽略桡骨小头，要么在不重建前臂骨间膜（IM）的情况下将其切除。

假体感染的手术计划取决于许多因素，包括微生物类型、并发症、软组织状态和感染持续时间。如果有感染，有两种选择。医生可以决定对肘关节进行清创术或者取下假体。在大多数情况下，两种治疗方法均与抗生素联合使用。抗生素的类型和长度取决于微生物的类型。因此，围术期培养应始终在给予抗生素之前进行。Morrey 等已经编写了关于治疗选择的指南，例如假体感染时的去除与保留置入物。

在所有病例中，外科医生都应该评估肘关节的稳定性以及肱骨小头和肱尺关节的软骨状态。在不稳定的情况下，侧副韧带（LCL）或内侧副韧带（MCL）功能不全，不应进行前臂骨间膜（IM）或减少冠突的假体移除。在选定的病例中，假体翻修与侧副韧带（LCL）、内侧副韧带（MCL）、前臂骨间膜（IM）或冠突的重建相结合。在有症状的桡骨小头骨关节炎（软骨软化症Ⅳ级）或桡骨小头被侵蚀致关节不协调的情况下，必须用桡骨小头成分对桡骨小头进行表面处理。70 岁以上患者出现症状性肱尺关节骨关节炎或肘关节严重不稳可能是转而采用全肘关节置换术（TEA）的原因之一。

27.4 桡骨头翻修术的临床疗效

关于桡骨头成形术修订结果，主观和客观的结果显然必须加以区分。作为客观参数的运动范围的增益和作为主观参数的疼痛的减少通常是桡骨头假体（RHP）翻修手术的两个主要目标。

初次桡骨头置换术后，活动范围在屈伸 115° ~125° 和旋前旋后 130° ~155° 之间变化。当僵硬影响到患者的活动需求时，对桡骨头假体（RHP）的翻修可能有助于增加运动范围。一项针对伴有松动和不稳定的战斗中持续性疼痛的桡骨头假体（RHP）翻修研究表明，屈曲-伸展运动范围从 105° 提高到 127° ，旋前-仰卧从 113° 提高到 138° 。活动期间，疼痛评分从 8/10 下降到 4/10。此外，翻修手术也改善了较差和一般患者的 Mayo 肘关节评分，使其从一般到优秀。

平均随访 57 个月后，只有一个主要并发症：头部与假体柄分离，可能是由于假体聚乙烯磨损。其他轻微并发症包括暂时性尺神经功能障碍（19%）和外侧上髁炎（5%），这可能与手术无关。95% 的患者在平均75个月的随访期后对结果满意。没有进行第二次翻修，而且这可能是长期的。

当出现桡骨小头退化行性变时，同时当关节成形术后的损伤超过桡骨头假体失败的症状时，对桡骨小头假体进行翻修甚至全肘关节置换（TEA）可能是有益的。当置入假体治疗骨关节炎时，桡骨头假体可以产生良好的结果，然而韧带结构应当保留完整。当全肘关节置换（TEA）置入治疗创伤后遗症时，只有8%的患者主要累及桡骨头；大多数病例有肱骨远端骨折或严重韧带损伤。根据荷兰关节成形术注册数据，2015年，50例失败的桡骨头假体置换（RHP）中有6例被修改为全肘关节置换（TEA）；其余的要么被修改（50例中5例）；要么被删除（50例中39例）。不幸的是，原发性桡骨头假体置换（RHP）后二次手术的原因并未提及。总的来说，将桡骨头假体（RHP）改为全肘关节置换（TEA）仍然不常见，而且只在特定的病例中进行。

27.5 桡骨头假体移除的临床疗效

另一种治疗桡骨头置换术后疼痛、活动受限或肘关节感染的患者的选择是在不更换假体的情况下移除假体。

疼痛可由肱桡关节松动、过度填充骨水泥、术后感染、桡骨头退行性变及关节失稳等原因引起疼痛。活动范围的限制通常是关节成形术周围的囊粘连或异位骨化（HO）的结果，导致撞击，致使活动受限。这可以通过切开或关节镜下切除桡骨头周围的骨赘来实现。手术后服用非甾体抗炎药可能会防止异位骨化（HO）复发。

移除假体后，可能会出现近端桡尺神经汇聚或前臂纵向不稳定（尤其是在最初急性桡尺侧纵向分离损伤后）。桡骨近端移位可能导致桡尺远端不协调，尺骨正向变异，导致尺骨嵌插综合征，患者报道为尺侧腕关节疼痛。

桡骨头被认为是外翻负荷期间的第二个稳定因素，但当内侧副韧带也不足时，移除桡骨头假体（RHP）会导致外翻不稳定，尺神经过度拉伸，并增加肱尺关节的内翻和外翻负荷。桡骨头关节成形术切除时，必须仔细评估内侧副韧带，内侧副韧带不足时可考虑尺神经移位。因此，拆除一个失败的桡骨头假体必须考虑到其潜在的复杂性。在特定的患者群体中，例如，低要求患者或老年患者，这些并发症可能超过桡骨头假体翻修后再次手术的风险。相比之下，有一些关于外伤后桡骨头切除术后功能结果的研究表明，大多数患者术后的功能结果良好，包括令人满意的MEPS评分和DASH评分等。然而，也有一些患者的影像学结果较差。

27.6 结论

初次桡骨头假体（RHP）翻修手术的适应证是异位骨化（HO）和肘关节僵硬，伴或不伴持续疼痛。其他不太常见的迹象是韧带松弛和骨水泥过度填充。如果过度填充、不稳定或错位，应考虑更换桡骨头假体（RHP）。如果发生感染，通常首选摘除假体。如果头部受到侵蚀，应考虑对桡骨头进行翻修。如果整个肘关节都有骨关节炎，则需要进行全肘关节置换术。简而言之，是否翻修、更换或移除失败的RHP，取决于软骨状况和关节的稳定性。失败的RHP手术后的患者的临床和功能结果总体上是令人满意的，但并发症的发生率仍然较高。

参考文献

[1] Shore BJ, Mozzon JB, MacDermid JC, Faber KJ, King GJ. Chronic posttraumatic elbow disorders treated with metallic radial head arthroplasty. J Bone Joint Surg Am. 2008;90(2):271–280. https://doi.org/10.2106/ JBJS.F.01535.

[2] Speed K. Ferrule caps for the head of the radius. Surg Gynecol Obstet. 1941;73:845–850.

[3] Duckworth AD, Wickramasinghe NR, Clement ND, Court-Brown CM, McQueen MM. Radial head replacement for acute complex fractures: what are the rate and risks factors for revision or removal? Clin Orthop Relat Res. 2014;472(7):2136–2143. https://doi.org/10.1007/s11999-014-3516-y.

[4] Heijink A, Kodde IF, Mulder PG, Veltman ES, Kaas L, van den Bekerom MP, et al. Radial head arthroplasty: a systematic review. JBJS Rev 2016;4(10). https://doi. org/10.2106/JBJS.RVW.15.00095.

[5] Kodde IF, Heijink A, Kaas L, Mulder PG, van Dijk CN, Eygendaal D. Press-fit bipolar radial head arthroplasty, midterm results. J Shoulder Elb Surg. 2016;25(8):1235–1242. https://doi.org/10.1016/j. jse.2016.02.007.

[6] Kachooei AR, Baradaran A, Ebrahimzadeh MH, van Dijk CN, Chen N. The rate of radial head prosthesis removal or revision: a systematic review and metaanalysis. J Hand Surg Am. 2017;43(1):39–53.e1. https://doi.org/10.1016/j.jhsa.2017.08.031.

[7] Makela KT, Matilainen M, Pulkkinen P, Fenstad AM, Havelin LI, Engesaeter L, et al. Countrywise results of total hip replacement. An analysis of 438,733 hips based on the Nordic Arthroplasty Register Association database. Acta Orthop. 2014;85(2):107–116. https://doi.org/10.3109/17453674.2014.893498.

[8] Sarris IK, Kyrkos MJ, Galanis NN, Papavasiliou KA,Sayegh FE, Kapetanos GA. Radial head replacement with the MoPyC pyrocarbon prosthesis. J Shoulder Elb Surg. 2012;21(9):1222–1228. https://doi.org/10.1016/j.jse.2011.12.004.

[9] Neuhaus V, Christoforou DC, Kachooei AR, Jupiter JB, Ring DC, Mudgal CS. Radial head prosthesis removal: a retrospective case series of 14 patients. Arch Bone Jt Surg. 2015;3(2):88–93.

[10] Kachooei AR, Claessen FM, Chase SM, Verheij KK, van Dijk CN, Ring D. Factors associated with removal of a radial head prosthesis placed for acute trauma. Injury. 2016;47(6):1253–1257. https://doi.org/10.1016/j. injury.2016.02.023.

[11] Frank SG, Grewal R, Johnson J, Faber KJ, King GJ, Athwal GS. Determination of correct implant size in radial head arthroplasty to avoid overlengthening. J Bone Joint Surg Am. 2009;91(7):1738–1746. https://doi.org/10.2106/JBJS.H.01161.

[12] Taylor TK, O'Connor BT. The effect upon the inferior radio-ulnar joint of excision of the head of the radius in adults. J Bone Joint Surg Br. 1964;46:83–88.

[13] Somerson JS, Morrey ME, Sanchez-Sotelo J, Morrey BF. Diagnosis and management of periprosthetic elbow infection. J Bone Joint Surg Am. 2015;97(23):1962–1971. https://doi.org/10.2106/JBJS.O.00170.

[14] O' Driscoll SW, Herald J. Symptomatic failure of snap-on bipolar radial head prosthesis. J Shoulder Elb Surg. 2009;18(5):e7–e11. https://doi.org/10.1016/j.jse.2008.11.010.

[15] Heijink A, Kodde IF, Mulder PG, Van Dijk CN,Eygendaal D. Cemented bipolar radial head arthroplasty: midterm follow-up results. J Shoulder ElbSurg. 2016;25(11):1829–1838. https://doi.org/10.1016/j.jse.2016.05.017.

[16] Viveen J, Kodde IF, Koenraadt KL, Beumer A, TheB, Eygendaal D. Clinical and radiographic outcome of revision surgery of radial head prostheses:midterm results in 16 patients. J Shoulder Elb Surg.2017;26(3):394–402. https://doi.org/10.1016/j.jse.2016.09.047.

[17] Hackl M, Burkhart KJ, Wegmann K, Hollinger B,Lichtenberg S, Muller LP. From radial head to radiocapitellar to total elbow replacement: A case report.Int J Surg Case Rep. 2015;15:35–38. https://doi.org/10.1016/j.ijscr.2015.08.015.

[18] Heijink A, Morrey BF, Eygendaal D. Radiocapitellarprosthetic arthroplasty: a report of 6 cases and review of the literature. J Shoulder Elb Surg. 2014;23(6):843–849. https://doi.org/10.1016/j.jse.2014.01.042.

[19] Throckmorton T, Zarkadas P, Sanchez-Sotelo J,Morrey B. Failure patterns after linked semiconstrained total elbow arthroplasty for posttraumatic arthritis. J Bone Joint Surg Am. 2016;92(6):1432–1441. https://doi.org/10.2106/JBJS.I.00145.

[20] Conversie van een radiuskopprothese naar een totale elleboogprothese in Nederland in 2015 (n=50). http://www.lroi-rapportage.nl/ elleboog-revisie-ingrepenoperatie-conversie-naar-tep. Assessed 30 Dec 2017.

[21] Aantal gereviseerde componenten bij partiele revisieingrepen aan de elleboog in Nederland in 2015. http://www.lroi-rapportage.nl/ elleboog-revisie-ingrepengereviseerde-componenten-bij-partiele-revisies.Assessed 30 Dec 2017.

[22] Lapner PC, Leith JM, Regan WD. Arthroscopicdebridement of the elbow for arthrofibrosis resulting from nondisplaced fracture of the radial head.Arthroscopy. 2005;21(12):1492.

[23] Zeckey C, Hildebrand F, Frink M, KrettekC. Heterotopic ossifications following implant surgery–epidemiology, therapeutical approachesand current concepts. Semin Immunopathol.2011;33(3):273–286. https://doi.org/10.1007/ s00281-011-0240-5.

[24] Sun Y, Cai J, Li F, Liu S, Ruan H, Fan C. The efficacy of celecoxib in preventing heterotopic ossification recurrence after open arthrolysis for post-traumatic elbow stiffness in adults. J Shoulder Elb Surg. 2015;24(11):1735–1740. https://doi.org/10.1016/j.jse.2015.07.006.

[25] Menth-Chiari WA, Ruch DS, Poehling GG. Arthroscopic excision of the radial head: Clinical outcome in 12 patients with post-traumatic arthritis after fracture of the radial head or rheumatoid arthritis. Arthroscopy. 2001;17(9):918–923.

[26] Antuna SA, Sanchez-Marquez JM, Barco R. Longterm results of radial head resection following isolated radial head fractures in patients younger than forty years old. J Bone Joint Surg Am. 2010;92(3):558–566. https://doi.org/10.2106/JBJS.I.00332.

[27] Iftimie PP, Calmet Garcia J, de Loyola Garcia ForcadaI, Gonzalez Pedrouzo JE, Gine Goma J. Resection arthroplasty for radial head fractures: Long-term follow-up. J Shoulder Elb Surg. 2011;20(1):45–50. https://doi.org/10.1016/j.jse.2010.09.005.

[28] Vanni S, Marenco S, Calo M, Battiston B. Resection arthroplasty after failure of a radial head prosthesis: a case report. Case Reports Plast

Surg Hand Surg.2016;3(1):28–31. https://doi.org/10.3109/23320885.2016.1167607.

[29] Karl JW, Redler LH, Tang P. Delayed proximalmigration of the radius following radial head resection for management of a symptomatic radial necknonunion managed with radial head replacement: a case report and review of the literature. Iowa Orthop J. 2016;36:64–69.

[30] Solarino G, Vicenti G, Abate A, Carrozzo M, Picca G, Moretti B. Mason type II and III radial head fracture in patients older than 65: is there still a place for radial head resection? Aging Clin Exp Res. 2015;27(Suppl 1):S77–S83. https://doi.org/10.1007/s40520-015-0425-1.

[31] Herbertsson P, Josefsson PO, Hasserius R, Besjakov J, Nyqvist F, Karlsson MK. Fractures of the radial head and neck treated with radial head excision. J Bone Joint Surg Am. 2004;86-A(9):1925–1930.

[32] Karlsson MK, Herbertsson P, Nordqvist A, Hasserius R, Besjakov J, Josefsson PO. Long-term outcome of displaced radial neck fractures in adulthood: 16-21 year follow-up of 5 patients treated with radial head excision. Acta Orthop. 2009;80(3):368–370. https://doi.org/10.3109/17453670902967307.

[33] Yalcinkaya M, Bagatur AE, Erdogan S, Zorer G. Resection arthroplasty for Mason type III radial head fractures yield good clinical but poor radiological results in the long term. Orthopedics. 2013;36(11):e1358–e1364. https://doi.org/10.3928/01477447-20131021-15.

放射性肩胛骨关节置换术：适应证、手术技术和效果

第 28 章

Christian Spross，Roger van Riet

28.1 简介

与人体其他关节相比，肘关节炎的发病率较低。已知的风险因素包括遗传易感性、体力劳动、运动或陈旧性创伤。在关节炎症状较重的肘部，关节间隙通常依旧存在，而骨赘或关节内游离体是最常见。这些退行性变化会导致疼痛和主要的运动障碍，如僵硬或肘部卡锁。即使肘关节退化可能开始于关节的外侧，有症状的原发性骨关节炎，孤立于桡小头关节，甚至更为罕见。这些外侧的病变通常是无症状的，大多数患者不会去寻求医疗干预，直到尺肱关节受累。关节镜下行游离体和骨赘的清除术已成为治疗这些患者的金标准。这在疼痛和活动范围的改善方面提供了令人满意的结果。然而，对于软骨明显丢失的患者来说结果是不利的。在疾病的早期阶段，尤其是在年轻患者或创伤后患者，这种情况通常更常见于肱桡关节（图28.1）。对于肱桡关节软骨严重缺失的患者，可以行肱桡关节置换术。其他可考虑的术式是桡骨头切除术（包括或不包括周围组织重建）。两者都有理论上的缺点，即关节外翻拉伤增加，可能导致肱尺骨长期退变，而肘关节的运动功能可以通过使用假体置换肱桡关节来恢复。

本章将会讨论肱桡关节置换术后的具体适应证、手术技术和转归。此外，我们将展示一些前人发表的接受治疗的患者资料。

28.2 临床检查

通常来说，就诊的患者主诉为伴或不伴有创伤史的桡侧肘关节疼痛。这种疼痛常发生在进行某

C. Spross Department of Orthopaedics and Traumatology, Kantonsspital St. Gallen, St. Gallen, Switzerland

Faculty of Medicine, University of Zurich, Zurich, Switzerland

R. van Riet (✉) Department of Orthopedic Surgery and Traumatology, Orthopedic Center Antwerp, Monica Hospital, Antwerp, Belgium

Department of Orthopedic Surgery and Traumatology, University Hospital Antwerp, Antwerp, Belgium e-mail: drrogervanriet@azmonica.be

© Springer Nature Switzerland AG 2020 291
F. Castoldi et al. (eds.), Elbow Arthroplasty, https://doi.org/10.1007/978-3-030-14455-5_28

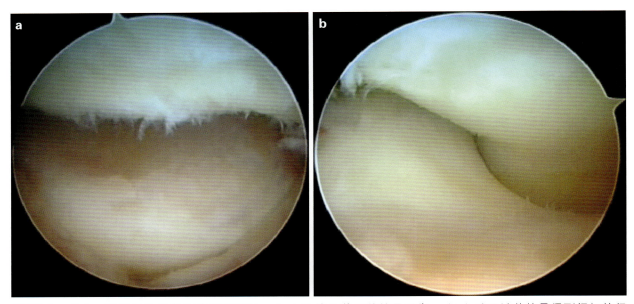

图28.1 术中，53岁男性患者关节镜下观察。（a）肱桡关节显著软骨丢失。（b）肱尺关节软骨得到很好的保留（Courtesy of MoReFoundation）

些肘部负荷运动，例如，当使用螺丝刀时。而非外伤性退行性改变主要见于体力劳动者。

在体格检查中，患者可能会出现活动范围减少，而且作为关节炎症的迹象常常可触及疼痛点。肘外侧疼痛容易误诊为网球肘，应特别注意鉴别。Rajeev和Pooley描述了接受关节镜手术治疗的肘外侧疼痛患者的关节镜检查结果中有一半具有肱桡关节炎，保守治疗对这些患者治疗效果较差。

对于孤立的肱桡关节炎患者，被动的前旋和后旋通常不会引起疼痛，但是"握住和研磨"测试会引起疼痛。在这个测试中，患者被要求紧紧地抓住检查者的两个手指，然后用最大的力量旋前旋后。这个练习最大限度地对肱桡关节造成负荷。如果患者在旋转运动中感到疼痛和/或在桡骨头上方感到震颤，则提示肱桡关节关节炎是阳性。

28.3 影像学检查

初步检查包括前后位和侧位的X线片检查。结果通常提示为肱桡关节关节间隙狭窄，桡骨头畸形及骨赘形成（图28.2）。X线片上可能会怀疑是游离体，但CT扫描敏感性更高。在我们看来，CT扫描后行3D重建可用于骨关节炎肘关节的检查。

磁共振成像和骨扫描并不是我们会进行的常规检查，但它们可能能够提供额外的信息。磁共振成像也许能帮助显示肱–尺骨侧的软骨，锝（Tc–99）骨显像或SPECT扫描可进一步证实肘关节肱桡关节部分孤立受累。

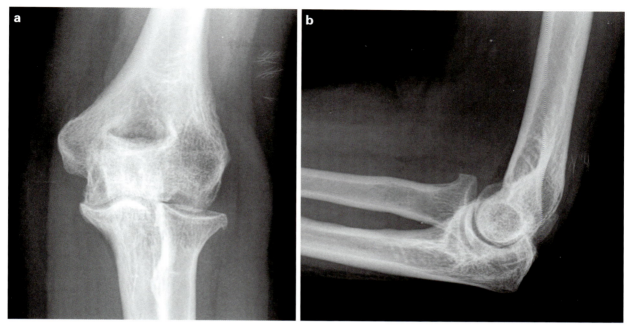

图28.2　与图28.1为同一患者的（a）前后位和（b）侧位X线片，显示肱桡关节间隙变窄，桡骨头骨赘形成及肱骨小头骨囊肿（Courtesy of MoReFoundation）

28.4 保守治疗

保守治疗在其他关节炎治疗中也是一线选择。对于肘关节，职业因素的影响是十分重要的，因为繁重的体力劳动（如钻孔等）更易导致骨关节炎。非甾体抗炎药可能在一段时间内有助于缓解疼痛，但副作用可能会限制其应用。到目前为止，还没有证据表明膳食补充剂，如：葡萄糖胺，对肘关节有任何有益的作用。关节内注射透明质酸或其衍生物已被证明可以减轻症状，并在3个月的时间内轻度增加活动水平。但是6个月后，与观察疗法相比，就已不再有任何积极效果。然而，这些渗透的风险是极小的。皮质类固醇注射可能在一段时间内有所帮助，尤其是在主要表现为炎症症状的患者中。除非有机械性原因，物理治疗可能有助于保持肘关节活动度。

28.5 外科治疗

28.5.1 适应证

肱桡关节置换的适应证少见且非常明确。"理想"的适应证包括：患者年龄在30～60岁之间，孤立的肱桡关节炎症引起的桡侧剧烈疼痛，保守治疗至少6个月后仍无法缓解。体格检查可发现抓握-研磨试验阳性，但肘关节稳定且在功能性活动范围内。影像学检查可发现典型的肱骨小头和桡骨头独立的退行性变或创伤后改变，而肱尺关节间隙正常，也无骨赘形成。很明显这种"理想"的情形很少出现在骨关节炎患者中。Giannicola等对肘关节中重度疼痛和僵硬的患者行开放清创术后，安装肱桡关节假体获得成功。这些患者的症状本质上是由外侧间室退变及内侧骨赘形成所导致。关节僵硬和内侧骨赘似乎都不是肱桡关节成形术的绝对禁忌证。

除了原发性或外伤性外侧骨关节炎外，肱桡关节置换术也用于桡骨头置换术后小头侵蚀或桡骨头切除后前臂纵向不稳定的晚期后遗症，或漏诊的Essex-Lopresti骨折等挽救性手术。

28.5.2 肱桡关节置换术的替代治疗

由于文献中没有长期随访结果，肱桡关节置换不应作为首选的治疗方法。关节镜下关节清理、骨赘去除术在缓解疼痛和改善活动范围方面取得了令人满意的效果。

开放性或关节镜下清创伴桡骨头切除术是治疗外侧关节间室严重退行性变最普遍的方法。肘肌填充已显示出满意的短期至中期结果。此类手术的一个潜在问题是，切除桡骨头会改变关节运动学，这可能导致肱尺关节的远期退行性变。在孤立性桡骨头骨折的情况下，切除桡骨头可以获得满意的长期结果，但这可能不适用于肘关节骨性关节炎的情况。

肱桡关节置换术的优点之一是，只要内侧副韧带完好，肘关节的运动学就可以恢复。

28.5.3 外科技术

手术入路和技术取决于可用于肱桡关节置换的不同假体系统。Wright Medical（美国）提供了一个定制的假体，这也许能与Judet浮动桡骨头假体一起使用。目前，这是取代肱骨小头的唯一选择。肱骨小头假体的尺寸是根据术前的影像学测量结果决定的。

Zimmer Biomet公司提供了一个假体系统用于进行肱骨小头的置换和使用聚乙烯帽重建桡骨头，但是该系统现在已不再可得。

美国Stryker公司的单侧肱桡关节骨关节成形术是欧洲唯一的治疗单侧肱桡关节骨关节炎的方法。这个系统的一个优点是，可以使用桡骨头部件进行双极（图28.3）或整体（图28.4）替换。这个系统最近也停止供货了。

我们在此描述首选的手术术式。根据患者的选择，我们在全身或局部麻醉下进行手术。患者取仰卧位，患者手臂置于手术台上，肩膀内旋。患肢驱血后使用非无菌止血带止血，然后进行标准的术前准备。

之后首先通过触诊定位LCL。在外侧副韧带复合体（LCL）前缘切开，分离伸肌腱以进入关节（图28.5、图28.6），但也可以利用Kocher手术入路。这种手术可以保留LCL，但是，在LCL分离的情况下，肱骨头假体的放置更为准确，我们倾向于将LCL在肱骨处的起始处分离，并用固定缝合线标记以便以后重新缝合。

之后，将桡骨头在头颈交界处切除。将桡骨髓腔扩大修饰直至其适配假体的大小。桡骨头假体高度的确定是根据其与尺骨乙状小切迹确定的。

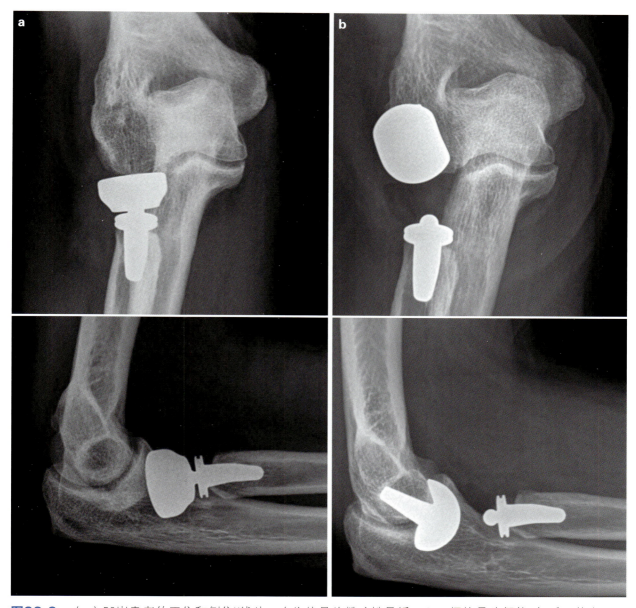

图28.3　（a）59岁患者的正位和侧位X线片。在为桡骨头粉碎性骨折置入双极桡骨头假体2年后，他出现了疼痛和肱骨头磨损（MEPS：50分）。（b）3年后同一患者的前后位和侧位X线片，转换为双极头肱桡关节假体（RCA）。肱骨小头换为假体。固定良好的桡骨头假体柄留在原位，头部则更换为全聚乙烯组件（MEPS：80分）（Courtesy of MoReFoundation）

　　假体头部的方向以肘关节旋转轴为基础，在小头中心和内上髁远端前缘之间。使用克氏针作为定位并标记转动轴（图28.7）。在克氏针上放置一个桡骨头截骨指引器，使用线锯进行肱骨截骨。要注意的是仅可在肱骨头表面进行截骨，注意不要切入滑车内。这点可以通过术中观察及时避免。因为软骨下骨在小头骨和滑车之间变得更加致密。截骨不能超过这个点，用一个10mm的骨凿完成截骨，抬高并移除肱骨上截下的骨头。切下的桡骨头和肱骨小头表面用于测量假体的尺寸。然后试验性地插

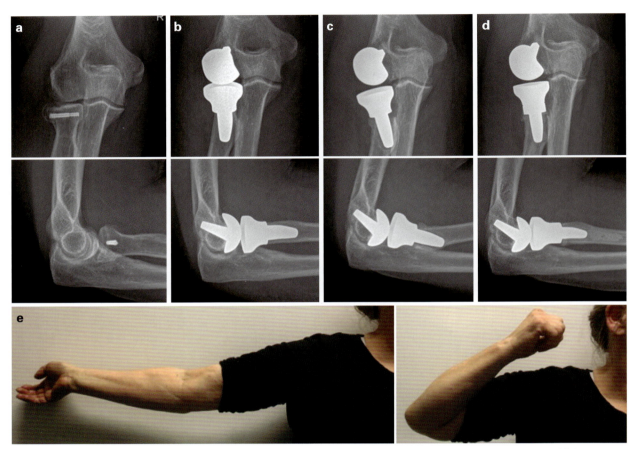

图28.4 （a）57岁女性患者，桡骨头骨折螺钉固定2年后的正位和侧位X线片，肱桡关节创伤后退行性变。（b）RCA术后3个月的正侧位X线片。（c）正位和侧位X线片显示早期无菌性桡骨头松动。（d）桡骨头组件骨水泥加固翻修术后5年的正位和侧位X线片。（e）末次随访的临床疗效（MEPS:70分）（Courtesy of MoReFoundation）

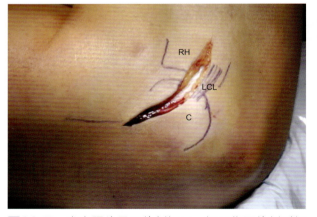

图28.5 术中照片显示外侧切口。切口位于外侧副韧带复合体（RH桡骨头，C肱骨小头）正前方。（Courtesy of MoReFoundation）

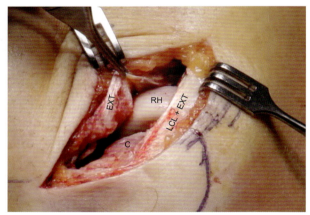

图28.6 伸肌腱分离（EXT）后的手术野显露，LCL仍附着（Courtesy of MoReFoundation）

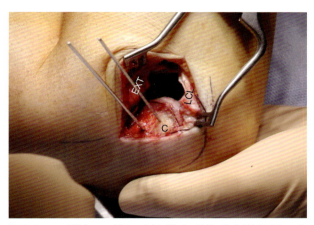

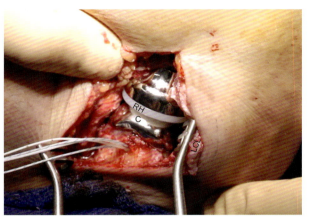

图28.7　剥离LCL并切除桡骨头后的手术野显露。在肱骨小头（C）水平用克氏针标记肘关节的旋转轴。肱骨小头截骨术在瞄准器的引导下进行（Courtesy of MoReFoundation）

图28.8　最终确认假体置入后，使用骨锚装置将LCL牢固地固定在其原附着点（Courtesy of MoReFoundation）

入肱骨小头部分假体，用于评估肱骨小头截骨的形状和匹配度。此时，如果测试组件没有完美地匹配可继续修饰骨头。之后通过测试组件打入1根克氏针进入肱骨的髓内腔。移去测试组件，扩大克氏针所在孔道。通过特殊的空心扩张器进一步打开髓腔。

　　在最后连接假体之前，应该彻底清洗肘关节，清除所有骨片。骨水泥仅能放置于肱骨小头假体的背侧，而不能放于其柄部。桡骨头部分采用压合设计，可以在放置肱骨小头部分后置入。如果桡骨头部分没有足够地贴合，应该进行骨水泥额外固定。

　　最后松解的 LCL 可以使用骨铆钉或骨隧道重新置入，离断的伸肌腱用连续缝合法缝合（图28.8）。

28.5.4 康复锻炼

　　术后，我们允许患者立即活动肘关节。此时可以在动态支架的保护下进行全范围的活动，以保障LCL的修复，但没有证据表明，这是绝对必要的。缝线在2周后复查X线片时拆除。通常无须开取处方进行康复治疗，但患者应被告知需在无负重下进行肘关节活动。如果关节活动度较差的情况持续6周，我们会向患者开取处方安排主动及被动活动的康复治疗。术后3个月时，可允许患者进行不受限制的活动，但同样告知患者，我们认为过度的负荷与活动可能会缩短假体的寿命。

28.6 结果

　　到目前为止，我们的知识和经验仅仅只是基于相对较小的文献案例。一般来说，手术后疼痛缓解的效果是好的。

Heijink等报道了一系列原发性或创伤后骨关节炎的病例。除1例外，所有患者在肱桡关节置换术前均有肘部手术史。术后平均随访时间为50个月，所有患者疼痛明显改善，对治疗满意，但平均肘关节屈曲度仅稍有改善，从术前的124°提高至术后的128°，平均肘关节伸展度从术前的26°降至术后的18°。所有假体在最后随访时仍然稳定，影像学上无任何松动迹象。

在Giannicola等的文章中报道了17位接受肱桡关节置换术治疗原发性或创伤后关节炎的患者的结果。他们同时进行了开放清创术和假体置入。患者平均随访时间为22.6个月，平均Mayo肘关节功能评分显著提高。术后平均肘关节屈曲度从术前的100°提高到125°，平均肘关节伸展度从术前的37°降低到术后的25°。在最后的随访中，所有假体均是完整的，并且影像学上没有松动表现。

作者的经验

在5年的时间内，我们对15例患者进行了16次RCA术。其中5例为原发性，11例为创伤后骨关节炎。这些患者术后随访至少2年。经过平均3.6年的随访，患者报道疼痛有显著改善，并发现Meyo肘关节功能评分（MEPS）有显著改善（平均46~85分）。术后平均肘关节屈曲度从术前的133°提高到134°（无显著性差异），平均肘关节伸展度从术前的26°降低到17°（也无显著性差异）。

28.7 并发症

一般的并发症可能包括术后血肿、伤口问题、感染和神经损伤。根据现有的文献，这些并发症非常罕见。

更具体的并发症是尺侧神经病变、肘关节僵硬、不稳定、置入物定位错误和置入物松动。在Giannicola等的文章中，有4例（20%）的结果不理想，主要是由于术后僵硬。然而，在这些患者中，大多数发现了肱骨小头假体的错位。3例患者需要接受开放翻修手术，其中1例需要进行尺神经松解。在他们的影像学分析中，发现5例患者（29%）的桡骨部分组件有轻微的过度填充，除了1名患者外，其他患者都没有症状。

Heijink等描述了1例患者由于桡骨假体松动需要接受翻修，他们还发现1例患者术后肘关节内翻Ⅰ度不稳定。

Bigazzi等发现压合的桡骨头假体在他们的7例患者中的2例出现无症状松动。此外，他们因为一名患者出现异位骨化和术后僵硬不得不对其进行翻修手术。

作者的经验

在我们的患者中，尽管常规游离LCL进行假体置入，但没有发现任何内翻或外翻不稳定。2年后，我们的16例患者中，由于桡骨假体出现无菌性松动，我们不得不对4例患者（25%）进行翻修

（图28.4）。由于术后持续疼痛，其中1例患者的桡骨头假体被切除。这1例置换术可以说是失败的。另有1例患者在术后1年需要接受尺神经松解术。

28.8 结论

肱桡关节置换的适应证相对较少，主要包括原发性和创伤后肱桡关节炎（没有或很少累及尺肱关节）。对于那类保守治疗无效或第一次关节镜清理术后仍有症状的年轻患者，我们会考虑使用该手术方式。关于术后恢复的文献仍然很少，也没有术后长期结果被文献报道。因此肱桡关节成形术应该谨慎使用。手术本身仍是具有挑战性的，术后并发症的风险可以通过假体的完美定位与放置降低。假体松动仍是患者主要考虑的风险。这点公司已经注意到了，他们已经停止了我们之前使用的设备的销售。如果不出现任何并发症，该手术能显著缓解疼痛并且一定程度上改善肘关节活动范围。肱桡关节成形术具有其适应证，但改进设计仍是必要的。

参考文献

[1] Lim YW, van Riet RP, Mittal R, Bain GI. Pattern of osteophyte distribution in primary osteoarthritis of the elbow. J Shoulder Elb Surg. 2008;17:963–966. https:// doi.org/10.1016/j.jse.2008.03.012.

[2] Ahrens PM, Redfern DRM, Forester AJ. Patterns of articular wear in the cadaveric elbow joint. J Shoulder Elb Surg. 2001;10:52–6. https:// doi.org/10.1067/mse.2001.109382.

[3] Goodfellow JW, Bullough PG. The pattern of ageing of the articular cartilage of the elbow joint. J Bone Joint Surg Br. 1967;49:175–181.

[4] MacLean SB, Oni T, Crawford LA, Deshmukh SC. Medium-term results of arthroscopic debridement and capsulectomy for the treatment of elbow osteoarthritis. J Shoulder Elb Surg. 2013;22:653–657.https://doi.org/10.1016/j.jse.2013.01.030.

[5] Tucker SA, Savoie FH III, O'Brien MJ. Arthroscopic management of the post-traumatic stiff elbow. J Shoulder Elb Surg. 2011;20:S83–9. https://doi.org/10.1016/j.jse.2010.11.029.

[6] Morrey BF, An KN, Stormont TJ. Force transmission through the radial head. J Bone Joint Surg Am.1988;70:250–256.

[7] Morrey BF, Schneeberger AG. Anconeus arthroplasty: a new technique for reconstruction of the radiocapitellar and/or proximal radioulnar joint. J Bone Joint Surg Am. 2002;84-A:1960–1969.

[8] McLaughlin RE II, Savoie FH III, Field LD, Ramsey JR. Arthroscopic treatment of the arthritic elbow due to primary radiocapitellar arthritis. Arthroscopy. 2006;22:63–69. https://doi.org/10.1016/j. arthro.2005.10.013.

[9] van Riet RP, Morrey BF. Delayed valgus instability and proximal migration of the radius after radial head prosthesis failure. J Shoulder Elb Surg. 2010;19:e7– e10. https://doi.org/10.1016/j.jse.2010.04.046.

[10] Sabo MT, Shannon H, De Luce S, et al. Elbow kinematics after radiocapitellar arthroplasty. J Hand Surg Am. 2012;37:1024–1032. https:// doi.org/10.1016/j.jhsa.2012.02.021.

[11] Rajeev A, Pooley J. Lateral compartment cartilage changes and lateral elbow pain. Acta Orthop Belg.2009;75:37–40.

[12] Lawrence J. Rheumatism in coal miners. III. Occupational factors. Br J Ind Med. 1955;12:249–261.

[13] van Brakel RW, Eygendaal D. Intra-articular injection of hyaluronic acid is not effective for the treatment of post-traumatic osteoarthritis of the elbow.Arthroscopy. 2006;22:1199–1203. https://doi.org/10.1016/j.arthro.2006.07.023.

[14] Bigazzi P, Biondi M, Ceruso M. Radiocapitellar prosthetic arthroplasty in traumatic and post-traumatic complex lesions of the elbow. Eur J Orthop Surg Traumatol. 2016;26:851–858. https://doi.org/10.1007/s00590-016-1837-0.

[15] Giannicola G, Angeloni R, Mantovani A, et al. Opendebridement and radiocapitellar replacement in primary and post-traumatic arthritis of the elbow: a multicenter study. J Shoulder Elb Surg. 2012;21:456–463.https://doi.org/10.1016/j.jse.2011.08.071.

[16] Heijink A, Morrey BF, MD DE. Radiocapitellar prosthetic arthroplasty: a report of 6 cases and review of the literature. J Shoulder Elb Surg. 2014;23:843–849.https://doi.org/10.1016/j.jse.2014.01.042.

[17] Heijink A, Morrey BF, Cooney WP III. Radiocapitellar hemiarthroplasty for radiocapitellar arthritis: A report of three cases. J Shoulder Elb Surg. 2008;17:e12–e15. https://doi.org/10.1016/j.jse.2007.04.009.

[18] Heijink A, Morrey BF, van Riet RP, et al. Delayed treatment of elbow pain and dysfunction following EssexLopresti injury with metallic radial head replacement: a case series. J Shoulder Elb Surg. 2010;19:929–936. https://doi.org/10.1016/j.jse.2010.03.007.

[19] Adams JE, Wolff LH III, Merten SM, Steinmann SP. Osteoarthritis of the elbow: results of arthroscopic osteophyte resection and capsulectomy. J Shoulder Elb Surg. 2008;17:126–131. https://doi.org/10.1016/j. jse.2007.04.005.

[20] Baghdadi YMK, Morrey BF, Sanchez-Sotelo J. Anconeus interposition arthroplasty: mid- to longterm results. Clin Orthop Relat Res. 2014;472:2151–2161. https://doi.org/10.1016/j.jse.2011.05.012.

[21] Antuña SA, Sánchez-Márquez JM, Barco R. Longterm results of radial head resection following isolated radial head fractures in patients younger than forty years old. J Bone Joint Surg Am. 2010;92:558–566. https://doi.org/10.2106/JBJS.I.00332.

[22] van Riet RP, van Glabbeek F, de Weerdt W, et al. Validation of the lesser sigmoid notch of the ulna as a reference point for accurate placement of a prosthesis for the head of the radius: a cadaver study. J Bone Joint Surg Br. 2007;89:413–416. https://doi.org/10.1302/0301-620X.89B3.18099.

第五部分
术后处理

肘关节置换术后的康复、肘部支具的使用和持续被动活动

第 29 章

Susanna Stignani Kantar，Isabella Fusaro

29.1 全肘关节置换术后合理的康复原则：肘关节支具的使用和持续被动活动

全肘关节置换术是一种对肘关节损伤或肘关节不可逆的关节解剖结构破坏进行人工关节置换的最终手术方式。通常，该术式主要用于肘关节退行性疾病，如肘关节炎。对于肘关节主要的关节炎类型，即退行性疾病（骨性关节炎）和系统性疾病（主要为类风湿关节炎）导致的肘关节炎，肘关节置换在其终末期治疗中通常能够取得良好的效果。此外，全肘关节置换术还更加普遍地被用于特定类型的肘关节骨折，如老年人肘关节骨折中因骨质疏松导致无法获得稳定固定者。

肘关节置换术的目的是恢复肘关节功能，即恢复肘关节对于手部的传动作用和恢复肘关节稳定性以提供更强的力量和更大的活动范围。

目前，限制型假体和非限制型假体（表面置换假体）是被广泛应用的全肘关节假体。

根据定义，限制型全肘关节假体在肱骨和尺骨部件之间有机械性连接，因此它比非限制型全肘关节假体具有更强的内在稳定性。

然而，由于限制型假体的设计特性，其在肢体活动时产生的机械性压力直接传导至假体界面，导致限制型假体无菌性松动发生率较高。

这是现代限制型假体具有宽松铰链机械连接结构的原因，该结构允许假体精确地复制肘关节活动时产生的生理性内外翻运动，并使肘关节沿旋转轴心进行活动。这一问题也是非限制型假体产生的设计初衷。

事实上，非限制型假体重塑了一个更加接近肱尺关节解剖结构的关节，但其内在稳定性较差，其稳定性的维持依赖于完整和良好的肘关节侧副韧带及软组织结构。在这种情况下，非限制型假体置

S. S. Kantar
Physical Medicine and Rehabilitation, "Terme di S.
Petronio-Antalgik", Bologna and "PhysioMedica",
Faenza, RA, Italy
I. Fusaro (✉)
Physical Medicine and Rehabilitation,
Rizzoli Orthopedic Institute, Bologna, Italy
e-mail: ifusaro@ior.it

© Springer Nature Switzerland AG 2020 303
F. Castoldi et al. (eds.), Elbow Arthroplasty, https://doi.org/10.1007/978-3-030-14455-5_29

换术后肘关节的稳定性可被外科医生、手术入路、患者自身和术后管理等多方面的因素影响。

限制型和非限制型全肘关节置换术后康复训练的目的是使肘关节获得尽可能大的活动范围，防止肘关节活动受限及肘关节不稳定，并使肌力得以充分恢复，在锻炼时应遵循软组织康复的渐进阶段，减少疼痛和炎症的交替发生。

止痛是两种全肘假体置换术后可以达到的目标。

康复计划应遵循个体化原则，制订康复计划的参考因素如下：患者的病理特性、假体的选择、手术入路与手术过程、术中肘关节稳定性以及尺神经受累情况。同样，患者的临床条件、年龄、活动水平也极其重要，事实上，对于过度活动的患者，通常需要提出额外建议，从而避免过度活动导致假体磨损及过度使用。

为了实现良好的康复治疗，专业的治疗师需要对肘关节的解剖及功能特性有深入的知识积累。同时，骨科医生、康复医生、理疗师及患者共同构成的治疗小组需要实现技术及信息共享。

全肘关节置换术后的康复锻炼包括不同的渐进阶段，康复进程需要遵循生物组织恢复情况，当上一阶段康复目标未达成时，康复进程不能进入下一步。

在全肘关节置换术前，也可进行康复训练，其原因如下：检查患者当前疼痛水平，检查肘关节活动能力（不仅需要评估患侧肘关节），在条件允许的情况下为肘关节手术做好准备，让患者了解全肘置换术后的康复规程，让患者了解术后常见问题的预防方法。此外，患者还能有机会了解到术后恢复期及以后的康复功能锻炼方面的知识。

患者活动水平的评估应包括患侧肘关节及双上肢所有相关的关节，评估应包括分析和整体评价，从而发现并重视与关节病理相关的错误姿势。

为了充分评价关节功能，临床医生使用有效的评分体系是十分必要的，这有助于监测临床进展和治疗效果，比较不同假体获得的结果，并且以科学的方式促进临床数据提升。

肘关节评分体系涉及的调查范围包括肘关节活动范围（ROM）、疼痛、日常生活能力等。没有任何一种评分体系能够囊括肘关节所有的病理状态，因此我们可采用多种有效的评分体系评估假体置换术后的肘关节功能，这些评分体系包括：Mayo肘关节功能评分（MEPS）、美国特种外科医院评分（HSS）、欧洲肩肘外科学会评分（SECEC）等。

如前所述，术前康复治疗的主要目标之一是通过物理疗法及药物减少疼痛，并且通过积极辅助锻炼维持肘关节活动范围。如果患者术前能够获得疼痛缓解，术后的操作也会变得容易；慢性疼痛会导致疼痛感受器出现持续的病理性敏感。这将导致中枢处理敏感传入信息的改变，最终导致脊髓和/或脊髓以上神经的过度兴奋，进而导致C纤维退变和脊髓后角解剖学重组。因此，不同机制导致的神经源性疼痛会随着时间进展而叠加，进而发展为自持性慢性疼痛。

术后早期，患者会经历所置换关节及关节周围的疼痛、不适及肿胀。因此，置换术后的肘关节需留置引流管24~48h，并以绷带包扎并固定于夹板中（图29.1），同时，医生应嘱患者在坐位或卧位时尽可能保持患肢高于胸部水平面。以夹板固定肘关节时，可将肘关节固定于伸直状态或轻度屈曲状态，也可将肘关节维持于屈曲80°~90°状态，这主要取决于手术技术操作及手术医生的推荐，该位置应是患者肘关节最舒适的休息位，在肘关节屈曲90°时，关节囊容量达到最大，关节内积液造成的疼痛会有所减轻。

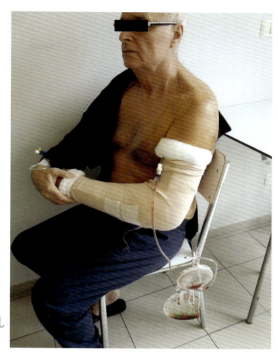

图29.1　患者术后24h肘关节留置引流管，肘关节以绷带包扎并以夹板固定

术后阶段的目标是解决水肿、疼痛及肌肉痉挛，保持术中获得的肘关节活动范围，并尽可能减少肘关节僵硬的发生。如果术后没有立刻处理疼痛及水肿，肘关节术后康复时间会有所延长，最终的结果也会变差。

术后36~48h及以后或在出院期间，患者应将患肢悬吊，以在日常工作中支撑和保护患肢。

控制疼痛的方法有很多种，其中最简单有效的方法是冰敷（如条件允许可予以冷冻疗法），冰敷时应避免冰袋直接与皮肤接触，冰敷的频率是每日3次或更多次，每次10~15min。通常，非甾体类抗炎药（NSAID）可用于术后镇痛，有时也可与单纯镇痛药物联用。我们并不推荐使用后者，其原因是单纯镇痛药物存在一定副作用，单纯镇痛药物的临床使用也较难控制（剂量、治疗时限、患者滥用等问题），最重要的原因是，术后疼痛主要是术后早期恢复阶段身体炎症应答的生理结果，如果患者不是完全难以忍受疼痛，控制炎症往往比单纯治疗疼痛更有作用。

另一个控制疼痛的有效方法是通过神经周围置管实现外周神经阻滞。但这项治疗方法不适用于所有的患者，此方法在使用过程中需严格监控，故其仅适用于经过筛选后的病例。此外，在康复治疗过程中使用外周神经阻滞时，患者需要额外注意肢体敏感性降低及热性疼痛减轻引起的问题。

多种形式的康复疗法（包括激光疗法、超声疗法等）通常不被用于这一阶段的治疗，并非因其治疗效果有限，而是因为一个逻辑问题：这些康复治疗需要在康复中心进行，但患者术后早期并不能进入康复中心治疗。经皮神经电刺激（TENS）是唯一的例外，因其设备体积小，便于家中操作和老年人使用，同时花费较低。

最后，因为前期的医学治疗和代谢或系统性疾病，导致这些患者的皮肤和软组织较为脆弱，为了控制疼痛和预防远期更严重的并发症，患者在康复过程中保护伤口和皮肤是非常重要的。

我们此前已提到，当患者的患肢被夹板、支具或手臂吊带固定或悬吊时，唯一能够治疗水肿和

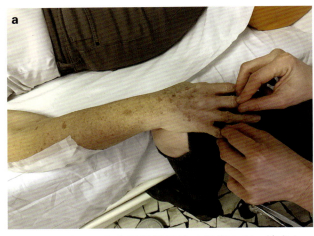
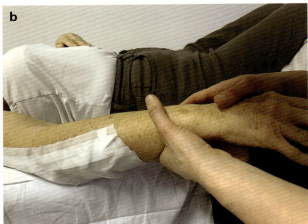

图29.2　（a、b）上肢淋巴引流（根据Vodder技术）

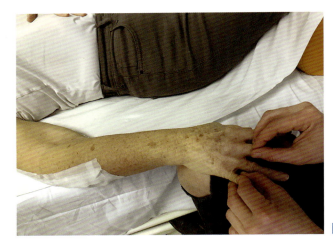

图29.3　上肢排水按摩

肿胀的解决办法是让患者抬高患肢，但在合适时使用淋巴引流（根据Vodder或Leduc技术）（图29.2 a、b）和排水按摩（图29.3）也是十分有效的。同时，为了维持已获得的治疗效果，应当使用加压绷带包扎患肢。我们往往也联合进行屈伸手指训练，因为这项训练对于促进血液循环有作用。在握力强化训练时，医生应确保患者没有过度训练，以确保肌肉附着点愈合。

肌肉痉挛的治疗不仅应包括肘关节周围的肌肉，甚至还应包括颈部肌肉，这些肌肉通常因为手术带来的紧张情绪和支具固定后的姿势改变，而发生代偿性的收缩。为了治疗肌肉痉挛，我们通常使用各种按摩技术，在颈椎区域按摩前，我们可能会先采用局部热敷。

自术后第一天起，患者就应当被鼓励进行功能锻炼，以逐渐恢复颈椎、肩部、腕部和手部的主动活动范围（AROM）（图29.4a~g）。

除此之外，患者应谨慎地开始进行肘关节自主被动功能锻炼，屈伸活动范围保持在30°~40°为宜（图29.5a、b）。

肘关节的安全活动弧是早期关节功能恢复的基础，它可以使置换的关节、肱三头肌腱以及最终重建的韧带保持完整性，从而为软组织恢复提供基础。因此，肘关节屈伸活动及前臂旋前和旋后活动的数量、肘关节主动或被动活动的质量、活动时肘关节的位置，以及肘关节夹板固定后是否需应用支具等治疗方案，都取决于肱三头肌的受累情况以及假体的类型。

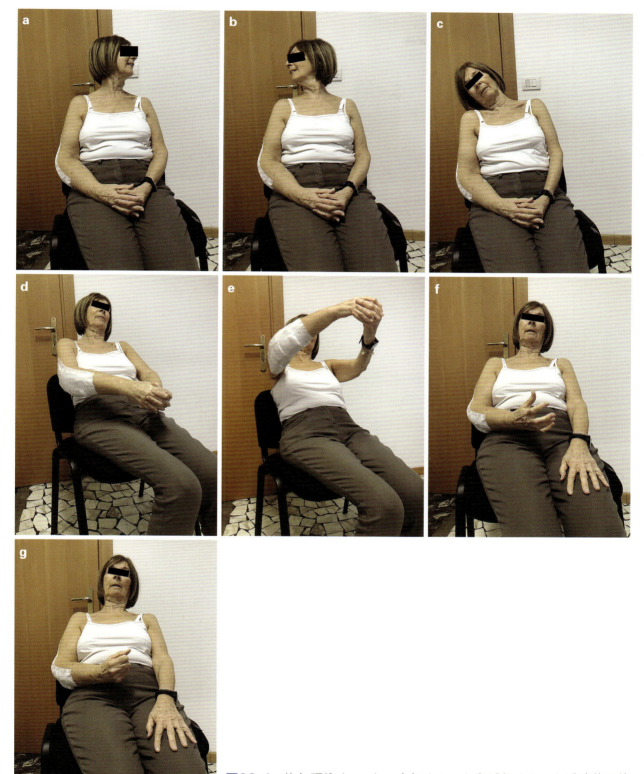

图29.4　恢复颈椎（a~c）、肩部（d、e）和手部（f、g）活动范围的简单康复锻炼示意图

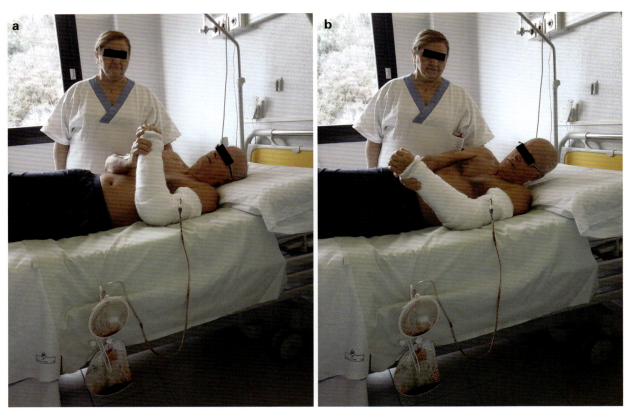

图29.5　（a、b）肘关节术后即刻，患者谨慎地进行肘关节自主被动屈伸功能锻炼

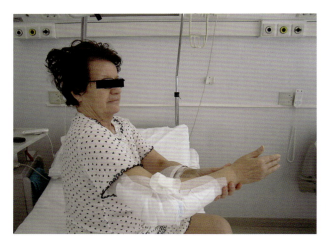

图29.6　肱三头肌腱术中再附着于尺骨鹰嘴后，肘关节在术后被动或重力辅助下进行伸肘锻炼

　　显然地，如果肱三头肌腱在手术中未被从止点处剥离，术后无须进行特殊保护，不需要限制主动完全伸肘或被动屈肘，而后者无论如何也不应被强迫进行，以避免干扰手术切口愈合。这种保护肱三头肌的入路使患者能够很快恢复其解剖结构及日常生活能力，从而阻止肌肉萎缩和粘连发展。

　　相反地，如果肱三头肌腱在手术中被剥离，术中将其再附着于尺骨鹰嘴，患者在术后1个月内的康复锻炼过程中，仅有被动或重力辅助肘关节伸直功能锻炼（图29.6）能够被允许，在此之后，主动伸肘锻炼可在重力辅助下再进行2周。至少到术后10周时，抗阻力伸肘训练才可以开始进行（图29.7）。在这类患者中，甚至在屈肘锻炼时也需要小心，以避免肌腱止点发生撕脱。术后第1周，肘

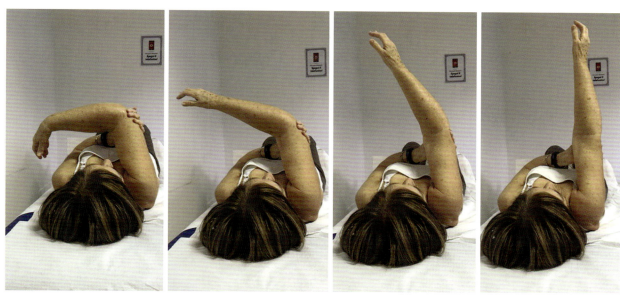

图29.7　肘关节伸直抗阻力康复训练的示例

关节屈曲可达100°，此后每周提升10°，直到恢复正常活动范围。

　　即使是在肘关节屈曲功能锻炼的时候，早期在重力辅助下的锻炼也是需要的，患者应仰卧于床上，健侧上肢支撑患侧上肢，使患肢手部朝向患者鼻部和健侧肩部，从而使肘关节活动度增加（图29.8a~c）。

　　旋前及旋后功能恢复的锻炼方法非常简单，我们让患者旋转患肢前臂，使手掌交替地向上和向下（图29.9a、b）。但最重要的一点是，我们需要知道患者术后是否可以进行前臂旋转功能锻炼，这取决于手术对软组织进行的处理，我们将在稍后展开介绍。

　　通常在术后第2天，随着引流管的拔除，患者可继续佩戴前臂吊带2周以求舒适，或佩戴铰链式肘关节支具或坚固的肘后夹板，这取决于置入假体的类型。

　　对于置入限制型肘关节假体的患者，患者每日数次移除支具或夹板以进行自主功能锻炼十分重要，这可防止肘关节在关节腔最大容量位置时积液过量及发生屈曲挛缩。肘关节活动应在各个平面上不受限制地逐渐进行。

　　对于置入非限制型假体的患者，情况有所不同。这种假体需要更好地保护，患者需要以铰链式约束护具保护患肢4~6周，使肘关节在安全的活动范围内进行活动。

　　在支具护具中，前臂的姿态取决于手术医生对侧副韧带的处理：如果外侧副韧带被重建，那么前臂应保持在旋前（图29.10）；如果内侧副韧带被重建，前臂应保持在旋后位；如果内外侧副韧带都得以重建，前臂应保持在中立位。

　　佩戴肘关节支具时，可进行肘关节主动屈伸训练及前臂旋前和旋后功能训练，其中前臂旋转训练应在肘关节屈曲90°时进行，并避免对重建的韧带造成过大应力。

　　在此，我们需要记得，在康复锻炼时我们不仅应当注意近侧尺桡关节，甚至也应当关注远侧尺桡关节。

　　我们必须注意保护肘关节侧副韧带，因为侧副韧带的断裂或伸长会导致肘关节置换术后最可怕

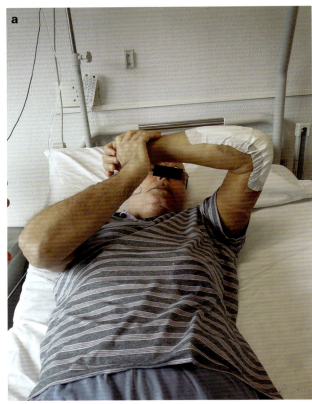

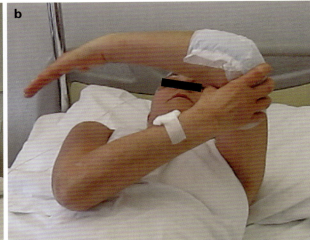

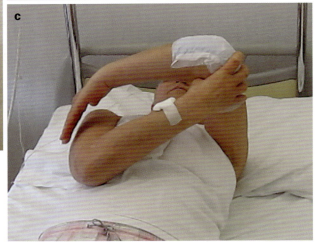

图29.8 肘关节屈曲功能训练，早期在仰卧位重力辅助下进行。（a）患肢手部朝向鼻部，随着屈曲角度增大。（b、c）患肢手部逐渐朝向对侧肩部

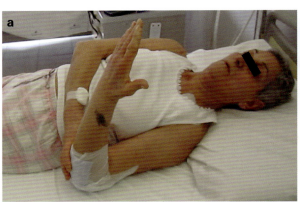

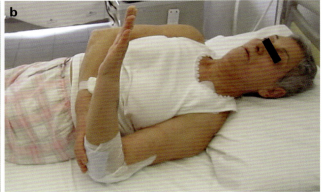

图29.9 旋后（a）、旋前（b）功能锻炼

的并发症之一，即肘关节早期不稳定甚至直接脱位。特别地，我们需要保护并告知患者如何保护肘关节外侧韧带复合体，因其对肘关节承受的内翻应力起主要对抗作用，这些内翻应力主要发生于日常生活中，例如前臂在水平面活动时承受的重力（如吃饭、使用移动电话等）或在任何非垂直平面中活动时承受的力。

使用持续被动运动（CPM）设备使这些患者的肘关节重新获得活动度（图29.11a、b）目前尚存

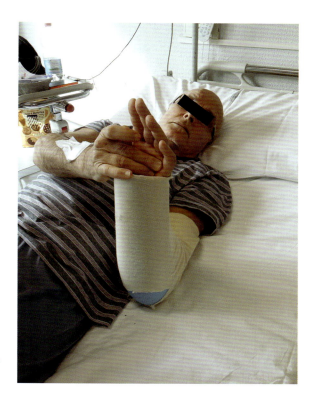

图29.10　在外侧副韧带进行重建的情况下，患者前臂旋前位固定于肘关节支具中

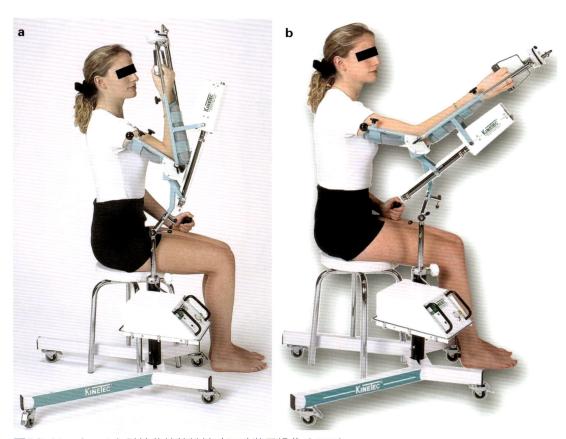

图29.11　（a、b）肘关节持续性被动运动装置操作（CPM）

在争议。与业内知名肘关节康复专家们的个人观点一致，我们不建议使用CPM设备，其原因是我们并未发现这种情况下使用CPM设备的优点——在使用CPM设备康复锻炼时，肘关节活动范围并未明显增加或减少，但肘关节潜在损伤的可能性却增加了。

事实上，对于术后肘关节活动没有特殊限制或不需采取其他防护措施的患者，肘关节康复锻炼时的限制主要来自于疼痛和手术切口愈合，而这些限制在使用CPM设备时同样存在。

接受三头肌重建和侧副韧带缝合的患者，为了能够达到更好的假体功能和稳定性，术后需要固定在重要的姿势，等到瘢痕出现后才能进行被动装置康复，因为机动装置的使用将会改变关节旋转中心位置，继而导致内外翻应力，从而损伤修复的组织。即使在这个病例中，我们也没有看到CPM的特别优势。

只在以下两种特殊情况中我们会评价CPM的使用：不能自主运动的上肢截肢的患者，以及不能配合锻炼或者锻炼不正确的不顺从的患者。

在这些病例中，CPM装置每天使用2次，每次20min，每次缓慢达到最大的活动度，以减少反弹的关节挛缩。每一个CPM使用，都需要医生的严密监督，特别需要注意的是尺神经症状和尺神经激惹的出现。为了防止发生尺神经症状，需要经常调整患者CPM的位置。

需要注意的是，如果决定使用CPM装置，需要在手术后立即使用，即僵硬的第一阶段（出血期）和第二阶段（水肿期）。

如果出现紧绷的瘢痕，需要尽快地进行瘢痕处理，以免造成运动受限和疼痛（图29.12）。

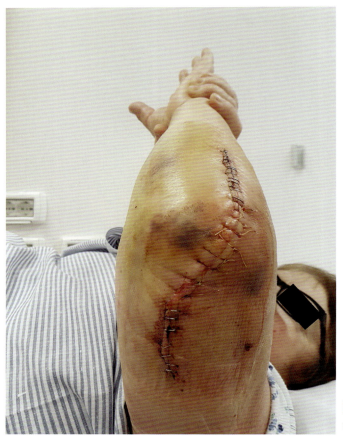

图29.12　肘关节假体手术中瘢痕延伸需要得到相应的处理

　　术后几周的原则是尽量增加肘关节活动度，保持关节稳定，以便满足日常生活的需求，同时促进软组织修复，以及降低疼痛和炎症。简而言之，我们需要重建动态的肘关节稳定性。

　　为了达到这个目的，首先需要持续恢复肩关节、肘关节和腕关节的活动度。在我们的经验认知中，治疗性锻炼被证明在感知功能没有恢复和肌肉控制不足的初始阶段非常有效。

　　再次强调，我们认为活动度的改善优先于肌肉力量的恢复：因为随着肌肉恢复和力量的增强，我们能够更好地重建正确的长度与肌张力的比。

　　因此，如果术后6~7周关节恢复仍不满意，很可能需要进行更强的康复措施，包括伸展装置和吊带的使用。

　　伸展锻炼能够通过特殊姿势或借助橡皮圈，使关节在疼痛限制范围内活动，减少伸肌刺激，从而恢复关节屈伸活动（图29.13）。

　　伸展锻炼的使用细节：在患者可忍受的最大伸直位保持10~15s，以此达到对软组织的拉神；每天重复10次。伸直锻炼时禁止使用重物压迫前臂，因为这很可能增加二头肌的过度活跃。关节表面的热敷能够有效减少肌肉痉挛造成的活动阻碍，从而有利于组织的延展。

　　关于夹板的使用更为复杂。关节置换术后，不同的悬吊方式可以有不同的目的。在刚完成手术或刚受伤的阶段，我们认为保护性的夹板是必要的：通常塑料非铰链式的夹板固定肘关节或前臂在一个固定位置，防止活动（不同角度的伸直/屈曲，以及旋前/旋后），这会增加疼痛和肿胀。通常保护性吊具会用铰链式支具替代，后者可以限制活动度在安全范围内，保证损伤组织的修复过程。

　　在一个特殊的病例中，术后早期出现假体不连接的半脱位或脱位状态，这个夹板的康复策略得到了使用。牢固固定3周后，患者替换为具有伸直锁定的铰链式夹板支具。

　　在肘关节活动度康复不满意的病例中，我们认为术后6周使用支具帮助康复是可取的。他们通过较低负荷的延长和休息交替来获得功能的改善，通常是屈曲功能。这些支具可以是静态的也可以是动态的。第一种是使用蠕变的恒力负荷，需要每天佩戴支具达到12h，但是使用中塑料的变形不能得到保证。因此，该类支具的使用结果较不统一，且可能出现压力压疮和皮肤的破坏。

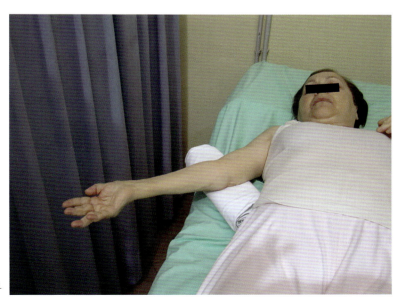

图29.13　拉神运动促进伸直的例子

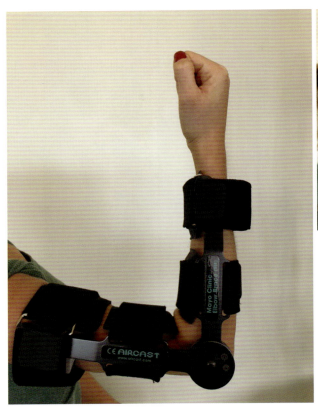

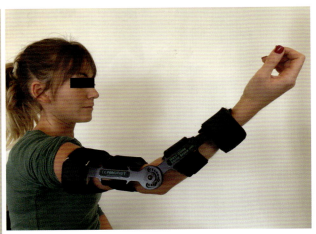

图29.14　静态渐进性支具能够让肘关节产生扭矩，并能够在位置末端得到保持，从而增加活动角度。随着组织长度的改变，患者很容易就能够对新的最大忍受长度进行张力调整

　　动态支具的弹性机制使得它能够在其余时间进行适量的屈伸活动。原理就是应力松弛，即位移不改变的同时施力发生改变。这就导致了更明确且更快的塑料形变。静态渐进性夹板是一种采取恒定张力的特殊化动态支具（例如螺丝扣）（图29.14）。

　　我们发现静态渐进性支具是最有效的，因为相比于其他支具，患者佩戴静态渐进性支具期间可以有更少的疼痛和侵略性：因为是患者自己控制了施力的大小和时间。动态支具在旋前和旋后的康复中更为突出。

　　让患者理解这些支具的正确使用是非常重要的：使用中必须足够有张力才能够感受伸展和不舒适，但并不引起疼痛。必须明确的一点是，这些支具都至少佩戴1~2周，常常从白天到晚上重复使用才能够有疗效。必须佩戴几分钟后才能够调整张力，以便使组织发生应力松弛现象。每3~4h使用支具后都需要取下，肘关节自由活动1h。连续6周使用支具后，肘关节活动度都没有改善，那么使用应该被停止。与之对应的是，过快解除支具容易造成活动度的反弹效应。

　　肌肉力量的温和恢复是在术后第8周开始，但是需要保证肘关节获得了70°~80°的足够的活动度，同时重量不超过2kg。

　　横跨关节的肌肉给关节提供了压缩的力量，同时被证明提供了肘关节的稳定性。

　　与此同时，我们需要注意到，绝大部分起于肘关节髁上止于腕关节的肌肉发生功能障碍，会同时影响肘关节和腕关节的功能。因此我们的康复过程每次都需要包括腕关节和手指。

　　最后，肘关节肌肉中收缩与三头肌相关的肌肉被认为在维持肘内翻应力的稳定中起到了重要作用，因此也需要对这些肌肉进行康复训练。

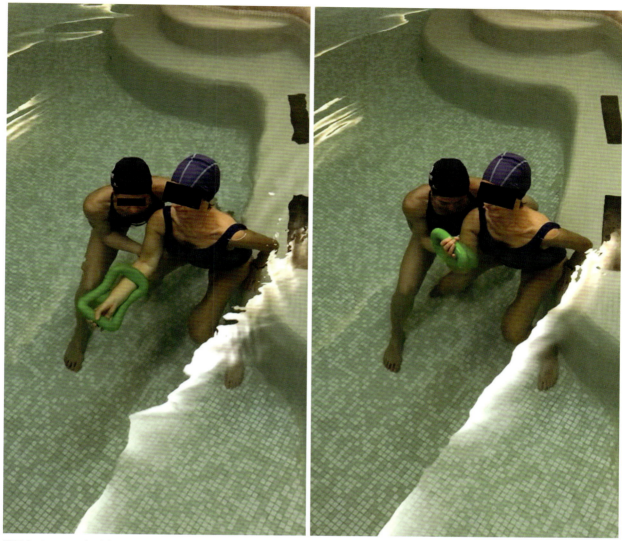

图29.15 图中分析了以治疗师的手作为肘关节支点的温和的等距、等张的肘关节屈曲力量增强。在水中低速康复能够让肌肉康复更好，且这样的环境能够尽快进入康复阶段

患者常能够进行温和的等距、等张腕关节屈伸和肘关节屈曲加强，但是二头肌应以肘部为支撑点进行加强（图29.15）。最初我们会在肘关节单个平面分开锻炼，之后会根据情况符合康复运动。

此后，在差不多10周的时候，除了等张增强，我们也会增加无重力的主动牵引（直到12~13周），然后开始利用测力计设置非常小的阻碍，进行温和的肌肉康复。我们也提供肩关节更强的仅次于最强的等张锻炼，以便获得普遍的上肢调整。需要注意的是，不要增加过多的旋转锻炼，避免造成肘关节过大的内外翻应力。即使是不同运动平面的人工对抗练习，根据本体感受神经肌肉促进法（PNF）应采取斜对角方向可调节的对抗（图29.16a、b）。

就像已经提到的一样，用于增强锻炼的重量必须非常小心，并且始终不要超过2kg。

我们能够改变运动强度以及执行速度：在较高速度下，作用在关节上的力就会减少。

对于使用非铰链式假体的患者，在肌肉强化阶段，需要禁止进行主动的屈伸旋转力量锻炼，因为这会造成假体的半脱位。

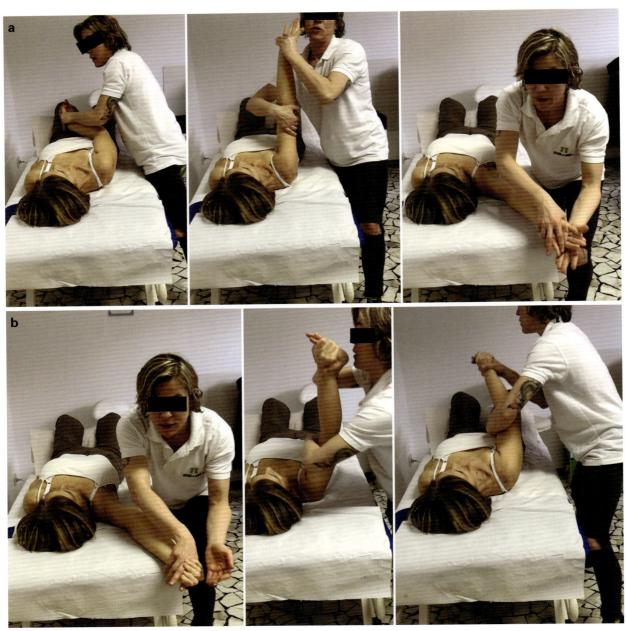

图29.16 （a、b）本体感受神经肌肉促进法（PNF）在肘关节斜对角方向的应用

　　不管是对于患者还是治疗人员，必须强调的是，肘关节置换术后不适宜进行激进的力量强化康复，需要避免过快过多。

　　康复过程最主要的目的就是整个上肢功能的恢复。为了达到这个目的，除了肘关节的恢复，其他能够促进上肢参与生活的康复锻炼也应该被考虑和采用，我们需要关注本体感受的觉醒。

　　研究表明，全肘置换术后患侧的本体感觉明显比对侧和健康人群减弱。

　　接受置换术后的患者可能存在关节运动感觉的延迟，可能是因为关节囊和韧带的切开，以及手术重建软组织造成的张力改变、纤维化，也可能由于假体连接对机械应力的吸收影响了存留的感受器。

因此使用非铰链式假体置入的患者可能在知觉和本体感觉稳定康复中获得更好的感知。本当肘关节能够获得较大且不引起疼痛的活动度时，应该进行本体感觉康复。锻炼包括使用闭合或开放动态支具的牵引、固定和压缩，锻炼的难度会随着支具的不稳定程度而增加。

知觉和本体感觉的康复需要配合心态的调整，通过整体的技巧和呼吸的调整达到最佳状态。

当正规医院康复结束后，患者需要进行每周2~3次的家庭康复锻炼，以保持没有疼痛的活动角度范围，并增强整个上肢的力量和效能。

当创面修复以后，我们尽可能进行水疗直到康复的最后阶段。在合格的操作人员的支持下，我们能够成功达到许多治疗目的。

水疗治疗师能够帮助患者进行肘关节的被动康复训练，而不引起其他关节的参与（图29.17）。

为了获得更好的活动度和肌肉康复练习，棍子的使用是非常有效的（图29.18），健侧上肢能够有效地在各个平面帮助患肢进行康复（图29.19）。手套、划桨和变速运动能够有效参与或者协同作用，在水中能够提供可变舒适的支撑，从而进行上肢主动肌、拮抗肌的有效激活（图29.20）。

另外，趣味环境下的康复运动的作用不应被低估。有些患者在空气中完成康复运动比较困难，在水中会比较容易完成，这会极大提高患者的机动性和依从性，因为对康复更有利。

根据不同患者的期望，可以选择特别的适宜年龄的运动，比较推崇的运动是瑜伽等东方的训导、水中的体操，以及跳舞（图29.20）。

因此，职业疗法在促进患者日常生活、融入社会和个人满意中有很好的帮助。

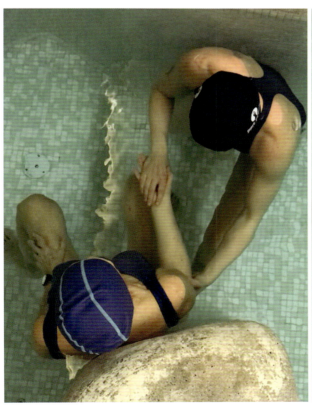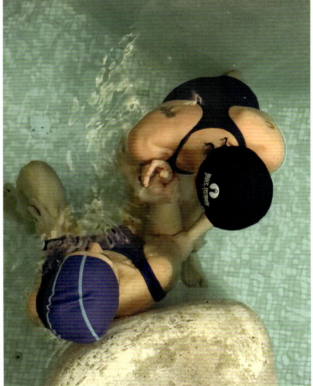

图29.17　治疗师利用自身重量和水池壁帮助患者进行被动运动，以减少其他关节的代偿

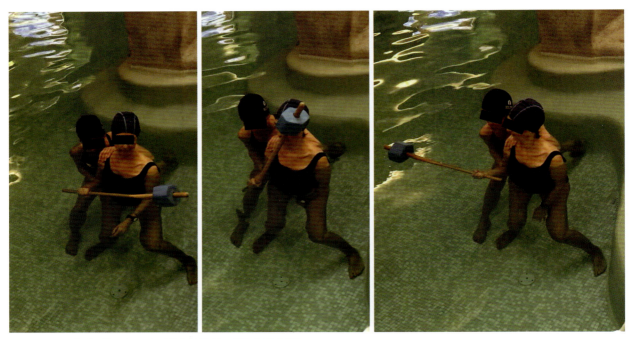

图29.18 如何利用棍子加强旋前和旋后肌肉的例子

29.2 总结

全肘关节置换术是在严重退变性疾病或者外伤导致的肘关节关节面破坏后所采取的手术方式，可以减轻患者的疼痛和肢体障碍，常用于对术后功能和日常生活需求不高的老年患者。

这个手术方式并不适合所有人，事实上如果患者不能够或者不愿意术后活动受限或者患者较为年轻，这是被禁止的，因为患者术后恢复的成功率很大程度取决于他们的依从性和物理治疗过程。后者在假体置入后的目标达成中起到了相当重要的作用。

为了制订优秀且有效的康复计划，外科医生、康复师、物理治疗师和患者之间需要进行基本交流沟通，因为患者管理需要根据许多重要的因素：置入物的类型，三头肌和侧副韧带的处理，尺神经的状态以及术中对肘关节稳定性的评估。

康复师的重要性不仅仅在于指导训练和亲自协助操作，更关键的是提供了对患者的教育工作。除此以外，患者也应该被告知，这需要他对自己未来的人生负责。

患者首先应该被告知，他将不能够再利用患肢提起2kg以上的重物，也将不能够进行重体力劳动和相应的日常生活，否则将会导致假体有松动的风险。这也是其他规程要求随后是否使用支撑应该被认真讨论的原因。此后患者再次进行手术应适当使用抗生素预防风险，即使未成年人也是如此。

在我们的观点中，患者术后运动是被限制的：我们更建议患者进行娱乐性的活动，而不是真正意义上的运动。

我们推荐进行轻柔的健身运动，特别是游泳和水中的体操，禁止进行大重量和四肢着地姿势。事实上，健身房的集体健身课程即使被称为对老年人来说是轻柔的也是针对健康人群所设计的，因此

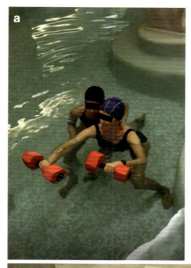

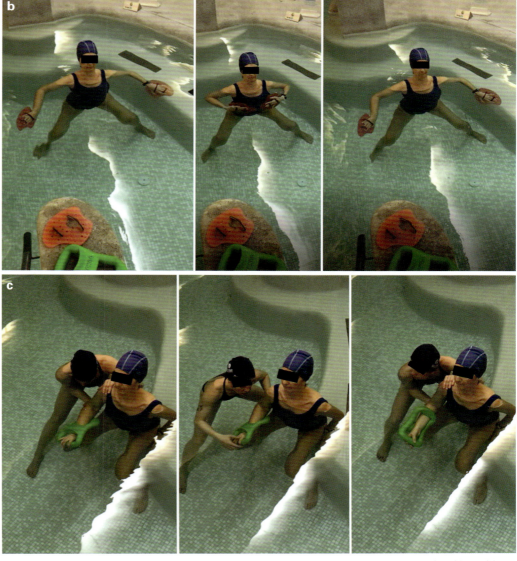

图29.19　利用漂浮哑铃参与屈伸活动康复（a），在保护姿势下利用划桨低速锻炼同时加强旋前－旋后和伸直－屈曲肌肉锻炼（b）。旋前－旋后对抗运动的工具展示（c）

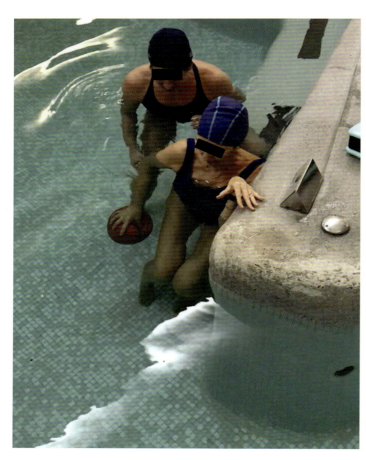

图29.20 使用普通篮球进行本体感受运动的示例

可能并不适合我们的患者，不管有多轻柔！

患者应该避免进行振动和扭曲的运动，比如敲击，因为长期这些活动会导致关节逐渐松动。

然而，我们需要注意的是，尽管我们反复推荐，但患者是按照自己的希望进行生活的，因此真正限制这些假体的活动当前并不能完全。

患者需要始终了解自己的症状：如果一个特别的动作或者活动导致疼痛，那么一定有一个原因存在！

参考文献

[1] Williams GR. Shoulder and elbow arthroplasty,vol. Chap 31. Philadelphia: Lippincott Williams &Wilkins; 2005. p. 475–483.
[2] Rangarajan R, Papandrea RF. Distal humeral hemiarthroplasty versus total elbow arthroplasty for acute distal humeral fractures. Orthopedics. 2017;40(1):13–23.
[3] O'Driscoll SW, King GJW. Treatment of instability after total elbow arthroplasty. Orthop Clin North Am.2001;32(4):679–695.
[4] Szekeres M, King GJW. Total Elbow Arthroplasty. J Hand Ther. 2006;19(2):245–254.
[5] O'Driscoll SW. AAOS instructional corse lecture, Vol. 50. 2001.
[6] Wilk KE, Arrigo C, Andrews JR. Rehabilitation of the elbow in the throwing athlete. J Orthop Sports Phys Ther. 1993;17(6):307–317.
[7] Dowrick AS, Gabbe BJ, Williamson OD, Cameron PA. Outcome instruments for the assessment of the upper extremity following trauma: a review. Injury. 2005;36:468–476.

[8] MacDermid JC. Outcome evaluation in patients with elbow pathology: issues in instrument development and evaluation. J Hand Ther. 2001;14:105–114.

[9] Sathyamoorthy P, Kemp GJ, Rawal A, Rayner V, Frostick SP. Development and validation of an elbow score. Rheumatology. 2004;43:1434–1440.

[10] Turchin DC, Beaton DE, Richards RR. Validity of observer-based aggregate scoring systems as descriptors of elbow pain, function, and disability. J Bone Joint Surg Am. 1998;80:154–162.

[11] Jensen CH, et al. The GSB III elbow prosthesis in rheumatoid arthritis. A 2- to 9-year follow-up. Acta Orthop. 2006;77(1):143–148.

[12] Wolf AL, Hotchkiss RN. Lateral elbow instability :nonoperative, operative and postoperative management. J Hand Ther. 2006;19(2):238–243.

[13] O'Driscoll SW, Giori NJ. Continuous passive motion (CPM): Theory and principles of clinical application. J Rehabil Res Dev. 2000;37(2):179–188.

[14] Fusaro I, Orsini S, Sforza T, Rotini R, Benedetti MG. The use of braces in the rehabilitation treatment of the post-traumatic elbow. Joints. 2014;2(2):81–86.

[15] Muller AM, Sadoghi P, Lucas R, Audige L, Delaney R, Klein M, Valderrabano V, Vavken P. Effectiveness of bracing in the treatment of nonosseous restriction of elbow mobility: a systematic review and meta-analysis of 13 studies. J Shoulder Elb Surg. 2013;22:1146–1152.

[16] Lubiatowski P, Olczak I, Lisiewicz E, Ogrodowicz P, Bręborowicz M, Romanowski L. Elbow joint position sense after total elbow arthroplasty. J Shoulder Elb Surg. 2014;23:693–700.

[17] Siqueira GSL, Amaral MVG, Schiefer M. et Al. Proprioceptive deficit after total elbow arthroplasty: an observational study. J Shoulder Elb Surg. 2017;26:2017–2022.

[18] Bender T, Blaint PV, Blaint GP. The way forward for hydrotherapy. Br J Rheumatol. 1993;32(9):771–773.

麻醉下手法松解僵硬人工肘关节：是否仍是一种选择

第 30 章

Paolo R. Rolla，Tony Mangano

30.1 简介

虽然在单髁或全关节成形术后膝关节僵硬的处理中，麻醉下手法松解术（MUA）被广泛接受为一种安全且有效的技术，但它目前在其他部位的关节成形术后僵硬的病例中，还未被视为一种治疗选择。肘关节成形术后尤其如此，其医源性伤害往往大于该治疗的收益。

以关节的正常生物力学结构为标准，我们将肘关节僵硬定义为一种与功能角相关的病理状态，即伸屈<100°且前臂旋转<100°。在桡骨头置换、部分或全肘关节替换的病例中，肘关节僵硬是肘关节成形术常见的术后并发症。如果异位骨化和软组织挛缩在一定程度上参与了此并发症的发生机制，那么在诊断与治疗方面，与置入物本身相关的问题也应当被重视。

30.2 术后肘关节僵硬的预防

当谈到桡骨头置换术后的并发症时，肘关节僵硬常常在文献中被提及，这也是超过35％的置换失败和/或再干预病例的原因。Duckworth等报道了105例病例中所含的29例翻修病例。其翻修原因描述如下：僵硬（12例）、痛性松动（5例）、孤立疼痛（4例）、半脱位（3例）、滑膜炎（2例）、尺神经症状（2例）和感染（1例）。Ha等报道了258例病例中62例置换失败的影像学原因：异位骨化（53.2%）、滑膜或关节囊紧张和增厚造成的僵硬或疼痛（43.5%），以及感染（3.2%）。桡骨头假体过大以及过度延长桡骨导致的关节填充过度会导致术后的疼痛与僵硬，在已发表的文献中，这种技术

P. R. Rolla (✉)
Unit of Shoulder and Elbow Surgery, IRCCS
Humanitas, Rozzano, Milan, Italy

Department of Orthopaedic and Traumatology, Unit
of Shoulder and Elbow Surgery, Casa di Cura Villa
Igea, Acqui Terme, AL, Italy

T. Mangano
Department of Orthopaedic and Traumatology, Unit
of Shoulder and Elbow Surgery, Casa di Cura Villa
Igea, Acqui Terme, AL, Italy

性错误往往被认为是桡骨头置换失败和置入物翻修的首要原因。术者在桡骨头置换手术中应当注意手术技巧并牢记如下手术关键点：

- ·合适的桡骨头假体大小（比截除的桡骨头稍小）。
- ·正确的置入物放置（即桡骨头假体高度与尺骨乙状切迹之间匹配良好）。
- ·检查并最终修复桡侧韧带复合体的完整性。
- ·选择合适的假体柄尺寸以达到良好的初期稳定性。

值得注意的是，充分尊重这些技术标准有助于避免发生上述的并发症，并且在中长期的随访中能将桡骨头置换的翻修率降低至10%或更低。

同样，在肱骨远端半关节置换术（DHH）和全肘关节置换术（TEA）中，应该通过正确的手术技术尽可能地防止运动限制的发生，同时处理假体定位和软组织管理。尽管这一并发症在已发表的系列报道中有所描述，但它通常被报道为低频并发症。在Dunn和同事的系统回顾中，描述了133例因骨折（116例）和非骨折（17例）诊断而接受DHH治疗的结果和并发症。骨折组85例患者和非骨折组7例患者患有至少一种并发症。骨折组和非骨折组术后肘关节僵硬的发生率分别为5.9%和54.6%。值得注意的是，类风湿关节炎（RA）占非骨折诊断行DHH的病例的59%，肘关节强直（至少有一例与血友病相关）占12%。本组其他的术前诊断分别为肿瘤切除后重建和骨髓炎。研究者总结道，虽然大多数非骨折适应证的DHH患者有勉强的活动度，但大多数患者没有获得功能性的活动范围。非骨折组患者平均屈伸总角62°，旋转总角117°。这两项指标均明显低于骨折组（$P<0.005$）。作者推测，因继发性内科并发症而无法完成物理治疗，以及术前活动范围的严格限制（如强直病例）可能是导致这一发现的原因。

在对1993—2009年发表的一系列铰链式和非铰链式TEA的文献进行全面回顾后，Voloshin和他的同事们发现肘关节僵硬没有出现在通常报道的并发症之中。然而，在最近的一篇文章中，相同的研究者考虑到了这个问题，并指出，术前有实质性活动受限的病例——常见于风湿性关节炎患者和/或术前强直患者，应该被认为存在全肘关节置换术后僵硬的风险。在这种情况下，强烈建议在置入假体时进行积极的关节囊切除，同时也要有足够的置入深度。减少试验次数对于发现和避免潜在问题至关重要。最后，几位研究者建议在术后早期使用静态可调夹板，以获得和维持运动度，并对异位骨化进行药物预防。

30.3 术后肘关节僵硬的治疗

由于问题的复杂性和可能成因的多样性，关节置换术后肘关节僵硬的病例应该通过全面的诊断工作来处理，并且跟进详细的治疗方案，包括对最终确定的病因进行内科或外科治疗。MUA疗法产生的主要风险包括假体松动、假体周围骨折和周围神经损伤，这与已发表的系列报道中最常见的并发症相同，特别是在部分或全部肘关节置换术的病例中。尽管在假体设计、材料和手术技术上有所改进，但上述都是此类假体常见的并发症。尤其面对TEA后假体松动的问题时，半约束型置入物（转接衬处可以活动或松弛）相比铰链式置入物有较大的改进。此外，Mayo型Coonrad装置的前凸缘吸收了施加在肱

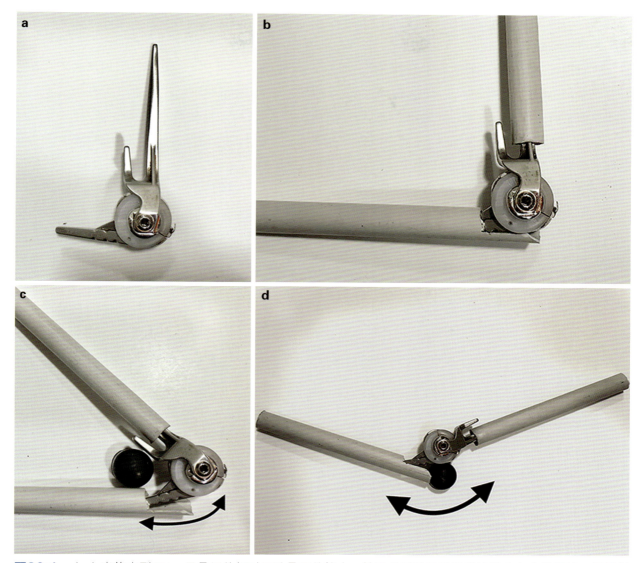

图30.1　（a）半约束型TEA：尺骨组件相对于肱骨组件较小，缺乏类似肱骨组件前缘的应力分散系统；尺骨组件表现为整个置入体的薄弱部分。（b）塑料管模拟的半约束型TEA置入物。（c）在铰链的水平面使用前弹性元件强制屈曲，最终对假体部件产生分离作用。（d）在铰链水平面使用后部弹性元件的强制伸展，可能有尺骨鹰嘴撞击和最终分离效应，主要作用于尺骨假体部件。

骨上的负荷，从而减少假体-骨水泥-骨面上的应力：这是一个关键问题，因为在肘部动态的屈曲和伸展过程中，受力总量最大可达体重的3倍。与骨水泥技术的改进一起，所有这些因素共同降低了TEA术后假体的松动率，特别是在假体的肱骨段组件。由于尺寸较小、固定复杂，尺骨段组件依旧是假体的薄弱部分。MUA疗法可以轻易地对这个假体组件尤其是强制伸展时施加一种"分离效应"，这最终决定了它的活动度（图30.1）。

　　尽管文献中缺乏术后假体肘关节僵硬情况下直接采取MUA疗法的病例，但在我们看来，上述并发症的发生风险，既不能证明也不能抵消最终获得的些许活动度的增加。

　　在更换桡骨头的DHH和TEA手术中，应当考虑到如下常识性的指南：

·对于操作不正确的假体手术治疗后肘关节僵硬的患者，应该立即安排翻修手术，以便通过更换置入物来修复错误。

·对于接受了操作正确的假体手术治疗后肘关节僵硬的患者，作为一线疗法，我们建议调整康复计划，采用更积极的辅助练习，通过主动肌的主动等张收缩来放松主缩肌。如果患者没有禁忌证，进一步口服泼尼松（25mg/d服用10天，后12.5mg/d服用20天）对治疗也有帮助。

·对于正确的桡骨头置换术后持续肘关节僵硬且保守方法失败的病例，我们建议进行关节镜下清创和关节松解术合并微创尺神经松解术。

·对于正确的DHH或TEA术后持续肘关节僵硬且保守方法失败的病例，应考虑开放手术翻修，以完成关节周围软组织广泛松解和最终异位骨的切除。

综上所述，在术后肘关节假体僵硬的情况下，麻醉下手法松解不应该是一种固定的治疗选择。该疗法的最终风险，即主要通过分离效应进行强制组件活动，并不能抵消可能带来的好处。如果保守治疗后假体持续僵硬，错误或正确的假体都需要手术翻修，且手术应严格针对病因进行。外科医生应该意识到桡骨头置换或DHH或TEA后肘关节僵硬的可能原因，并强烈建议采取一切措施预防该问题。

参考文献

[1] Newman ET, Herschmiller TA, Attarian DE, et al. Risk factors, outcomes, and timing of manipulation under anesthesia after total knee arthroplasty. J Arthroplast. 2018;33(1):245–249.

[2] Morrey BF, Askew LJ, Chao EY. A biomechanical study of normal functional elbow motion. J Bone Joint Surg Am. 1981;63:872–877.

[3] Duckworth AD, Wickramasinghe NR, Clement ND, et al. Radial head replacement for acute complex fractures: what are the rate and risks factors for revision or removal? Clin Orthop Relat Res. 2014;472(7):2136–2143.

[4] Laumonerie P, Tibbo ME, Kerezoudis P et al. Short to midterm outcomes of one hundred and seventy one MoPyC radial head prostheses: meta-analysis. Int Orthop. 2018. doi: https://doi.org/10.1007/s00264-018-4070-0 . [Epub ahead of print].

[5] Ha AS, Petscavage JM, Chew FS. Radial head arthroplasty: a radiologic outcome study. AJR Am J Roentgenol. 2012;199(5):1078–1082. https://doi.org/10.2214/AJR.11.7674.

[6] Delclaux S, Lebon J, Faraud A, et al. Complications of radial head prostheses. Int Orthop. 2015;39(5):907–913. https://doi.org/10.1007/s00264-015-2689-7.

[7] Carità E, Donadelli A, Cugola L, Perazzini P. Radial head prosthesis: results overview. Musculoskelet Surg. 2017;101(Suppl 2):S197–204.

[8] Dunn J, Kusnezov N, Pirela-Cruz M. Distal humeral hemiarthroplasty: indications, results, and complications. A systematic review. Hand. 2014;9:406–412.

[9] Voloshin I, Schippert DW, Kakar S, et al. Complications of total elbow replacement: a Systematic review. J Shoulder Elb Surg. 2011;20:158–168.

[10] Morrey BF, Voloshin I. Complications of elbow replacement arthroplasty. In: Morrey BF, Sanchez-Sotelo J, Morrey ME, editors. The elbow and its disorders. 5th ed. Philadelphia (PA): Elsevier; 2018.p. 926–936.